JN336174

# 多発性硬化症の
# 診断と治療

◆　◆　◆　◆

編集　吉良 潤一　九州大学神経内科教授

株式会社 新興医学出版社

# 執筆者一覧

## □編集

吉良　潤一　九州大学大学院医学研究院神経内科学・教授

## □分担執筆者（執筆順）

| | | |
|---|---|---|
| 吉良　潤一 | 九州大学大学院医学研究院神経内科学・教授 |
| 小副川　学 | 小副川外科・副院長，佐賀大学神経内科・臨床准教授 |
| 松岡　健 | 九州大学大学院医学研究院神経内科学 |
| 小澤　恭子 | 洛和会音羽病院リハビリテーションセンター・部長 |
| 新野　正明 | 北海道大学病院神経内科・助教 |
| 佐々木秀直 | 北海道大学大学院医学研究科神経病態学講座神経内科学分野・教授 |
| 髙　昌星 | 信州大学医学部保健学科生体情報検査学講座・教授 |
| 中根　俊成 | 徳島大学大学院ヘルスバイオサイエンス研究部神経情報医学（神経内科）・助教，現 長崎神経医療センター神経内科・医長 |
| 三野原元澄 | 九州大学大学院医学研究院神経内科学・助教 |
| 松下　拓也 | 九州大学大学院医学研究院神経内科学 |
| 田中　恵子 | 金沢医科大学脳脊髄神経治療学（神経内科）・教授 |
| 萩原　鋼一 | 九州大学大学院医学研究院神経内科学 |
| 重藤　寛史 | 九州大学大学院医学研究院臨床神経生理・講師 |
| 飛松　省三 | 九州大学大学院医学研究院臨床神経生理・教授 |
| 越智　博文 | 九州大学大学院医学研究院神経内科学・助教 |
| 田中　優司 | 岐阜大学大学院医学系研究科神経内科・老年学分野・臨床講師 |
| 犬塚　貴 | 岐阜大学大学院医学系研究科神経内科・老年学分野・教授 |
| 三須　建郎 | 東北大学大学院医学系研究科多発性硬化症治療学・神経内科・助教 |
| 藤原　一男 | 東北大学大学院医学系研究科多発性硬化症治療学・教授 |
| 糸山　泰人 | 東北大学大学院医学系研究科神経・感覚器病態学講座神経内科学分野・教授 |
| 吉良龍太郎 | 九州大学大学院医学研究院小児科学・講師 |
| 磯部　紀子 | 九州大学大学院医学研究院神経内科学 |
| 河野　祐治 | 九州大学大学院医学研究院神経内科学・講師 |
| 桑原　聡 | 千葉大学大学院医学研究院神経内科学・准教授 |
| 菊地　誠志 | 独立行政法人国立病院機構札幌南病院・副院長 |
| 深澤　俊行 | さっぽろ神経内科クリニック・院長 |
| 菊地ひろみ | 札幌市立大学看護学部・講師 |
| 野村　恭一 | 埼玉医科大学総合医療センター神経内科・教授 |
| 遠藤　一博 | 独立行政法人国立病院機構沖縄病院神経内科 |
| 古賀　道明 | 山口大学大学院医学系研究科神経内科・兼任講師 |
| 川井　元晴 | 山口大学大学院医学系研究科神経内科・講師 |
| 神田　隆 | 山口大学大学院医学系研究科神経内科・教授 |
| 田中　正美 | 独立行政法人国立病院機構宇多野病院・診療部長・教育部長 |
| 岡田　和将 | 産業医科大学神経内科・助教 |
| 辻　貞俊 | 産業医科大学神経内科・教授 |
| 田中耕太郎 | 富山大学附属病院神経内科・教授 |
| 清水　優子 | 東京女子医科大学神経内科・講師 |
| 太田　宏平 | 東京理科大学理学部・教授 |
| 松井　真 | 金沢医科大学脳脊髄神経治療学（神経内科）・教授 |
| 郡山　達男 | 広島大学大学院医歯薬学総合研究科病態探究医科学脳神経内科学・准教授 |
| 越智　一秀 | 広島大学大学院医歯薬学総合研究科病態探究医科学脳神経内科学・助教 |
| 松本　昌泰 | 広島大学大学院医歯薬学総合研究科病態探究医科学脳神経内科学・教授 |
| 錫村　明生 | 名古屋大学環境医学研究所神経免疫・教授 |
| 荒浪　利昌 | 国立精神・神経センター神経研究所免疫研究部・室長 |
| 山村　隆 | 国立精神・神経センター神経研究所免疫研究部・部長 |
| 宮本　勝一 | 近畿大学医学部神経内科・講師 |

# 序　文

　私が多発性硬化症の研究に取り組むようになりましたのは，1980 年，28 年前のことです．当時，九州大学神経内科の教授でありました黒岩義五郎先生が日本内科学会の宿題報告で多発性硬化症を講演されることになり，当時卒後 2 年目であった私も教室員不足のあおりで，その準備に狩り出されることになりました．私が同期入局の飛松省三君（現九州大学臨床神経生理学教授）と担当したのは，多発性硬化症の副腎皮質ステロイド療法でした．それまでに九州大学神経内科で経験したすべての多発性硬化症患者さんの臨床カルテを再調査することになり，多発性硬化症の患者さんをあまり診た経験のない当時の私には本当にしんどい作業でした．その仕事は後に臨床神経学に原著論文として掲載されています．指導してくれたのは，柴崎　浩先生（京都大学神経内科名誉教授）と田平　武先生（現 国立長寿医療センター研究所長）でした．

　その当時，多発性硬化症の治療といえば，副腎皮質ステロイド剤しかない時代でした．現代の分子標的療法と比べますと，隔世の感があります．しかし，当時から視神経脊髄型多発性硬化症の患者さんは，副腎皮質ステロイド剤に依存性で，減量するとすぐ再発するということを繰り返していました．九州地区では，そのような患者さんの半数では，抗アクアポリン 4 抗体が検出されることがわかり，分子レベルで再発機序の解明が進もうとしています．ただ，今なお視神経脊髄型多発性硬化症の患者さんでは治療の主体は副腎皮質ステロイド剤です．当時，全身性エリテマトーデスの患者さんでは副腎皮質ステロイド剤を大量長期に使用すると，比較的容易に大腿骨頭壊死などの重篤な副作用を起こす一方，多発性硬化症の患者さんでは副腎皮質ステロイド剤を使用してもそのような副作用は出にくく，この差は血管炎の有無によるものかと漠然と考えていました．しかし，視神経脊髄型多発性硬化症の患者さんでも，20 年，30 年と診てきますと，やはり大腿骨頭壊死など重篤な副作用を起こしてくることがわかりました．多発性硬化症の平均発症年齢は約 30 歳ですが，平均余命は健常者と大きくは変わらないことが示されています．10 年ほど短いという報告もありますが，いずれにせよ患者さんはいったん発病したら 40 年ほども多発性硬化症を抱えて生きていくことになります．したがって，私たち神経内科医は多発性硬化症が，life-long な病気であることを認識して，現時点の治療にあたることが肝要です．この先，多発性硬化症の，もっともっとよい治療法が開発されるのは確実です．このようなことも視野に入れながら，今，目の前にいる患者さんの治療には何がベストかをよく考えて診療にあたることが望まれます．

　多発性硬化症は，現在わが国では若年者を中心に激増しています．一部の多発性硬化症のスペシャリストだけにその診療を任せればいいというものではないのは明白です．スペシャリストと一般神経内科医，コメディカルと緊密に連携して多発性硬化症患者さんのよりよい治療ネットワークを築いていくことが大切と考えます．本書がわが国におけるそのような多発性硬化症診療ネットワーク作りの一助ともなれば，編者としてまことに幸いに存じます．

平成 20 年 8 月　　吉良潤一

# 目　次

## I. 序　論 ―― 1
わが国における多発性硬化症の臨床像・診断・治療の変遷 …… 3

## II. 総論　多発性硬化症について臨床医が知っておくべき基本事項 ―― 9
- A. 多発性硬化症の臨床疫学 …………………………… 11
- B. 多発性硬化症の神経病理 …………………………… 19
- C. 多発性硬化症の免疫学・免疫遺伝学 ……………… 25

## III. 多発性硬化症の診かた ―― 31
- A. 多発性硬化症の神経症候学 ………………………… 33
- B. 多発性硬化症の画像診断学 ………………………… 41
- C. 多発性硬化症の自己抗体 …………………………… 51
- D. 多発性硬化症の髄液診断学 ………………………… 58
- E. 多発性硬化症の電気生理診断学 …………………… 66
- F. 多発性硬化症の診断基準：国際基準とわが国の診断基準 …… 73
- G. 多発性硬化症の病型診断 …………………………… 81
- H. 多発性硬化症の鑑別診断 …………………………… 93
- I. 多発性硬化症の特殊型と類縁疾患 ………………… 100
    - ① Balό 病と tumefactive MS ……………………… 100
    - ② Neuromyelitis optica（NMO）とアクアポリン4抗体 … 105
    - ③ 小児の急性散在性脳脊髄炎 …………………… 116
    - ④ アトピー性脊髄炎 ……………………………… 122
- J. 多発性硬化症と脱髄性ニューロパチー …………… 127

## IV. 多発性硬化症の治療の進め方 ―― 131
- A. 多発性硬化症患者へのインフォームドコンセントとQOL …… 133
- B. 急性増悪期の治療の進め方 ………………………… 144
    - ① 副腎皮質ステロイド薬 ………………………… 144
    - ② 多発性硬化症とアフェレシス ………………… 151

C. 再発・進行防止の治療の進め方 ……………………………159
　　　　① インターフェロンベータ ……………………………………159
　　　　② シクロフォスファミド ………………………………………165
　　　　③ アザチオプリン ………………………………………………174
　　　　④ メソトレキセート・ミトキサントロン ……………………180
　　　D. 免疫グロブリン大量静注療法の位置づけ …………………188
　　　E. 多発性硬化症における対症療法と生活指導の進め方 ……198
　　　F. 妊娠したとき・出産を希望するときの治療の進め方 ……204
　　　G. 日本人多発性硬化症の特性からみた治療上の問題点 ……218
　　　　① 抗アクアポリン抗体陽性者 …………………………………218
　　　　② 視神経脊髄型多発性硬化症 …………………………………228
　　　　③ 膠原病合併例：シェーグレン症候群を中心として ………237
　　　H. わが国における多発性硬化症特定疾患治療研究事業と当事者
　　　　 団体・患者会 ……………………………………………………248

## Ⅴ. 多発性硬化症診療の未来への展望 ―――――――――――――255
　　　A. 多発性硬化症の軸索障害 ………………………………………257
　　　B. 多発性硬化症の疾患活動性のマーカーとそのモニタリング …265
　　　C. 多発性硬化症の新薬開発の現状：世界の動向と日本 ………271

索引 ……………………………………………………………………………279

# I

# 序 論

わが国における多発性硬化症の
臨床像・診断・治療の変遷

# わが国における多発性硬化症の臨床像・診断・治療の変遷

吉良 潤一（九州大学神経内科）

多発性硬化症（multiple sclerosis：MS）は，中枢神経白質を侵す非化膿性脱髄性炎症である。中枢神経髄鞘抗原に対する臓器特異的自己免疫疾患と考えられているが，確証はいまだ得られていない。世界中で250万人以上，日本で1万人以上の患者がいると言われ，若年成人を侵す神経難病としてはもっとも頻度が高い。根治的な治療法はなく，神経難病の代表ともいえる疾患である。MSにおける近年の大きな動向としては，①疫学調査や大規模コホート研究により病像の変化や自然経過がより明らかになってきたこと，②免疫担当細胞の新知見に基づいた病態機序の解明が動物モデルやヒトで大きく進展したこと，③中枢神経構成分子の機能からみた病態の解明と新規治療法の開発が進みつつあること，④新しい自己抗体の発見により新たな病態が明らかになったこと，⑤分子標的療法の開発により効果の明らかな治療への道が開けてきたこと，などが挙げられよう。

上記の②については，MSをはじめとする臓器特異的自己免疫疾患の発症に関わる細胞群として，IL-17を産生するTh17細胞が同定され，それとreciprocalな関係にある制御性T細胞も含めて，詳細な解析が進んだことが特筆されよう。④に関しては，抗アクアポリン4（AQP4）抗体が発見され，大きな話題となった。しかし，その in vivo の役割については異論があり，これは疾患の位置づけにも関わることなので，慎重に検討されていくことが望まれる。⑤の治療に関しては，これまで20年近くインターフェロンベータ（IFNβ）やグラチラマーなどの非特異的な disease modifying drug が使用され，約30％程度再発率を抑えることが可能になった。しかし，障害の進行を抑える作用は弱いため，これからはMSの病態に重要な分子を標的とした分子標的療法，たとえば，Natalizumab, Alemtuzumab, Fingolimodなどが治療の主体になっていくと予想される。本章では，世界的な動向にもふれつつ，とくにわが国におけるMSの臨床像・診断・治療の変遷のトピックについて概説する。詳細は対応するそれぞれの章を参照されたい。

## 臨床像の変遷

世界的には，先進諸国におけるMSの有病率の増加，とくに若年女性での増加がいち

じるしい．MSの増加のいちじるしい地中海のサルディニア島では発症年齢の若年化も報告されている[1]．日本では，過去30年の間に実施された4回のMS全国臨床疫学調査により，MSの増加がいちじるしく，またその病像も大きく変化しつつあることが明らかにされた．これまでに厚生労働省免疫性神経疾患調査研究班により，MSの全国臨床疫学調査は過去4回（1972，1982，1989，2004年）実施された．これらの全国調査により，①日本人のMSはこの30年間で患者数が約4倍増加したこと，②発症年齢のピークが30歳代から20歳代に若年化したこと，③女性の比率が2倍増えたこと，④過去の調査と比較し視神経脊髄障害の程度が軽くなったこと，⑤単相性の経過をとるDevic病が激減したこと，⑥MRIでは3椎体を超える長大な脊髄病巣を有する頻度が高いこと，⑦病巣が視神経脊髄に限局する例（視神経脊髄型MS：opticospinal MS, OSMS）が多く存在するが，若年ほど大脳や小脳にも病巣を有する通常MS（conventional MS, CMS）の比率が高いこと，⑧CMSの比率は北日本で南日本より有意に高いこと，⑨同じCMSのなかでもMSの基準を満たす脳MRI病巣の頻度は北日本で有意に高いことなどが明らかとなった．このような調査結果から，日本人のMSは戦後の急速な欧米化などの環境要因の影響を受けて病像が欧米型へと大きく変わりつつあること，またこのようなMSの臨床病型の変化は緯度の影響を強く受けることが示唆される．

## 診断の変遷

MSの診断は，disease modifying drugの臨床応用が広まるにつれ，早期治療開始のための早期診断が求められるようになった．これは，clinically isolated syndrome（MSを示唆する初回発作のみ）の状態で，IFNβなどを早期に治療を開始した方が，その後に臨床的に確実なMSになる率を有意に減少できること（実薬を治験当初から開始した群では，偽薬で開始された群に比し40％ほど障害度の進行のリスクが軽減するとされた），その後に遅れて始めた場合は，早く始めた場合に比し臨床的に確実なMSになる率が高いままで推移することなどから，早期の治療開始が推奨されている[2]．MSは初回発作の後に臨床的な再発があるまで臨床的に確実なMSとは従来診断できなかったが，新しく改訂されたMcDonaldの診断基準では，MRI上の再発（潜在性の病巣）がみられれば，臨床的にMSと診断できるようになっている[3]．ただ，アジア人種のMSでは，McDonaldの診断基準を満たすような脳病巣を有する例は，臨床的に確実なMS例であっても約6割程度に留まることが早期診断上の問題となっている[4]．

一方，視神経脊髄炎（Devic病，neuromyelitis optica, NMO）とMSの一部で，アストロサイトのフットプロセスに存在する水チャネル蛋白であるアクアポリン4（AQP4）に対する自己抗体が存在することが示され注目を集めている[5,6]．補体介在性機序によりアストロサイトを障害する機序

が推定されている。自験 MS 150 例では約 15％で陽性であった[7]。抗体陽性の MS は高度の視神経と脊髄の障害を呈することが多いが，脊髄 MRI では胸髄の中心灰白質が障害されやすいという特徴が示された。これに対して，抗 AQP4 抗体陰性の OSMS でも長大な脊髄病巣がしばしばみられ，これらは頸髄から腰髄まで全脊髄を侵し，軸位断では全断面を侵す holocord pattern を呈していた。また，アジア人種では，CMS でも 25％程度で長大な脊髄病巣がみられるが，これらは short lesion と同様に頸髄の辺縁白質に多く，約 7 割は short lesion が融合したもので，残りは中心灰白質を侵す長大なものであった。抗 AQP4 抗体陽性者は，シェーグレン症候群などの膠原病合併例が多く，再発率が有意に高く視力障害が高度であった。また，抗 AQP4 抗体陽性例では，脳病巣も高率にみられ，むしろ抗体陰性 OSMS より脳病巣の頻度は高かった。抗体陽性者は女性の比率がいちじるしく高い（男女比 1 対 10）。上記の諸点から，抗 AQP4 抗体陽性者の病像は，アジア人種では OSMS とは完全にはオーバーラップせず，自己免疫素因を有する例で同抗体が生じ特異な病像を呈する，いわば autoimmune CNS aquaporiopathy としてと考えた方がよい。抗体が経過中に陰性から陽転した例もみられ，組織破壊の結果，二次的に抗体が出現する場合もあると思われる。したがって，抗 AQP4 抗体は修飾因子である可能性もある。NMO を MS と異なるものとして分離すべきかは，さらに検討を積み重ねる必要がある。

## 治療の変遷

MS の治療は，急性期の短縮，再発予防・進行防止，後遺症の対症療法からなる。急性期治療については，ステロイドパルス療法が主体であることは変わりないが，無効な場合や抗 AQP4 抗体が陽性の場合は，積極的に血液浄化療法がわが国では施行されるようになり，効果がみられる例も少なくない。従来，再発防止には免疫抑制薬や少量ステロイド薬の維持療法が経験的に行われてきたが，アジアでは初の IFNβ1-b の多施設共同二重盲検試験により，日本人でも欧米白人と同様に OSMS であれ CMS であれ 30％程度の再発率の減少がみられることが証明された[8]。しかし，その後に，日本人 MS 患者では IFNβ 導入後の無効例やむしろ予期しない増悪を示す例があるとの報告がなされた[9,10]。そこで，厚生労働省免疫性神経疾患調査研究班では IFNβ 使用例についての全国調査を実施し，抗 AQP4 抗体陽性例では無効例や中止例が多いこと，膠原病合併例では無効例が多いことなどを明らかにし，日本人の特性も考慮した治療ガイドラインが作成されつつある。

欧米では IFNβ を clinically isolated syndrome の時期から開始することにより，臨床的に確実な MS になるのを有意に遅らせることが報告され，注目されている。しかし，この治験では，早期治療開始で実薬が偽薬より有意に効果がみられたのは，多巣性の症候で発症した症例や MRI 上も初回から 9 個以上の脳病巣を有する症例であって，MRI 上

の病巣が少ないものでは有意差がなかった。また，その作用はマイルドで，統計学的には1人の患者が総合障害度で1段階進むのを抑えるのに約12人の患者に投与する必要があるというレベルであった。したがって，脳病巣の少ないアジア人種のMSにこの結果をそのまま適用できるかは，今後の検討を要する。

わが国では小児期発症のMSの治療についての検討はほとんどなされていない。しかし，欧米での最近の大規模な臨床調査によれば，小児期発症MSは成人期発症のものに比べて，女性の比率が高く（男女比が2.8対1.8），再発寛解型の比率も高い（98％対84％）[11]。小児期発症MSでは発症から二次性進行期に入るのに28年（中央値）を要し，このとき41歳（中央値）になっている。総合障害度（EDSS）が，4，6，7に達するのに20.0年，28.9年，37.0年を要し，これは成人発症MSに比し，罹病期間では10年長くかかっているが，年齢では約10年早いという。このことから小児期発症MSも従来言われているほど経過は良好ではなく，disease modifying drugの早期治療の適応となると考えられる。

欧米では，IFNβは16年ほども長期に使用されても再発を抑える効果は変わらないとされている。しかし，障害が徐々に蓄積していくのを十分には抑えられない。現在，世界的には，MSの病態に重要な分子を標的とした分子標的療法の治験が進んでいる。これには，Natalizumab，Alemtuzumab，Fingolimodなどがあり，約90％も新病像の出現を抑制する。

Natalizumab（抗VLA4抗体）はリンパ球が血管内皮に接着するのに必要なVLA4に対するヒト化モノクローナル抗体である。本薬は，MSの再発を著明に抑制し障害の進行を抑えることが多数例の治験により明らかにされている[12,13]。ただ，本薬は他の免疫抑制作用のある薬物との併用で約18ヵ月の使用で1,000人に1人の割合で致命的な進行性多巣性白質脳症を生じた[14]。これは中枢神経への免疫監視機構が抗VLA4抗体により著明に抑えられたことによるとされる。その後，欧米では単剤投与で認可され多数例で使用が再開され，現在までのところ単剤投与では新たな進行性多巣性白質脳症の発症は報告されていない。

Fingolimodはスフィンゴシン1リン酸のsuperagonist（長期的な作用はantagonist）で，経口投与により再発寛解型MSで顕著に再発を抑えることが二重盲検試験により示されている[15]。わが国でも現在治験が進すめられている。また，Alemtuzumabはすべてのリンパ球に発現しているCD52に対するヒト化モノクローナル抗体で，年に1回5日間の投与により発症後5年以内の早期のMS患者で再発や障害の進行を90％近くも抑えると報告され，グローバル規模の臨床試験が進行中である。ただ，本薬は顕著な治療効果を有する一方で，著明な全リンパ球数の減少を誘導し，一部の患者で甲状腺自己免疫疾患や特発性血小板減少性紫斑病などの抗体の関与する自己免疫疾患を副作用として起こしてしまうことが問題点として指摘されている。しかし，病初期のMSに使用することで，炎症に起因する神経変性を防ぐことができる可能性が示された点は極めて意義が大きい。

## まとめ

　MSの治療にIFNβなどのdisease modifying drugが導入されたことにより，その診断と治療は様変わりした。この20年間は，このような非特異的なdisease modifying drugにより，病気の経過が変えられることが初めて示された時代といえる。今後は，ピンポイントに病態のキーとなる分子の機能をブロックする分子標的療法が導入されていくであろう。MSは自己免疫病とされるが，antigen-driven diseaseという視点のみならず，process-driven diseaseとしての視点も重要である。病態の進展過程において重要な働きをしている分子を同定し，それをブロックすることでMSの経過を大きく改善できる可能性が示されてきつつある。ただし，このようなピンポイントな分子標的療法では，免疫バランスが崩れることがあり，思いがけず新たな自己免疫疾患や日和見感染症を誘発してしまう危険性が常にある。したがって，今後，ますますMSセンターのスペシャリストと一般神経内科主治医の連携が重要になると思われる。

## 文　献

1) Cocco E, Sardu C, Lai M, et al.: Anticipation of age at onset in multiple sclerosis: a Sardinian cohort study. Neurology. 62: 1794-1798, 2004.
2) Kappos L, Freedman MS, Polman CH, et al.: Effect of early versus delayed interferon beta-1b treatment on disability after a first clinical event suggestive of multiple sclerosis: a 3-year follow-up analysis of the BENEFIT study. Lancet. 370: 389-397, 2007.
3) Polman CH, Reingold SC, Edan G, et al.: Diagnostic criteria for multiple sclerosis: 2005 revisions to the "McDonald Criteria". Ann Neurol. 58: 840-846, 2005.
4) Matsuoka T, Matsushita T, Osoegawa M, et al.: Heterogeneity and continuum of multiple sclerosis in Japanese according to magnetic resonance imaging findings. J Neurol Sci 266: 115-125, 2008.
5) Lennon VA, Wingerchuk DM, Kryzer TJ, et al.: A serum autoantibody marker of neuromyelitis optica: distinction from multiple sclerosis. Lancet. 364: 2106-2112, 2004.
6) Lennon VA, Kryzer TJ, Pittock SJ, et al.: IgG marker of optic-spinal multiple sclerosis binds to the aquaporin-4 water channel. J Exp Med. 202: 473-477, 2005.
7) Matsuoka T, Matsushita T, Kawano Y, et al.: Heterogeneity of aquaporin-4 autoimmunity and spinal cord lesions in multiple sclerosis in Japanese. Brain. 130: 1206-1223, 2007.
8) Saida T, Tashiro K, Itoyama Y, et al.: Interferon beta-1b is effective in Japanese RRMS patients: a randomized, multicenter study. Neurology. 64: 621-630, 2005.
9) Ochi H, Mei FJ, Osoegawa M, et al.: Time-dependent cytokine deviation toward the Th2 side in Japanese multiple sclerosis patients with interferon beta-1b. J Neurol Sci. 222: 65-73, 2004.
10) Warabi Y, Matsumoto Y, Hayashi H.: Interferon beta-1b exacerbates multiple sclerosis with severe optic nerve and spinal cord demyelination. J Neurol Sci. 252: 57-61, 2007.
11) Renoux C, Vukusic S, Mikaeloff Y, et al.: Natural history of multiple sclerosis with childhood onset. N Engl J Med. 356: 2603-2613, 2007.
12) Polman CH, O'Connor PW, Havrdova E, et al.: A randomized, placebo-controlled trial

of natalizumab for relapsing multiple sclerosis. N Engl J Med. 354 : 899-910, 2006.
13) Rudick RA, Stuart WH, Calabresi PA, et al. : Natalizumab plus interferon beta-1a for relapsing multiple sclerosis. N Engl J Med. 354 : 911-923, 2006.
14) Yousry TA, Major EO, Ryschkewitsch C, et al. : Evaluation of patients treated with natalizumab for progressive multifocal leukoencephalopathy. N Engl J Med. 354 : 924-933, 2006.
15) Kappos L, Antel J, Comi G, et al. : Oral fingolimod (FTY720) for relapsing multiple sclerosis. N Engl J Med. 355 : 1124-1140, 2006.

# II

# 総論：多発性硬化症について臨床医が知っておくべき基本事項

A. 多発性硬化症の臨床疫学
B. 多発性硬化症の神経病理
C. 多発性硬化症の免疫学・免疫遺伝学

# A. 多発性硬化症の臨床疫学

小副川　学（九州大学神経内科，現 小副川外科）
松岡　健（九州大学神経内科）

　多発性硬化症（multiple sclerosis：MS）は中枢神経症候が再発と寛解を繰り返す，いわゆる時間的・空間的多発性を特徴とする中枢神経系の非化膿性炎症性脱髄疾患である。中枢神経髄鞘抗原を標的とした自己免疫性疾患と考えられているが，その発症機序は不明である。これまでに多数の疫学調査，臨床調査がなされ，MSではさまざまな環境因子と遺伝因子の関与が想定されており，多様な環境・遺伝要因の影響を受けて，MSの経過や障害部位のパターンにはheterogeneityがみられる。障害部位のheterogeneityからみると，日本人を含むアジア人種では，視神経と脊髄を選択的に障害する視神経脊髄型MS（opticospinal MS：OSMS）と，大脳，小脳，脳幹を含む広範な中枢神経系を侵す通常型MS（conventional MS：CMS）の2病型が存在し，OSMSの割合が欧米白人に比べて高いとされている。同一神経内科医による同一の診断基準を用いた英国と日本のMSに対する検討では，日本人におけるOSMSの占める割合は英国人と比べて約7倍であった（42％対6％）と報告されている[1]。その臨床的特徴が類似するものとして再発性neuromyelitis optica（NMO）が挙げられるが[2]，アクアポリン4抗体の発見により両者はほぼ同一であると認識されるようになっている。

　本邦においてはOSMSに対する，大脳または小脳を含む広範な中枢神経病変を有するCMSの比率が増加していることが報告されており[3]，臨床病型の変化が注目されている。一方，旭川における有病率の検討にて1975年の10万人あたり2.5人が2002年には10万人あたり10.2人と増加していることが報告されている[4]。本邦におけるMS臨床病像の変化がいちじるしい中，全国臨床疫学調査が15年ぶりに実施されたのでその結果を元に，日本人におけるMSの臨床疫学を中心に概説する。

## 世界におけるMS有病率およびそれに影響する因子について

　表1に1990年以降での世界におけるMSの有病率を示す[5]。地域差は著明であり，ヨーロッパ北部，アメリカ合衆国北部，カナダ南部，オーストラリア南東部などで有病率が高く，日本，中国，南米の北部，アフリカでは有病率が低い。たとえば，北海道の十勝地域での有病率は10万人対8.57人であるのに

表1　1990年以降のおもなMS有病率の報告（文献5より改変）

| 緯度 | 報告国　有病率（調査年） | | |
|---|---|---|---|
| N 64 | ノルウェー 164 (2000) | | |
| N 59 | エストニア 39 (1991) | | |
| N 58 | 英国 187 (1995) | | |
| N 57 | 英国 184 (1996) | | |
| N 56 | ノルウェー 112 (1995) | 英国 85 (1996) | |
| N 55 | 英国 168 (1996) | デンマーク 112 (1990) | ロシア 19 (1990) |
| N 54 | カナダ 196 (1990) | | |
| N 53 | 英国 107 (1993) | オランダ 76 (1992) | ポーランド 62 (1992) |
| N 52 | カナダ 248 (1999) | アイルランド 121 (2001) | 英国 112 (1990) |
| | ドイツ 95 (1990) | | |
| N 51 | 英国 111 (1990) | ドイツ 108 (1992) | |
| N 50 | 英国 100 (1991) | チェコ 89 (1992) | ドイツ 85 (1992) |
| | 英国 74 (1991) | ベルギー 74 (1992) | |
| N 49 | ウクライナ 34 (1995) | | |
| N 48 | 米国 177 (2000) | シベリア 41 (1990) | |
| N 47 | ハンガリー 79 (1992) | | |
| N 46 | ハンガリー 65 (1996) | ハンガリー 32 (1993) | |
| N 45 | イタリア 90 (1995) | スロベニア 83 (1992) | ロシア 24 (1990) |
| N 44 | イタリア 56 (1991) | 日本・旭川 10.2 (2002) | |
| N 43 | スペイン 65 (1994) | イタリア 56 (1991) | ブルガリア 43 (1998) |
| | ブルガリア 39 (1995) | ロシア 17 (1990) | ロシア 3 (1990) |
| | 日本・十勝 8.6 (2001) | | |
| N 42 | イタリア 53 (1996) | ブルガリア 39 (1995) | ブルガリア 30 (1992) |
| N 41 | スペイン 58 (1997, 1995, 1993) | ブルガリア 38 (1998) | マケドニア 16 (1991) |
| N 40 | イタリア 152 (1994) | イタリア 144 (1996) | スペイン 75 (2003) |
| | ポルトガル 47 (1998) | スペイン 43 (1998) | ギリシャ 39 (1999) |
| | イタリア 35 (1998) | スペイン 32 (1996) | |
| N 38 | イタリア 61 (1991) | イタリア 45 (1994) | |
| N 37 | イタリア 58 (1995) | | |
| N 36 | スペイン 53 (1991) | | |
| N 35 | キプロス 43 (1993) | | |
| N 28 | スペイン・カナリヤ諸島 42 (1998) | | |
| S 22 | ブラジル 5 (1999) | | |
| S 23 | ブラジル 14 (1997) | | |
| S 32 | オーストラリア 59.1 (1996) | | |
| S 36 | アルゼンチン 18 (1996) | | |
| S 38 | ニュージーランド 50 (2001) | | |

有病率：人口10万人あたりの人数　　　　　　　　　　　　　　　　　　N：北緯，S：南緯

対し，同緯度にある米国ボストン（41人），南西イタリア（40人）と比べて低い。

Zivadinovら[6]は69の有病率と22の罹患率に関する文献のメタアナリシスを行い，緯度

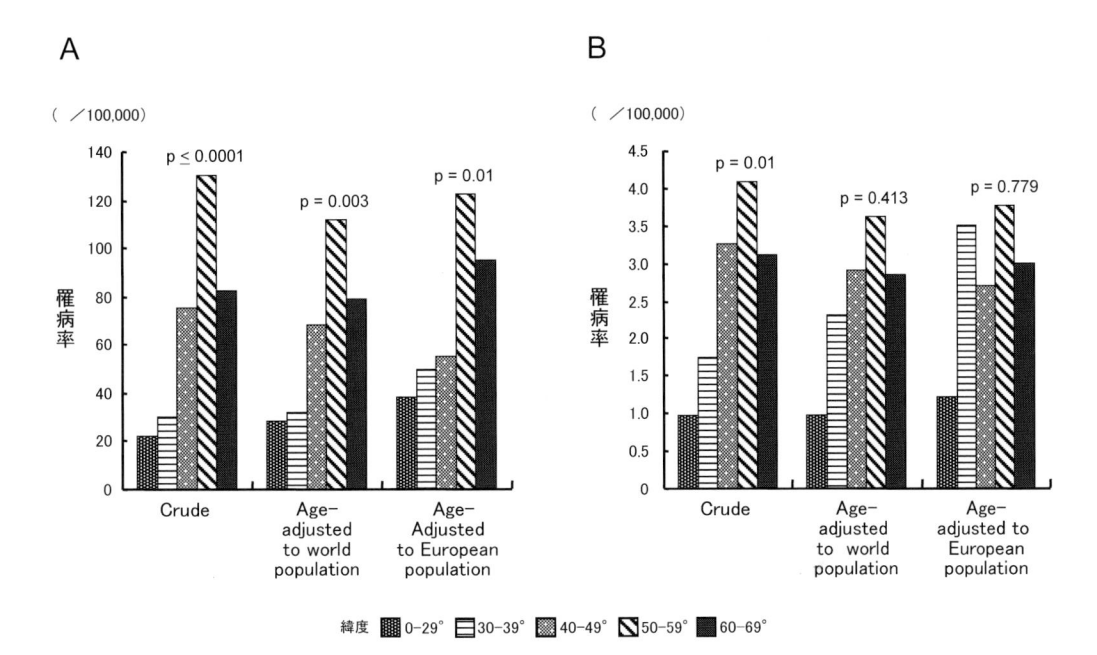

**図1 69編のMS有病率と22編のMS罹患率に関する文献のメタアナリシス**

(A)：MS有病率を示す。左より粗有病率，世界人口にあわせた年齢調整有病率，ヨーロッパ人口にあわせた年齢調整有病率が示されており，それぞれ緯度が高くなるに従い，上昇し，40～50度でもっとも高い結果が得られている。

(B)：MS罹患率を示す。左より粗罹患率，世界人口にあわせた年齢調整罹患率，ヨーロッパ人口にあわせた年齢調整罹患率が示されており，それぞれ緯度が高くなるに従い，上昇しているが，その差は有意ではない。
(文献6より改変)

による影響を検討し，有病率は緯度に相関すると報告している（図1）。また同地域でも，人種により，その有病率には差異がみられる。米国においては白人と比べAfrican Americanにおける MS の有病率が低く[7,8]，また，オーストラリアにおいては白人と比べ，マオリ族において有病率が低いと報告されており[9]，MSにおいて遺伝的要因が重要であることが示唆されている。

MSにおいて遺伝的要因とともに環境要因は重要な因子であるが，そのことは移住民の疫学調査で示されている。有病率の高い地域から有病率の低い地域に移動すると一般に移民の有病率はその中間程度の値になることが報告されているが，南アフリカとイスラエルへの移民の有病率の研究では，15歳，とくに5歳以前に移住すると有病率は移住先のものに近くなると報告されている[10]。またKarniら[11]はエルサレムにおけるユダヤ人MSの疫学調査の中で，アジア/アフリカからの第2次大戦以降の移民に比べて，アジア/アフリカに祖先が住み，エルサレムに移住し生まれた移民の子孫ではMSの有病率が高いと報告しており（10万人あたり64.3人対22.1人），このことは遺伝学的な要因とともに環境要因が重要であることを示唆している。

アジアなどのMS有病率の低い地域においてOSMSが高頻度で存在することが知ら

表2 OSMSおよびNMOの世界的分布（文献12より改変）

| 地域 | 北緯(°) | 人種 | 報告年(年) | MS有病率 | 男女比(女性/男性) | OSMS/NMOの割合(%) | 髄液中OCB陽性者の割合(%) |
|---|---|---|---|---|---|---|---|
| OS-MS | | | | | | | |
| 十勝 | 43 | 日本人 | 2002 | 低 | 2.9 | 16 | － |
| 札幌 | 43 | 日本人 | 2000 | 低 | 3.0 | 18 | 56 |
| 仙台 | 38 | 日本人 | 1999 | 低 | 1.8 | 21 | 36 |
| 福岡 | 34 | 日本人 | 1981 | 低 | 1.5 | 42 | － |
| 福岡 | 34 | 日本人 | 1999 | 低 | 2.0 | 31 | 31 |
| 熊本 | 33 | 日本人 | 1983 | 低 | 6.0 | 57 | － |
| Taiwan | 25 | 南方中国人 | 1976 | 低 | 3.2 | 76 | － |
| Hong Kong | 22 | 南方中国人 | 2002 | 低 | 9.6 | 36 | 33, 40 |
| Malaysia | 3 | 80%南方中国人 | 1988 | 低 | 5.0 | 63 | － |
| Bombay | 19 | インド人 | 1975 | 低 | 1.5 | 27 | 30 |
| Riyadh | 24 | 湾岸アラブ人 | 1988 | 中等度 | 4.3 | 38 | － |
| Hawaii* | 21 | 東洋人 | 1978 | 中等度 | 2.8 | 80 | － |
| Hawaii* | 21 | 白人 | 1981 | 中等度 | 2.0 | 6 | － |
| London* | 51 | 白人 | 1978 | 高 | 3.2 | 16 | － |
| NMO | | | | | | | |
| Atlanta* | 33 | アフリカ系アメリカ人 | 1998 | 中等度 | N.D. | 58 | － |
| Nigeria* | 6 | アフリカ人 | 1971 | 低 | N.D. | 98 | － |
| Martinique* | 14 | 70%アフリカ系アメリカ人 | 2001 | 中等度 | 2.9 | 27 | － |
| Manitoba* | 49 | 北部アメリカ原住民 | 2001 | 低 | 1.3 | 71 | － |

*：アジア諸国以外からの報告, 有病率：低（人口10万人あたり5人未満），中等度（人口10万人あたり5～29人），高（人口10万人あたり30人以上）とした．
OSMS：opticospinal multiple sclerosis, NMO：neuromyelitis optica, OCB：オリゴクローナルバンド，N.D.：not done

れているが（**表2**）[12]，その有病率についての具体的な報告はない．MSの有病率にOSMSおよびNMOの占める割合を掛け合わせてその数を推測することができるが，そうして得られたデータを見ると，OSMSおよびNMOの有病率は人口10万人あたり十勝で1.34人，熊本で0.74人，Hong Kongで0.27人，Malaysiaで1.26人とほとんどすべてが0.5～2人程度であり，南北の緯度の影響をあまり受けない印象を受ける．

## 全国臨床疫学調査からの日本人MS推定患者数

今回の全国臨床疫学調査より推計された2003年におけるMS患者数は総数9,900人（95%信頼区間〈CI〉：9,100～10,700人），男3,000人（95%〈CI〉：2,600～3,300人），女6,900人（95%〈CI〉：6,400～7,500人）であり，有病率は7.7人/10万人と推計された．1972年，1989年の調査時にそれぞれ

表3 これまでのMS全国疫学調査における臨床データの比較

| 調査年 | 1972 | 1982 | 1989 | 2004[a] |
|---|---|---|---|---|
| MS患者推定数 | 2,280 | N.D. | 3,700 | 9,900 |
| 男女比（男：女） | 1：1.7 | 1：2.3 | 1：2.6 | 1：2.9 |
| 単相性NMO（%）[b] | 7.6 | 5.1 | 3.6 | 1.2 |
| 発症時年齢（平均±標準偏差，歳）[b] | 33±13 | 32±13 | 34±13 | 32±13 |
| 検査時年齢（平均±標準偏差，歳）[b] | 39±13 | 40±13 | 41±14 | 42±14 |
| 平均罹病期間（年）[b] | 6 | 8 | 8 | 10 |
| 家族内発症率（%） | 1 | 1.3 | N.D. | 1.1 |
| 発症時に視力低下をきたした症例の割合（%） | 41.8 | 34.6 | 36.6 | 29.5 |
| 全経過中に視力低下をきたした症例の割合（%） | 79 | N.D. | 70.4 | 56.1 |
| 全経過中に視神経萎縮をきたした症例の割合（%） | 62 | N.D. | 52.2 | 32.3 |
| 全経過中に四肢麻痺をきたした症例の割合（%） | N.D. | N.D. | 38.3 | 18.4 |
| 全経過中に横断性脊髄炎徴候をきたした症例の割合（%） | N.D. | N.D. | 36.7 | 27.4 |

[a]2003年には37.2%の症例にIFNβの使用歴あり。
[b]このデータはpossibleMSと単相性NMOのデータを含んでいる。
MS：multiple sclerosis, NMO：neuromyelitis optica, N.D.：not done

2,280人，3,700人と推定されていた患者数と比べ，今回の調査結果は増加していた。MRI導入による診断技術の向上，一次進行型を含めた診断基準の改変などの影響もあるため，確実にMSの発症数が増加していると断言することはできないが，個々の地域での発症率の検討などが行われることにより，この点が明らかにされることを期待したい。

## 過去のMS全国臨床疫学調査との比較（表3，4）

過去3回の全国臨床疫学調査成績[13~15]においても徐々に女性の比率が高まってきていたが，今回の調査でその傾向はより顕著なものとなった。これはMSの有病率が先進国において女性でとくに増加しているという世界的傾向に合致するものである。また，MRIの出現や一次進行型を含めた現在の診断基準を利用することにより診断精度は徐々に高くなっている。一方，発症時年齢は1989年時の調査結果と比べて，そのピークが30歳代から20歳代にシフトし，1989年時の調査において認められていた50歳代前半の小さなピークも消失した（図2）。日本において特徴的とされ，高齢発症を一つの特徴とするOSMSに比べ，若年発症が多いとされるCMSの患者数が増加してきた結果と考えられるが，それぞれの臨床病型別のMS発症年齢が若年化している可能性も残されている。

また，発症時に視力低下を呈する症例が多いこと，重度の視力障害を呈する症例が多いこと，横断性脊髄炎徴候を呈する症例が多いことなどが特徴とされていたが，今回の疫学調査ではその傾向が弱まってきていることが明らかとなっており，臨床症状の面からOSMS症例の占める割合が徐々に減ってき

表4 第3回および第4回MS全国疫学調査における経過中に認められた臨床症状

|  | MS確診例 | |
| --- | --- | --- |
|  | 第3回調査 1989年 (n=861) | 第4回調査 2004年 (n=1493) |
| 精神症状 | 20.4 | 17.4 |
| 失語，失行，失認 | 5.1 | 4.1 |
| 全身けいれん | 8.3 | 3.8 |
| 視力障害 | 70.4 | 56.1 |
| 視神経萎縮 | 52.2 | 32.3 |
| 視野障害 | 33.4 | 27.8 |
| 複視 | 28.4 | 21.3 |
| 眼振 | 36.5 | 27.1 |
| 構音障害 | 30.5 | 21.9 |
| 嚥下障害 | 17.7 | 10.4 |
| 顔面麻痺 | 18.3 | 13.3 |
| 四肢麻痺 | 38.3 | 18.4 |
| 対麻痺 | 48.3 | 43.4 |
| 片麻痺 | 37.5 | 35.5 |
| 痙縮 | 55.9 | 47.6 |
| バビンスキー反射 | 64.1 | 58.7 |
| 感覚障害 |  |  |
| 　顔面 | 25.6 | 21.2 |
| 　一定のレベル以下 | 31.3 | 37.9 |
| 　半側 | 33.8 | 33.7 |
| 横断性脊髄炎徴候 | 36.7 | 27.4 |
| 　再発性 | 22.2 | 15.4 |
| 四肢失調 | 37.4 | 26.3 |
| 体幹失調 | 33.5 | 30.5 |
| 排尿障害 | 61.1 | 49.6 |
| 有痛性強直性痙攣 | 28.7 | 18.1 |
| Lhermitte徴候 | 32.5 | 29.7 (%) |

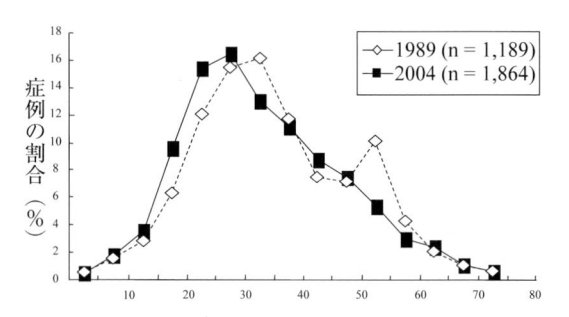

図2 1989年および2004年全国臨床疫学調査におけるMS発症時年齢の分布

検討にて緯度によりMS病型が異なるか否かを検討した。臨床症候から推測される病変部位（大脳・小脳：C，脳幹：B，脊髄：S，視神経：O）より，MS病型をCMS，BSMS，OBSMS，OSMS，SMSに分類して，OSMSの占める割合を検討した。出生地を，これまでの有病率調査（図3A）にて10万人あたり3人を超えた報告のある北緯37度以北の地域と，3人を超えた報告のない北緯37度以南の地域に分けて比較すると，OSMSの占める割合が有意に北緯37度以北の地域で少なくなっていた。また出生地とOSMSの占める割合は負の相関を示しており，OSMSの占める割合が北にいくほど低くなっていることがわかった（図3B，C）。これまでのOSMSの有病率の報告は10万人あたり0.5〜2人が多く[16]，CMSほど緯度の影響を受けることが少ないと考えられ，今回の結果はOSMSの数そのものが北にいくほど減少しているのではなく，北にいくほどよりCMSが増加しているために，OSMSの割合が相対的に減少しているものと考えられた。また北にいくほどOSMSに対するCMSが増加するという傾向については近年になるに従ってより顕著なものとなっている

ていることが推測される。

## 本邦におけるMS病型の南北差

OSMSの占める割合は九州で多く，北海道にて少ないことが報告されており，今回の

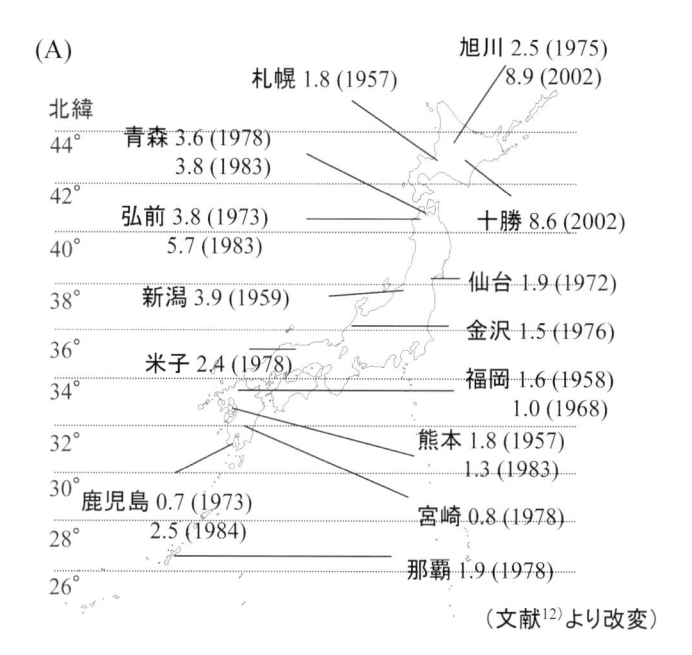

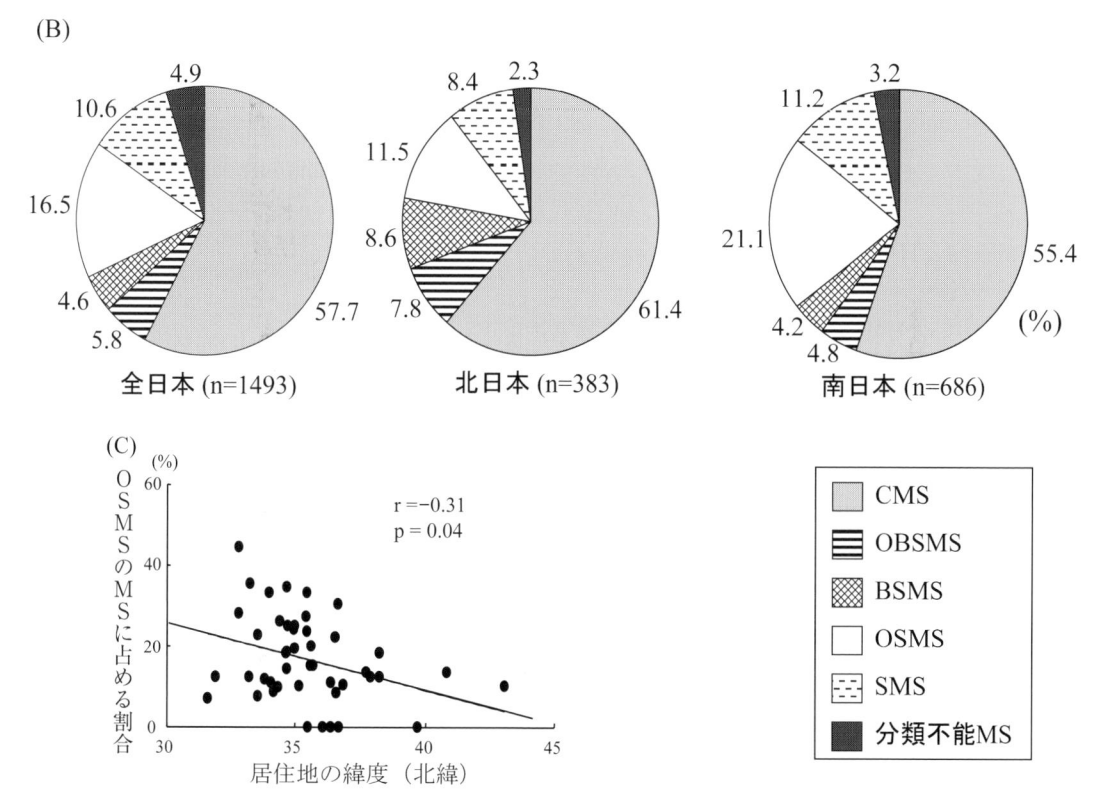

図3 (A):これまでの日本各地におけるMS有病率の報告 (B):2004年全国臨床疫学調査においてのMS臨床病型頻度を示す。出生地および居住地共に北緯37度以北の北日本である群と37度以南の南日本である群に分けてのMS臨床病型頻度。(C):居住地の北緯とOSMS頻度の関連。

ことが確認された。

## まとめ

日本においてMSは有病率が低く，OSMSの割合が高いという特徴を有し，欧米と異なることが知られてきたが，近年，とくに緯度の高い地域において，患者数の増加，CMSの割合の増加がみられており，徐々に欧米に近づいていくものと考えられる。これは食生活を中心とした生活習慣の欧米化が原因の一つであると考えられているが，今後更なる疫学データの集積等により明らかにされていくものと考えられる。

## 文献

1) Shibasaki H, McDonald WI, Kuroiwa Y: Racial modification of clinical picture of multiple sclerosis: comparison between British and Japanese patients. J Neurol Sci. 49: 253-271, 1981.
2) Wingerchuk DM, Hogancamp WF, O'Brien PC, et al.: The clinical course of neuromyelitis optica (Devic's syndrome). Neurology. 53: 1107-1114, 1999.
3) Kira J, Yamasaki K, Horiuchi I, et al.: Changes in the clinical phenotypes of multiple sclerosis during the past 50 years in Japan. J. Neurol Sci. 166: 53-57, 1999.
4) Itoh T, Aizawa H, Hashimoto K, et al.: Prevalence of multiple sclerosis in Asahikawa, a city in northern Japan. J Neurol Sci. 214: 7-9, 2003.
5) Rosati G: The prevalence of multiple sclerosis in the world: an update. Neurol Sci. 22: 117-139, 2001.
6) Zivadinov R, Iona L, Monti-Bragadin L, et al.: The use of standardized incidence and prevalence rates in epidemiological studies on multiple sclerosis. A meta-analysis study. Neuroepidemiology. 22: 65-74, 2003.
7) Kaufman MD, Johnson SK, Moyer D, et al.: Multiple sclerosis: severity and progression rate in African Americans compared with whites. Am J Phys Med Rehabil. 82: 582-590, 2003.
8) Weinstock-Guttman B, Jacobs LD, Brownscheidle CM, et al.: Multiple sclerosis characteristics in African American patients in the New York State Multiple Sclerosis Consortium. Mult Scler. 9: 293-298, 2003.
9) Chancellor AM, Addidle M, Dawson K: Multiple sclerosis is more prevalent in northern New Zealand than previously reported. Intern Med J. 33: 79-83, 2003.
10) Compston A: Genetic epidemiology of multiple sclerosis. J Neurol Neurosurg Psychiatry. 62: 553-561, 1997.
11) Karni A, Kahana E, Zilber N, et al.: The frequency of multiple sclerosis in Jewish and Arab populations in greater Jerusalem. Neuroepidemiology. 22: 82-86, 2003.
12) Kira J: Multiple sclerosis in the Japanese population. Lancet Neurol. 2: 117-127, 2003.
13) Kuroiwa Y, Igata A, Itahara K, et al.: Nationwide survey of multiple sclerosis in Japan. Clinical analysis of 1,084 cases. Neurology. 25: 845-851, 1975.
14) 柴崎 浩，井形昭弘，前田和甫：多発性硬化症全国症例二次調査報告．厚生省特定疾患免疫性神経調査研究班（班長：井形昭弘）．「免疫性神経疾患に関する研究」昭和58年度研究報告書，17-36，1984．
15) Shibasaki H, Kubo N, Nishitani H, et al.: Nationwide survey of multiple sclerosis in Japan: reappraisal of clinical features. J Trop Geogr Neurol. 2: 73-82, 1992.
16) Houzen H, Niino M, Kikuchi S, et al.: The prevalence and clinical characteristics of MS in northern Japan. J Neurol Sci. 211: 49-53, 2003.

# B. 多発性硬化症の神経病理

小澤　恭子（洛和会音羽病院リハビリテーションセンター／神経内科）

多発性硬化症（multiple sclerosis：MS）は，中枢神経系白質の髄鞘を標的とする炎症性脱髄疾患であり，炎症細胞浸潤，白質の脱髄，グリオーシスを特徴とする．最近，MSにみられる組織破壊がより広範であり，髄鞘だけでなく軸索の脱落もみられること，normal appearing white matter（NAWM）にびまん性の変化が認められること，灰白質にも病変がおよぶことが明らかにされつつある．臨床経過の多様性は，組織破壊の機序や髄鞘の再生の程度が症例ごとに，または同一症例でも時期によって異なることを反映している可能性がある．

## 脱髄斑

大小，形状さまざまな灰白色の脱髄病巣が，血管支配や神経系統とは無関係に散在性に認められる．これらの病巣は境界明瞭な斑様であるため，脱髄斑といわれる．古い脱髄斑は，半透明灰白色の色調で触ると硬く，新しい病巣は，赤みがかっていて柔らかい．壊死傾向の強い病巣では，のう胞化，空洞形成をみる．

脱髄は，中枢神経内の有髄線維のあるところにはどこにでも形成されうるが，好発部位は，側脳室周囲の白質，大脳皮質下白質，脳梁，第3脳室，中脳水道周囲，第4脳室底などの脳室周囲白質，視神経などである．大脳灰白質，脊髄灰白質に病変が認められることもある．

組織学的に脱髄斑はLuxol‐fast blue（LFB）染色などの髄鞘染色で淡明巣として認められる（図1）．また髄鞘を構成する蛋白である，ミエリン塩基性蛋白myelin basic protein（MBP），ミエリン関連糖蛋白myelin associated glycoprotein（MAG）などの免疫染色で検出される．軸索染色では軸索は相対的に保たれる．

脱髄病巣の活動性は，脱髄の程度，髄鞘崩壊産物の染色性などを指標に推定することができる．崩壊した髄鞘はマクロファージによって貪食されるが，髄鞘蛋白と脂質は崩壊に要する時間が異なる．髄鞘蛋白であるMAGは約3日，MBPは6～10日と早期に染色性が消失するが，脂質染色であるSudan染色陽性のマクロファージは数ヵ月間存在する．以上の所見から脱髄病巣は次のように分類される[1]．

### 1. 活動性脱髄病巣

血管（おもに小静脈）周囲および脳実質内にリンパ球，マクロファージの浸潤を認める。マクロファージはLFBや髄鞘蛋白抗原で染色される早期髄鞘崩壊産物を含有する。境界は非活動性脱髄病巣ほど明瞭ではない。病巣の中心部が非活動性病巣で，辺縁部に活動性病巣が認められることもある。早期の病変では髄鞘が残存している。組織の崩壊に反応して肥胖型アストロサイトの増生をみる。

### 2. 非活動性脱髄病巣

病巣は境界明瞭で，髄鞘は完全に消失している。リンパ球，マクロファージが存在することもあるが，早期髄鞘崩壊産物を含有するマクロファージは認められない。陳旧化した病巣では，細胞浸潤が血管周囲にわずかにみられる程度で細胞密度は低く，著明なグリオーシスを認める。

### 3. 陰影斑（shadow plaque）

髄鞘染色でやや淡く染まる病巣で（図1），軸索径に比し薄い髄鞘を有する有髄線維を認め，髄鞘が再生した病巣であると考えられている。

## 炎症反応

リンパ球，マクロファージなどの単核球を主とする細胞浸潤がさまざまな程度に認められる。リンパ球はT細胞が主体で，B細胞，形質細胞が混在することもある。T細胞は，CD8陽性細胞，CD4陽性細胞ともに認められるが，病巣における浸潤細胞はCD8陽性細胞が優位である。Höftbergerらによるmajor histocompatibility complex（MHC）発現の定量的解析では，クラスI MHCの発現が，浸潤細胞だけではなく，アストロサイト，オリゴデンドロサイト，ニューロン，軸索にも認められ，これらがCD8陽性細胞の標的となり得ることが示唆される[2]。活動性脱髄病巣において，granzymeB陽性のCD8陽性細胞が軸索に密着している所見が観察されている[3]。病巣形成には，血液中から浸潤した単球に由来するマクロファージ，脳内在住のミクログリアも重要な役割を担っている。活性化したミクログリア，マクロファージの産生する神経障害物質や，一部の症例では免疫グロブリンや補体の関与によって組織破壊が進行する。

## オリゴデンドロサイトの病理

髄鞘形成細胞であるオリゴデンドロサイトがMSにおいて障害の標的であるかについて，数年経過した慢性期のMS病巣では，オリゴデンドロサイトがほとんど消失しているとするデータが多い。しかし，活動性病巣のオリゴデンドロサイトに関しては，著明に脱落するという報告や，一方で，数は保たれているとする報告があり，症例や時期によって組織障害の機序が異なることが示唆される[4,5]。早期の病巣には，残存する成熟オリゴデンドロサイトと，形態，免疫組織化学から区別されるオリゴデンドロサイト前駆細胞とが観察され，後者に髄鞘再生能があると考えられている[5,6]。

## MS病巣の病理の多様性

　Lucchinettiらは，活動性脱髄病巣の病理所見を，4つのパターンに分類し，組織障害の機序がheterogeneousであること，1症例で認められるパターンは一つであることを示した[7]。パターンIでは，ミクログリア，マクロファージ，T細胞の浸潤を認める。パターンIIでは，パターンIと同様の所見に加えて，免疫グロブリンと補体の沈着を認める。B細胞や形質細胞も浸潤している。抗体の関与が示唆され，この病理所見を示す症例で血漿交換の有効性が報告されている。パターンI，IIでは，髄鞘再生が認められる。パターンIIIの特徴的所見は，脱髄病巣で早期にMAGの染色性が他の髄鞘蛋白抗原の染色性に比べて選択的に低下していること（distal oligodendrogliopathy），オリゴデンドロサイトのapoptosisである。パターンIVは，頻度は少なく，一次進行型MSにみられる。脱髄病巣辺縁のオリゴデンドロサイトが減少しているが，MAG染色性の選択的低下はみられない。パターンIII，IVでは髄鞘再生は認められない。

　一方，Barnettらは再発緩解型MSの再発17時間後に死亡した症例の組織所見を報告した。超急性期の病巣では，オリゴデンドロサイトのapoptosisが顕著で，活性化ミクログリアが認められたが，リンパ球やマクロファージの浸潤はほとんど認められなかった[8]。炎症に先んじて，オリゴデンドロサイトのapoptosisと脱髄が生じうることを示す。また，活性化補体の沈着がみられたことから，1症例に複数のパターンが存在しうることを示唆している。もっとも早期に認められたオリゴデンドロサイトのapoptosisがすべてのMSに共通の所見であるのか，パターンは経過とともに変化するのか，あるいは全経過を通して同じパターンが継続するのかは今後の検討課題である。

## 軸索障害

　MSは髄鞘を標的とした脱髄疾患で軸索は比較的保たれることが特徴とされる。しかし，MRI上認められる脳，脊髄の萎縮，T1強調画像の低信号病変などから高度の組織破壊が示唆され，臨床的に認められる機能障害は軸索の非可逆的な病変と関連することが示されている。活動性病巣の軸索の病理について，Fergusonらは，amyloid precursor protein（APP）染色を用いて検討した。APPは軸索に沿って輸送され，輸送が障害されている軸索に検出される。活動性病巣にはAPP陽性の軸索が高率に認められ，軸索の切断がおこっていることが示唆される[9]。Trappらは軸索の切断を示すterminal axonal ovoidsが活動性病巣でより多く認められることを報告した[10]。

## 進行型MSの病理

　画像上新たな病巣の出現やガドリニウム造影病巣がないにもかかわらず，臨床症状が増悪する症例がある。これらの症例では，脱髄斑の緩徐な増大，NAWMのびまん性の変

化，皮質病変などの所見を認める。

### 1. 脱髄斑の緩徐な増大

Prineasらは二次進行型にみられる脱髄病巣の病理所見が，典型的な活動性病巣と異なることを報告した[11]。髄鞘崩壊産物を含有するマクロファージ，血管周囲の細胞浸潤などの著明な炎症所見は認められず，病巣の辺縁に活性化ミクログリア，補体の沈着，髄鞘の破壊が進行している所見が認められた。進行期にみられる緩徐で持続的な既存の症状の増悪に対応する病理像と考えられる。

### 2. NAWMの病理

Magnetic resonance spectroscopyによる検索で，通常のMRI画像で異常所見を認めないNAWMにおいても軸索が脱落していることが示されている。病理学的検討では，軸索障害，T細胞の浸潤，血管周囲の単核細胞浸潤，活性化ミクログリア（図2）などのびまん性の病変が認められる。以上のNAWMの病変は一次および二次進行型MS

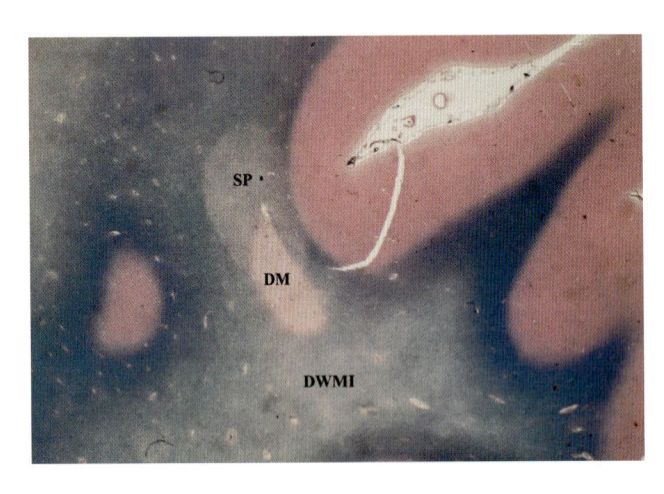

**図1 MSの白質病巣**
脱髄病巣（DM），shadow plaque（SP）およびびまん性の白質病巣（DWMI）がみられる。shadow plaqueは髄鞘が再生した病巣で，薄い髄鞘を有する有髄線維を認める。びまん性の白質病巣は，shadow plaqueと異なり，境界が不明瞭で，高倍率で有髄線維の脱落をみる。二次進行型MS。
（Luxol fast blue＋PAS染色）

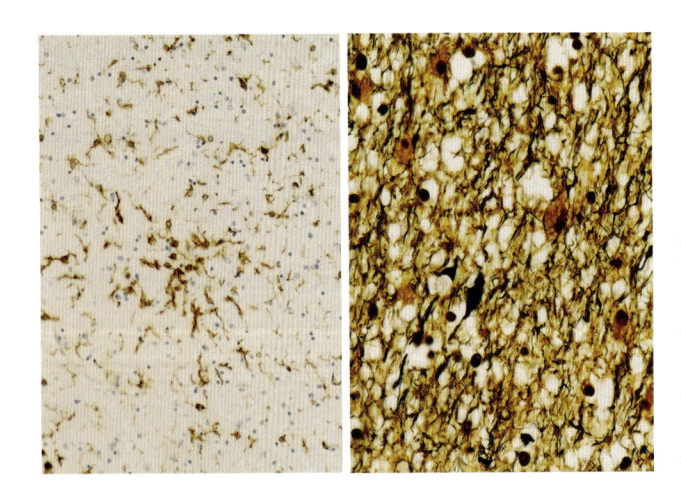

**図2 Normal appearing white matter**
左：活性化ミクログリア（HLA-DRによる免疫染色），右：軸索病変（Bielschowsky染色）を認める。一次進行型MS。
図1，図2はWien大学 Hans Lassmann教授のご好意による

で再発緩解型 MS に比べて顕著であった[12]。髄鞘の脱落も認め，髄鞘染色で淡く染色されることもあるが（図1），一次性脱髄はほとんど認められない。

### 3. 皮質病変

皮質は白質に比べて有髄線維密度が低く通常の染色では脱髄の検出は困難であるが，免疫染色を用いて，皮質にも脱髄が認められることが明らかにされた。皮質の脱髄は髄膜の細胞浸潤を伴い，一次および二次進行型 MS に認められるが，再発緩解型では稀であった[12,13]。軟膜下皮質の脱髄を認める二次進行型 MS で，脱髄病巣に接する髄膜に B 細胞濾胞が観察され，液性因子の関与が示唆される[14]。また，皮質において神経細胞の apoptosis，軸索障害が観察されている[13]。

## 髄鞘再生 remyelination

髄鞘再生は病理的に LFB 染色で淡く染まる shadow plaque と呼ばれる所見を呈することは前述した。脱髄過程のごく初期の細胞浸潤がいちじるしい時期にも出現すると報告されている。しかし，一時的に髄鞘が再生した後も脱髄が繰り返し生じ，慢性期の病巣，進行型 MS の病巣ではほとんど髄鞘再生が認められないと考えられていた。最近，Patrikios らは剖検例での髄鞘再生を検討し，罹病期間の長い慢性期の症例，一次および二次進行型の症例にも，著明な髄鞘再生が認められる症例があることを報告した[15]。

髄鞘はおもにオリゴデンドロサイト前駆細胞によって再生される。オリゴデンドロサイト前駆細胞が存在するにもかかわらず髄鞘再生がみられない病巣があるがその理由として，オリゴデンドロサイト前駆細胞の分化やオリゴデンドロサイトと軸索との接着などが阻害されている可能性がある。一部の症例では Schwann 細胞による末梢性髄鞘再生が，おもに脊髄の神経根付着部を中心にみられる[16]。

## 文　献

1) Brück W, Porada P, Poser S, et al. : Monocyte/macrophage differentiation in early multiple sclerosis lesions. Ann Neurol. 38 : 788-796, 1995.
2) Höftberger R, Aboul-Enein F, Brück W, et al. : Expression of major histocompatibility complex class I molecules on the different cell types in multiple sclerosis lesions. Brain Pathol. 14 : 43-50, 2004.
3) Neumann H, Medana IM, Bauer J, et al. : Cytotoxic T lymphocytes in autoimmune and degenerative CNS diseases. Trends in Neurosci. 25 : 313-319, 2002.
4) Ozawa K, Suchanek G, Breitschopf H, et al. : Patterns of oligodendroglia pathology in multiple sclerosis. Brain. 117 : 1311-1322, 1994.
5) Lucchinetti C, Brück W, Parisi J, et al. : A quantitative analysis of oligodendrocytes in multiple sclerosis lesions. A study of 113 cases. Brain. 122 : 2279-2295, 1999.
6) Wolswijk G : Oligodendrocyte survival, loss and birth in lesions of chronic-stage multiple sclerosis. Brain. 123 : 105-115, 2000.
7) Lucchinetti C, Brück W, Parisi J, et al. : Heterogeneity of multiple sclerosis lesions : Implications for the pathogenesis of demyelination. Ann Neurol. 47 : 707-717, 2000.
8) Barnett MH, Prineas JW : Relapsing and remitting multiple sclerosis : Pathology of

9) Ferguson B, Matyszak MK, Esiri MM, et al. : Axonal damage in acute multiple sclerosis lesions. Brain. 120 : 393-399, 1997.
10) Trapp BD, Peterson BS, Ransohoff RM et al. : Axonal transection in the lesions of multiple sclerosis. NEJM. 338 : 278-285, 1998.
11) Prineas JW, Kwon EE, Cho ES, et al. : Immunopathology of secondary-progressive multiple sclerosis. Ann Neurol. 50 : 646-657, 2001.
12) Kutzelinigg A, Lucchinetti CF, Stadelmann C, et al. : Cortical demyelination and diffuse white matter injury in multiple sclerosis. Brain. 128 : 2705-2712, 2005.
13) Peterson JW, Bo L, Mork S, et al. : Transected neurites, apoptotic neurons, and reduced inflammation in cortical multiple sclerosis lesions. Ann Neurol. 50 : 389-400, 2001.
14) Magliozzi R, Howell O, Vora A, et al. : Meningeal B-cell follicles in secondary progressive multiple sclerosis associate with early onset of disease and severe cortical pathology. Brain. 130 : 1089-1104, 2007.
15) Patrikios P, Stadelmann C, Kutzelnigg A, et al. : Remyelination is extensive in a subset of multiple sclerosis patients. Brain. 129 : 3165-3172, 2006.
16) Itoyama Y, Webster H deF, Richardson EP, et al. : Schwann cell remyelination of demyelinated axons in spinal cord multiple sclerosis lesions. Ann Neurol. 14 : 339-346, 1983.

# C. 多発性硬化症の免疫学・免疫遺伝学

新野　正明・佐々木秀直（北海道大学神経内科）

多発性硬化症（multiple sclerosis：MS）は中枢神経系の代表的な炎症性脱髄疾患であり，多因子疾患の一つと考えられている。多因子疾患，すなわち何らかの遺伝因子による素因に，何らかの環境因子による刺激が加わって発症する病気と考えられている（図1）。これを示す1例として，地中海サルデーニャ（Sardinia）島のMS研究がある。ここは，長期間にわたり遺伝的に隔離されていただけでなく，島内にも遺伝的な偏りが存在する。この島はMSの有病率が高いことで有名であるが，島内にはさらに有病率の違いが存在し，これらの原因として遺伝因子が推測されている。さらに，この島での短期間での有病率の急激な上昇は遺伝因子では説明がつかず，環境因子の変化によるものと考えられている。環境因子としては，ウイルス感染，ワクチン，日光（吸収紫外線量），食事（牛乳，高脂肪食など），大気汚染，たばこなど，さまざまな因子が推測されているが，証明されたものは今のところない。ところで，MSの病巣ではリンパ球やマクロファージの浸潤を認めており，何らかの環境因子により免疫的機序が引き起こされ，脱髄が生じると考えられている。また，急性期におけるステロイド治療，再発予防としてのインターフェロン β を中心とする免疫調整療法などから，病巣形成には免疫的要素が強く関係していると考えられている。この項では，活性化された免疫細胞や免疫物質が，どのようにMSの病巣を引き起こすのかを，また，後半では，どのような遺伝因子がMSの感受性遺伝子として検

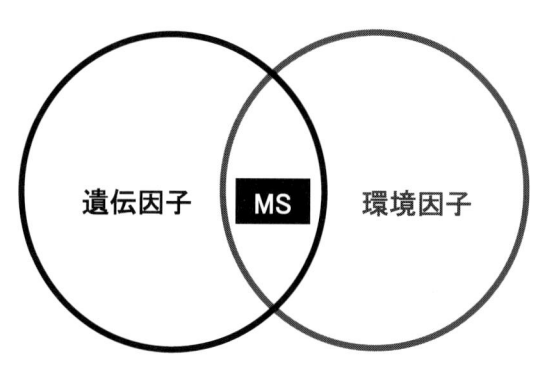

**図1　多因子疾患としてのMS**

MSは多因子疾患の一つと考えられており，何らかの遺伝的素因を持った個人が環境的因子に被曝することにより病気を発症すると考えられている。遺伝的要因については，現在のまでのところ推測されているものとしてHLAがあり，それ以外のものも関与していると考えられているが，明らかとなっているものはない。環境因子に関してはウイルス感染，ワクチン，ビタミンD・日光，たばこなどが推定されているが，確定されたものは今のところない。

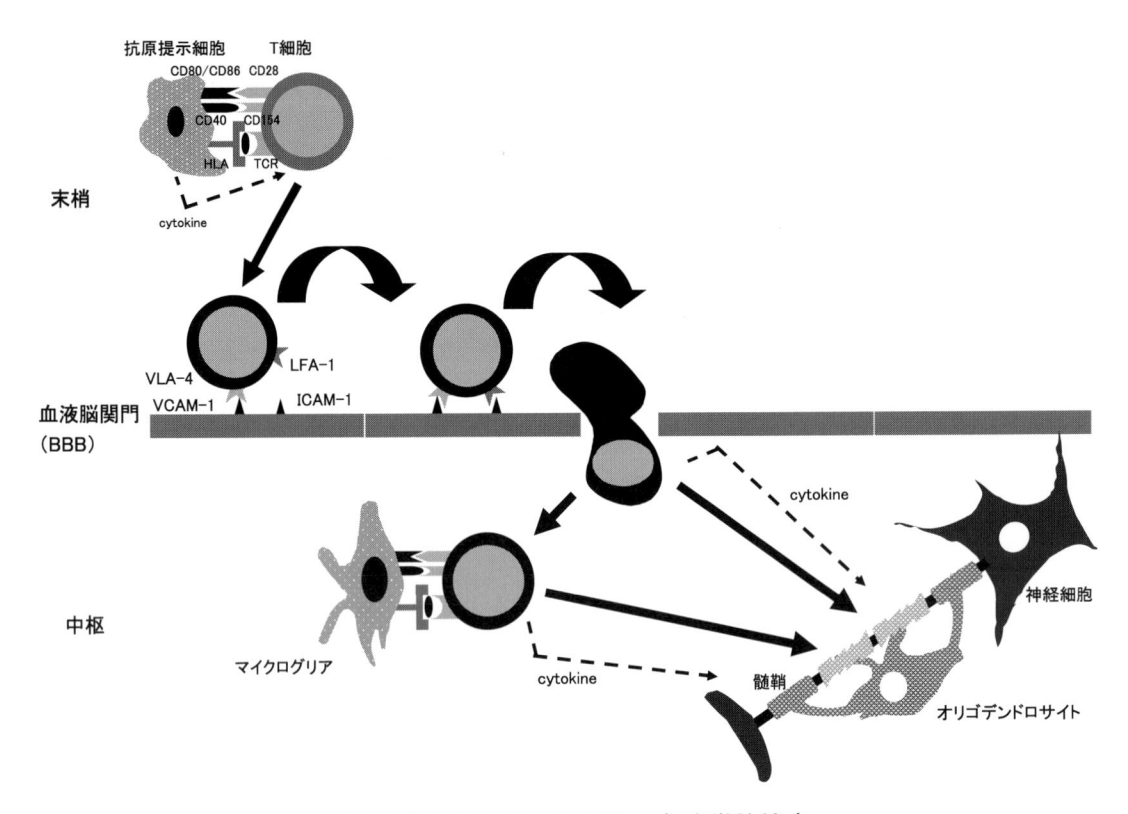

**図2 推定されている MS の免疫学的機序**
末梢で抗原提示細胞により活性化された T 細胞や活性化された他の免疫細胞は VLA-4 や LFA-1 などの接着因子を強く発現し，脳血液関門（Brain-Blood Barrier：BBB）上に発現した VCAM-1 や ICAM-1 などの分子と結合し，BBB を通過し脳内へと移行する。その後，直接もしくはマイクログリアなどの抗原提示細胞にて再刺激を受け，髄鞘を攻撃すると考えられている。

討されているのかを概説したい。

## 多発性硬化症における免疫学

外来からの異物に対して，自己を守るのが本来の免疫の役割であり，正常な免疫系では自己に対する免疫寛容が成立している。しかしながら，本来異物に対して反応しなければならない免疫が，自己成分を攻撃してしまう可能性が MS の病因として有力視されている。何らかの原因で，末梢で抗原提示細胞から T 細胞受容体や副刺激分子などを介して刺激を受けた T 細胞をはじめとする自己反応性免疫細胞が，血液脳関門（BBB）を通過し，その後，中枢で髄鞘を直接攻撃，ないし，マイクログリアなどにより再活性化された後，髄鞘を攻撃するのではないかと考えられている（図2）。中枢におけるターゲットと考えられているのは，ミエリン塩基性蛋白（myelin basic protein：MBP），ミエリンオリゴデンドロサイト糖蛋白（myelin oligodendrocyte glycoprotein：MOG），プロテオリピッド蛋白（proteolipid protein：

PLP）などのミエリン抗原であるが，これまでの研究から，これらの抗原に対する抗体が髄液中や血中で上昇しているとの報告がある。また，MSの動物実験モデルである実験的自己免疫性脳脊髄炎（experimental autoimmune encephalomyelitis：EAE）においては，これらの抗原の一部と同じ配列をもつpeptideを投与することによりEAEを発症させることができるため，これらのミエリン抗原の関与が強く疑われている。

多発性硬化症の病変部位では，免疫細胞とくにT細胞およびマクロファージが強く認められる。それ以外の免疫細胞であるNK細胞，NKT細胞，単球などに関する研究も盛んに行われており，それらの細胞もMSの病態形成に重要な働きをしていることが示唆されている。また，オリゴクローナルバンドの存在や髄液内におけるIgG産生の亢進（IgG indexの上昇）がMcDonald診断基準[1]に採用されているように，B細胞もMSの病態形成に深く関わっていると考えられている。現在のところ，一種類の免疫細胞だけがMSの病態に関与しているわけでなく，互いに影響しあって病態形成に寄与しているものと考えられている。

しかしながら，自己反応性CD4陽性T細胞がEAEでの重要な細胞と考えられているため，MSでもCD4陽性T細胞をはじめとするT細胞がとくに重要な細胞ではないかと考えられている。EAEにおいては，MBPなどの自己抗原に反応するT細胞が炎症病変形成に重要な役割を担っているといわれており，MSでもこのようなT細胞の関与が推測されている。これまで，このT細胞の中でもTh1とTh2のバランスが重要視されていた。すなわち，CD4陽性ヘルパーT細胞のうち，IL-4やIL-10などの抗炎症性サイトカイン（anti-inflammatory cytokine）を産生するTh2細胞よりも，IFNγ，IL-12，TNFなどの炎症性サイトカイン（pro-inflammatory cytokine）産生するTh1細胞へシフトすることによりMSになりやすくなるのではないかと推測されていた。

ところが，最近，Th1，Th2以外の新たなサブセットの存在として，IL-17を産生するCD4陽性T細胞，すなわちTh17細胞が見い出され，EAEにおいて重要な働きを示していることが報告された[2]。Th17細胞はIL-12やIL-4で誘導されるTh1細胞あるいはTh2細胞とは異なるT細胞で，新規IL-12ファミリーサイトカインであるIL-23やTGFβ＋IL-6/IL-21が強力な誘導因子である。EAEにおいてIL-23で誘導した髄鞘構成タンパク質特異的なTh17細胞は，IL-12で誘導したTh1細胞に比べてきわめて病態形成能が高く，実際，IL-17を欠損させると，EAEの発症は強く抑制され，Th17細胞がこれら自己免疫疾患の発症に中心的な役割を果たしていると考えられている。IL-23はIL-12サイトカインファミリーの一つで，p35類似蛋白のp19とIL-12のp40サブユニットとの複合体からなる。IL-23はp40を共有することからIL-12の作用と類似しているが，そのおもな相違点はIL-23が選択的にメモリーCD4陽性細胞に作用することである。自己免疫疾患の病原T細胞はIL-23依存性にIL-17やIL-6，TNFを産生するとされ，抗IL-23阻害抗体がEAEの発症を予防するとの研究結果も発表されている。さらに，EAE発症後に投与した場合は，再

発の時期の病勢を抑制するとの報告もある。これらのことから，IL-17やIL-23がEAEにおいては重要な働きをしていると考えられているが，p19欠損マウスやp40欠損マウスではEAEの発症に完全に耐性であるのに対し，IL-17欠損マウスでは部分的にしか抑制できないことから，IL-23の作用はIL-17の作用のみでは説明できないことが示唆されており，今後も検討が必要と考えられている。

一方，脳は，免疫特権器官（immuno-privileged organ）といわれ，末梢の免疫細胞が中枢へ移行するのはかなり制限されている。しかしながら，いかなる中枢神経系の障害も中枢に局在している免疫細胞の活動を引き起こす。とくにその中で重要な細胞はマイクログリアである。マイクログリアはヒト組織適合性白血球抗原（human histocompatibility leukocyte antigen：HLA）および副刺激分子（costimulatory molecule）を発現する。この細胞はサイトカインとケモカインを産生し，リンパ球，単球などの中枢神経内への移動を促す。末梢の免疫細胞が，中枢へ移行するためには，免疫細胞および血液脳関門側の血管内皮細胞が発現している，接着因子が重要な働きをしている。免疫細胞が活性化されることにより，VLA-4やLFA-1などの接着因子が強く発現され，血管内皮細胞側が発現しているVCAM-1やICAM-1などと結合しやすくなり，中枢神経系への移行が行われると考えられている（図2）。最近MSの再発予防薬として欧米で認可されたnatalizumabは，この接着因子の一つであるVLA-4（正確には$\alpha$4インテグリン）に対するモノクローナル抗体で，臨床試験におけるその効果はインパクトのあるものであった[3,4]。ただ，その効果はこのVLA-4の発現をblockすることによる中枢への免疫細胞の移行を押さえるということだけではないことが推測されており，副作用を考える上で重要な検討課題と思われる。

## 多発性硬化症における免疫遺伝学

MSにおいては，二卵性双生児の場合の一方が罹患した場合のもう一方が罹患する割合は2〜5％であるのに対して，一卵性双生児の場合は25〜30％といわれ，また，欧米白人は日本人を含むアジア人におけるMSの有病率の10倍以上であることからも，何らかの遺伝的要因が関係しているといわれる。多因子疾患の遺伝解析はこれまでMS以外でもさまざまな検討がなされているが，一つの遺伝子変異で発症する単一遺伝病と異なり，十分な成果をあげているとは言い難い。その問題点としては，遺伝的浸透率が低い，メンデルの遺伝法則に従わない，遺伝子間並びに遺伝子と環境要因間の相互作用の存在など，複数の事項が考えられている。現在までのところ，MSの発症と関連があると考えられているのは6番染色体短腕上にあるHLAのみである。この遺伝子のHLA-DRB1*1501-DQB1*0602のhaplotypeがMSに多いとされている。実際，HLA-DRB1*1501を有する割合は，欧米白人健常人で30％前後なのに対し，MS患者では50〜60％程度保持しているといわれる。日本人においては，健常人で10〜20％，MS患者群では30〜40％程度である。ただし，必ずしも，この遺伝子を

有する割合が低い民族がMS罹患率も低いというわけではない。ところで，最近の大規模な症例数と解析技術を用いた遺伝子研究からHLA以外で注目されるのが，IL-7受容体α遺伝子とIL-2受容体α遺伝子である[5,6]。ただし，この両遺伝子についても，今後のさらなる検討が必要であり，この結果が有意なものだと証明されても，それが日本人MSに当てはまるのかはさらに検討が必要である。また，遺伝的要因には発症そのものに関与する遺伝子と，経過や臨床型に影響を与える遺伝子があると考えられており，必ずしも同じ遺伝子とは限らない。今後，日本人MSにおけるHLAを含む疾患感受性遺伝子が同定された場合，それらがどのようにMSの発症，もしくは進展へ影響を与えるのか，検討して，はじめてその遺伝的関与が決定される。このように遺伝的要因の研究はまだ先の長い研究といえる。また，治療薬の効果，副作用は，個人毎に異なっている可能性が高く，今後，遺伝子多型に合わせたテーラーメード治療が行われていく可能性が高い。MSでもインターフェロン受容体遺伝子多型によるインターフェロンβ製剤の効果の違いを検討する論文が散見される。今のところ確立された手法とまではいかないが，今後，MSの治療薬の使用に関しては，遺伝子多型などから，各患者の治療薬の反応性，副作用の頻度・程度などを推測し，各患者に合った治療法を選択する時代がくるものと思われる。なお，これまでのMSにおける候補遺伝子研究に関して興味のある方は，総説を参照して頂きたい[7,8]。

# 文 献

1) Polman CH, Reingold SC, Edan G, et al.: Diagnostic criteria for multiple sclerosis: 2005 revisions to the "McDonald Criteria". Ann Neurol. 58: 840-6; 2005.
2) Cua DJ, Sherlock J, Chen Y, et al.: Interleukin-23 rather than interleukin-12 is the critical cytokine for autoimmune inflammation of the brain. Nature 421: 744-8; 2003.
3) Polman CH, O'Connor PW, Havrdova E, et al.: A randomized, placebo-controlled trial of natalizumab for relapsing multiple sclerosis. N Engl J Med. 354: 899-910; 2006.
4) Rudick RA, Stuart WH, Calabresi PA, et al.: Natalizumab plus interferon beta-1a for relapsing multiple sclerosis. N Engl J Med. 54: 911-23; 2006.
5) International Multiple Sclerosis Genetics Consortium.: Risk alleles for multiple sclerosis identified by a genomewide study. N Engl J Med. 357: 851-62; 2007.
6) Gregory SG, Schmidt S, Seth P, et al.: Interleukin 7 receptor alpha chain (IL7R) shows allelic and functional association with multiple sclerosis. Nat Genet. 39: 1083-91; 2007.
7) Niino M, Kikuchi S, Fukazawa T, et al.: Genetic susceptibility to multiple sclerosis: implications of genetic research on MS therapy. Expert Rev Neurother. 2: 329-38; 2002.
8) Niino M, Fukazawa T, Kikuchi S, et al.: Recent advances in genetic analysis of multiple sclerosis: genetic associations and therapeutic implications. Expert Rev Neurother. 7: 1175-88; 2007.

# III

# 多発性硬化症の診かた

A．多発性硬化症の神経症候学
B．多発性硬化症の画像診断学
C．多発性硬化症の自己抗体
D．多発性硬化症の髄液診断学
E．多発性硬化症の電気生理診断学
F．多発性硬化症の診断基準：国際基準とわが国の診断基準
G．多発性硬化症の病型診断
H．多発性硬化症の鑑別診断
I．多発性硬化症の特殊型と類縁疾患
　① Baló 病と tumefactive MS
　② Neuromyelitis optica（NMO）とアクアポリン4抗体
　③ 小児の急性散在性脳脊髄炎
　④ アトピー性脊髄炎
J．多発性硬化症と脱髄性ニューロパチー

# A. 多発性硬化症の神経症候学

高　昌星（信州大学生体情報検査学）

## 多発性硬化症の臨床症状

　多発性硬化症（multiple sclerosis：MS）は中枢神経系脱髄疾患のなかでもっとも多く，炎症，脱髄，グリオーシスを三主徴とし，寛解・再燃または進行性の経過をとる。突然健康な若年成人を主として侵す疾患であり，時に発症数週間～数ヵ月間疲労，脱力感，筋痛，関節痛がみられることがある。発症は急激なこともあれば，気づかないまま進行していることもある。症状は重症なこともあれば軽微で気づかないまま受診せず，何ヵ月や何年も経過する場合もみられる。実際，剖検で初めてMSであることが判明することもあり，他の病気で受診し，頭部MRIを施行され，偶然にMSが発見される場合もある。MSの症状は多彩であるが，中枢神経系内の病変の局在により症状が出現する。無症候性であっても神経学的所見では神経機能障害が見出される場合もしばしば経験する。

　初発時の発症様式は脳卒中のように数分～数時間で急激に発症する場合が20％にみられる。30％で1日から数日間かけて症状が進行し，さらに20％では数週から数ヵ月間かけて症状が進行する。残り10％では発症が明らかでないまま徐々に症状が進行し，数ヵ月～数年にかけて間歇的に症状が進行するものがあり，一次性進行型MSといわれる。再発寛解型のMSは40歳以下に発症する場合が多い。

　発症の誘因としては何もないことが多いが，誘因として過労・ストレス，感染などが挙げられる。また妊娠中は再発が少なく，出産後に再発することが多い。前駆症状のない場合が多いが，時に頭痛，発熱，感冒様症状，悪心・嘔吐などが約10％の症例にみられる。

　MSの初発症状は脱髄病巣の部位により，実に多彩である（表1）。神経学的所見では無症状であると考えられた部位にも異常を認めることがある。実際，自覚症状が片側だけであっても，神経学的所見では両側に異常がみられることがある。

　四肢のしびれは一側性のことも両側性のこともあるが，初期のMSの50％以上にみられる。脊髄が障害されると両下肢の痙性対麻痺や失調性対麻痺をきたす。深部腱反射は後に亢進し，バビンスキー徴候陽性や腹壁反射の消失などの錐体路徴候がみられ，種々の程

表1 多発性硬化症の初発症状

| 症候 | % |
| --- | --- |
| 感覚障害 | 37 |
| 視神経炎 | 36 |
| 脱力 | 35 |
| 錯感覚 | 24 |
| 複視 | 15 |
| 小脳失調症 | 11 |
| 回転性めまい | 6 |
| 突発性発作 | 4 |
| 膀胱障害 | 4 |
| レルミット徴候 | 3 |
| 痛み | 3 |
| 認知障害 | 2 |
| 失明 | 2 |
| 顔面神経麻痺 | 1 |
| インポテンツ | 1 |
| ミオキミア | 1 |
| てんかん | 1 |
| 失神 | 1 |

度の深部および表在感覚障害を伴う。

　頸髄が障害された場合には，頸部を他動的に前屈させると肩から背中にかけて脊柱に沿って下方へ放散する電気ショック様の痛み（電激痛）が走るいわゆるレルミット徴候（Lhermitte sign）がみられる。この現象は頸部の前屈により脱髄の生じた軸索が脊髄の伸展や圧に敏感になったものと考えられている。Lhermitte sign は MS でよくみられるが，変形性頸椎症などの他の頸髄疾患でもみられる。

　背下部の鈍い痛みは MS ではよくみられるが，病変部位との関係は不明である。一方，鋭い焼け付くような痛みは根痛として知られ，病変部位の局在を知るのに役立つが，実際にみられることは少ない。

　その他，MS でよくみられる症状は視神経炎，横断性脊髄炎，小脳失調症，脳幹症状（回転性めまい，顔面の神経痛としびれ，構音障害，複視），一側の上肢または下肢の感覚障害および排尿障害である。本邦では視力低下がもっとも多く，上・下肢の運動麻痺，四肢・項部・体幹などのしびれ感がこれに次ぐ。発症の状態は1～3日で神経症状の完成する急性ないし亜急性が多い。全経過中に発現する症状の頻度は視力低下や視神経萎縮がもっとも多く，運動麻痺，感覚障害，腱反射亢進，運動失調，膀胱直腸障害，眼振，複視，構音障害，精神症状など多彩である。決まった神経症状から初発することはなく，視力障害，しびれ感，運動麻痺，歩行障害，複視，排尿困難，感覚鈍麻，言語障害などが比較的多い。40％に排尿障害がみられる。発病初期には尿意促迫をみることがある。進行すると尿失禁，便秘，性不能症もみられることがある。下肢の痙性対麻痺は頻度が高い。脊髄障害は数ヵ所のレベルに散在するため，対麻痺に加え，上肢の単麻痺を伴うことがある。後索が障害されると Romberg 徴候が陽性となる。深部感覚障害が前景に出ることも多く，手指の特有の異常姿勢とアテトーゼ運動がみられることがある。Brown-Séquard 症候群を呈することも多い。欧米と比較して本邦を含むアジアでは視力障害，とくに両眼の障害で始まる場合が多い。視力障害のみで発症した場合，その時点では球後視神経炎（retrobulbar optic neuritis）と区別できない。

## 視神経炎

　MSの25％に初期症状として球後視神経炎がみられる。視力の低下，視野の異常，とくに視野の中心部がみえにくくなる中心暗点が特徴である。若年発症のMSではこの頻度はさらに多い。典型的には一側の眼球に数日間かけて視力障害をきたす。1日か2日で視力喪失をきたすこともあり，眼球痛を経験することもある。この場合は眼球を動かすと痛みが増悪する。まれに脳腫瘍の場合のように数週間かけて視力喪失をきたすこともある。乳頭の蒼白，視神経萎縮が認められ，視野は中心暗点，不規則な半盲などを認める。両側の眼球が同時に障害されることもあるが，通常両側が障害される場合には一側が障害された後数日また数週間後にもう一方の視神経が障害される。発症初期の眼底ではおよそ50％に視神経乳頭に浮腫がみられ，いわゆる視神経乳頭炎の所見を示す。この場合には頭蓋内圧亢進による視神経乳頭浮腫との鑑別が必要である。一般的には急速で重度の視力障害をきたす場合には視神経乳頭炎と考えられる。

　約1/3は視神経炎は完全に視力を回復し，残りの大半も著しい視力障害があっても有意に回復することが多いが，一部で後遺症として視力喪失をきたすことがあり，早期に有効な治療を施す必要がある。副腎皮質ステロイド薬のパルス療法や血漿浄化療法（plasmapheresis）などの早期治療により，通常1週間以内に改善が始まり，いったん改善がみられると数ヵ月にわたって回復が続く。

　視神経炎だけが初期症状としてみられた場合，そのうちの1/2はその後，MSの他の症状をきたす。球後視神経炎として発病した症例の10～40％が2年以内にMSに進展するといわれている。女性では74％，男性では34％が視神経炎を呈した後，15年以内にMSに発展するとされる。小児の場合はこれよりも頻度が少なく，40年間追跡調査をしてもMSに発展するのは26％である。視神経炎が再発する場合にはMSに発展する頻度がより高い傾向にある。視神経炎以外に症状がみられない場合でも頭部MRIで無症候性の脱髄病変がみられることがある。この場合はMSに発展している可能性が高い。

### 1. 複視

　複視は眼筋麻痺によって生じ，核間性眼筋麻痺または外転神経障害によって生じることが多いが，まれに動眼神経や滑車神経障害によって生じることがある。眼筋麻痺は30％前後にみられ，複視が生じる。これは内側縦束の障害で生じる核間性眼筋麻痺（内側縦束症候群：medial longitudinal fasciculus syndrome）であることが多い。側方注視時に内直筋が麻痺し，内転眼球は中央より内側へ動かず，外転眼では不完全な外転と水平眼振がみられる。輻輳は正常な場合と障害される場合とがある。内転障害のある側の橋部の内側縦束が障害されるためである。橋の血管障害，腫瘍でも起こるが，MSではこの核間性眼筋麻痺が両側性に生じるのが特徴である。実際，若年成人でこうした両側性核間性眼筋麻痺がみられた場合にはMSと診断してよい。

## 急性脊髄炎（横断性脊髄炎）

MSの場合，脊髄炎の症状は左右非対称的に生じ，不完全性であることが多い。臨床的には通常，数時間か数日かけて左右対称的または非対称的な対麻痺，レベルを持った躯幹の感覚障害，排尿障害および両側バビンスキー徴候陽性がみられるのが特徴的である。腱反射亢進，腹壁反射の消失などの錐体路徴候を示す。Brown-Séquard症候群（脊髄半側横断症候群）を呈することも多い。これは脊髄半側を傷害する病変側に生じた運動麻痺と，反対側に温痛覚鈍麻・脱失のみの表在感覚障害が同時にみられる。典型的には患側で障害部位以下に深部感覚の障害があり，その上部には狭い全感覚消失帯がある。対側では感覚解離を認め，温痛覚は消失するが触覚は保たれている。障害側に運動障害が起こり，脊髄の前角障害による麻痺と錐体路障害による痙性麻痺，腱反射亢進，病的反射を示す。MSの場合は不完全Brown-Séquard症候群を呈することが多い。

髄液所見は軽度のリンパ球の上昇と髄液蛋白の高値がみられるが，髄液蛋白は初期には正常であることが多い。

急性脊髄炎のみがみられ，その他の脱髄病変が示唆されない場合には，全身性エリテマトーデスや，混合性結合組織病，抗リン脂質抗体症候群による可能性も考慮しておかないといけない。

### ①四肢の筋力の低下

四肢筋力の低下は脱力，巧緻性の欠如，疲労や歩行障害として現れる。運動によって起こる脱力はMSに特徴的である。上位ニューロン性の筋力低下はしばしば痙縮・深部反射亢進・バビンスキー徴候などの錐体路徴候を伴う。時には脊髄における求心性反射神経線維が障害されると深部腱反射は消失し，一見下位ニューロン障害（末梢神経障害）にみえることがある。

### ②痙縮

痙縮は自然にまたは動作時に筋けいれんを伴うことが多い。MS患者の30％以上に中等度から高度の痙縮がとくに下肢にみられる。しばしば有痛性のけいれん（painful tonic spasm）を伴い，移動や仕事また自分自身の身の回りの世話をするのに障害となる。時として痙縮は重力に対して支持的に働くことがあり，この場合の抗痙縮薬はむしろ障害となる。

### ③感覚障害

感覚障害は錯感覚から感覚鈍麻まで多彩である。腫れている感じや締めつけられるような不快感はしばしばみられる。躯幹などにみられる水平線以下の感覚障害は障害が脊髄にあることを示唆している。この場合は締め付け感を伴うことも多い。痛みはMSでしばしば経験され，体の至るところに生じることがあり，時に場所を変えることがある。

### ④小脳失調症

小脳や皮質脊髄路，脳幹が障害された場合には水平性あるいは回転性眼振と小脳失調症が出現する。小脳失調症は通常は小脳性振戦として現れる。頭部や躯幹の動揺，上肢や下肢の企図振戦，歩行や随意運動の協調障害として現われる。発語にも現れ，この場合は断綴性言語となる。運動障害や感覚障害を伴っ

ている場合には協調運動検査を行いがたく小脳失調症の程度をみるのが困難な場合もある。眼振，断綴性言語，企図振戦はシャルコー（Charcot）の三主徴として知られている。

### ⑤膀胱直腸障害

排尿機能には，蓄尿機能と排出機能があり，蓄尿時には排尿筋は弛緩し，尿道括約筋が収縮する。これらの協調運動が円滑に行われるためには，排尿筋を支配する下腹神経（交感神経）と外尿道括約筋を支配する陰部神経（体性神経）が正常に機能することが必要である。神経因性膀胱はこれらの神経が障害されて生じる排尿障害のことをいう。MSの膀胱障害に関しては複数の原因と複数の機能障害が合併していることが多い。正常の排尿反射の場合には尿道括約筋が弛緩し，排尿筋の収縮が起こる。この反射は随意的に抑制することが出来る。排尿を止める場合には尿道括約筋が収縮し，排尿筋が弛緩する。尿が溜まり，膀胱壁が伸ばされるとこの排尿反射を活性化する。膀胱機能障害はMSの90％にみられ，そのうち1/3は週に1回またはそれ以上の頻度で尿失禁をきたす。仙髄の排尿反射中枢よりも中枢側に病巣がある場合を上位型（痙性神経因性膀胱）といい，その反対に仙髄の排尿反射中枢よりも末梢の異常の場合に下位型という。MSではこの上位型の痙性神経因性膀胱が多い。

### ⑥痙性神経因性膀胱（detrusor hyperreflexia）

膀胱の持つ蓄尿機能が障害され膀胱の容量は減少し，1日尿量も減少する。膀胱は刺激され過敏な状態となり1日の排尿回数は10回以上と頻尿になり，尿意は切迫し辛抱ができなくなって失禁や夜尿もみられる。さらに尿道括約筋も収縮し，出口が閉まることにより排出機能も障害されると排尿に時間がかかり残尿もみられるようになる（detrusor sphincter dyssynergia）。また，膀胱の内圧が上がるため，膀胱から尿管へと尿が逆流しやすく，腎盂炎を繰り返したり水腎症を起こしたりと，腎機能障害もきたしやすくなる。

### ⑦便秘

便秘は30％以上のMS患者にみられ，便失禁は15％にみられる。

### ⑧認知機能

認知機能障害は記憶力の低下，注意力の低下，問題解決能力の低下として現れる。情報処理速度も低下する。多幸症はMSで特徴的とされるが実際にはまれである。日常生活動作に支障をきたすほどの認知障害はまれであるが，進行したMSでは皮質下痴呆としての症状を呈することがある。

### ⑨うつ病

MS患者はうつ状態になりやすく，50～60％にみられる。反応性，内因性または病気そのものの部分症状であることもあり，疲労感の原因ともなっている。これらは身体障害者になったことへの反応性によるものと考えられるが，一方で他の身体障害者に比べてMSでは感情障害の頻度がより高い。自殺はage-matched controlよりも7倍多い。

### ⑩疲労

疲労はMS患者の90％にみられ，その半分は中等度から重度の疲労を覚える。全身性の疲労感，けだるさ，重度の無気力，忍耐力の低下，急速や睡眠を必要とするほどの圧倒的な疲労感などがある。MS患者の就労を妨げるもっとも多い原因が疲労である。顕著な疲労がしばしば一過性または長期にわたって

続くことがある。とくに発熱や病気の活性化のときに生じやすい。うつ状態もこれらの増悪因子となる。

⑪性機能

性機能障害はMSで多い。男性の場合は陰萎，性欲の低下，性感の障害，射精障害，勃起不全や勃起持続障害がある。女性の場合は外陰部のしびれ，オルガスムスの低下，リビドーの低下，性交中の不快感，膣潤滑の低下がみられる。括約筋の痙縮は性交を障害し，尿失禁も問題となる。

⑫顔面麻痺

顔面筋の麻痺は脳神経の第7神経（顔面神経）の脳実質内の経路の障害により，ベル麻痺と類似している。ただベル麻痺と異なり，MSの顔面麻痺は病側と同側の味覚低下と耳介後部の痛みを伴わない。片側性顔面けいれんが生じることもある。

⑬回転性めまい

回転性めまいは突然起こり，急性前庭神経炎に類似する。三叉神経や顔面神経麻痺を伴うことが多く，末梢神経よりもむしろ脳幹部が責任病巣と考えられる。垂直性眼振または無方向性の眼振がみられる。

⑭難聴

難聴も起こるがまれである。

## 副症状（付随症状/補助症状）

① Uhthoff 徴候（Uhthoff's symptom）

これは熱過敏症を指し，体温上昇に伴って神経症状が増悪し，体温の低下により元に戻るものである。MSの症状が高熱時に一過性にときに劇的に増悪することがある（偽増悪：pseudoexacerbation）。こうした体温上昇に伴って生じる神経症状の増悪は，脱髄により神経の伝導が低下している条件下で，体温上昇によりKチャンネルが開いて伝導効率がさらに低下し伝導ブロックが生じることに起因する。一過性の片側性の視力障害や四肢筋力低下が熱いお湯への入浴（hot bath test）や激しい運動によって起こり，MSに特徴的である。風呂やリハビリの部屋の温度はあまり高くしないよう推奨される。

②突発性症状

突発性の構音障害，失調症，手足の発作性の痛みやしびれ，閃光のようなまぶしさ，発作性の痒みや，レルミー徴候，上・下肢や顔面または躯幹の有痛性強直性けいれん（painful tonic seizure），などがある。持続時間30秒〜2分で5〜40回/日の頻度で生じる発作が特徴的である。発作は過呼吸や運動によって促進される。こうした突発性症状は脱髄斑のエッジから生じる自然発火が隣接する白質の経路に波及することによって生じると考えられる。こうした症状は再発期や寛解期に通常生じやすい。とくに有痛性強直性けいれんは感覚刺激や過呼吸で誘発されやすい。自発的または外的刺激により肢体に放散痛が急激に生じ，異常感覚を伴うテタニー様の強直性けいれん発作が数十秒間，一側の手指，前腕や下肢に起こるのが特徴的である。意識障害を伴わない。カルバマゼピンはこうした発作性症状には有効である。こうした一過性の症状は数日間または数週間ときにはもっと続くこともあるが，寛解や増悪を示しながら完全に消失する。こうした一過性の症状は，前から存在していた無症候性の脱髄斑の症候の顕在化，または新たな脱髄斑を伴わない

MSの進行と考えられている。

### ③三叉神経痛・舌咽神経痛

三叉神経痛・舌咽神経痛はそれぞれ脱髄病変がそれぞれの神経根を含んでいる場合に生じる。三叉神経痛はMS以外の疾患で生じることが多いが，非定型的であったり，50歳前であったり，両側性であったりした場合にはMSによる可能性が考えられる。三叉神経の脊髄路の障害による顔面の感覚障害がみられることもある。若年成人で一過性の顔面の感覚鈍麻または三叉神経痛がみられる場合にはMSの可能性が高く，三叉神経の髄内線維に炎症が及んでいることを示唆する。

### ④顔面ミオキミア

顔面ミオキミアは持続性で急速なピクピクした不随意運動であり，顔面に広がる筋けいれんの場合もある。皮質延髄路または顔面神経の脳幹経路の病変による。

## その他の初期症状

老人女性では失調症や筋脱力が緩徐に進行する頸髄症を呈することがあり，この場合は変形性頸椎症との鑑別が困難なことがある。

その他の脳幹症状としてまれに昏朦や昏睡もみられることがある。迷走神経や舌下神経の障害による構音障害，嚥下障害，脳幹部の両側錐体路の障害による四肢麻痺を生ずることもある。

## 確定診断後の症状と症候

MSでは中枢神経障害に基づく症候であればどんなものでも出現しうる。多彩な症候がみられるが欧米と比較して日本人MSでは急性横断性脊髄障害の頻度が高く，逆に失調症や企図振戦の頻度が低い。軽度の視神経萎縮のため視神経乳頭の耳側蒼白（temporal pallor）がみられることが多い。視神経炎は初発時は視力の回復は比較的良好であるが，再発を繰り返すごとに視力障害が残る。

MSにまれな症候としては失語，失行，失認，全身けいれん発作，半盲があり，また筋固縮やジストニーのような錐体外路症候もまれである。

MSと診断された後は多くの神経症状がある種定期的に生じうる。全身型のMSではおよそ半分くらいに視神経，脳幹，小脳，脊髄障害の症状や徴候がさまざまな程度に呈してくる。30～40％くらいに四肢に深部感覚障害や脊髄性失調症が起こる（脊髄型）。いずれも非対称性の痙性対麻痺が進行性のMSにもっとも多くみられる症状である。小脳型または延髄橋小脳型は5％くらいにしかみられない。黒内症型も同程度である。全身型と脊髄型がおよそ80％を占める。

脊髄の後索，脊髄視床路，脳幹の内側毛帯，視床などの病変により，感覚鈍麻，異常感覚などが生ずる。その分布は節性，脊髄の障害レベル以下，半身など病巣単位によりさまざまであり，また多巣性のことが多い。

感覚障害の領域や周辺の正常な皮膚にかゆみ発作をみることがある。この際には皮疹を伴わない。これらの感覚障害は数時間から数日の間に出没することもある。

## 急性（劇症型）MS

　時にMSは急性進行性で劇症の経過をとることがあり，急性MSと呼ばれている。これは大脳，脳幹，脊髄などの多彩な症状が2～3週間のうちに出現し昏朦や昏睡などの顕著な意識障害をきたし数週間～数ヵ月のうちに寛解をみることなく死に至る。剖検では急性散在性脳脊髄炎と異なり，比較的大きな典型的なMSの肉眼的脱髄斑が多数みられることである。こうした症例では血液浄化療法が有効なことが多く，救命しえたとの報告が増えており，我々も同様に救命しえた症例を経験している。

## 経過・予後

　寛解と増悪を繰り返しながら徐々に進行するもの，数回の再発後治癒するものなどさまざまである。再発後失明や対麻痺が回復せずに後遺症として残る症例もある。再発率は2回以上のものが30％近くある。初発より1年以内に再発するものが多く，3年以内に対麻痺が回復しない症例では予後不良といわれる。球後視神経炎だけで再発した症例は，2年以内に10～40％のものがMSへ伸展するといわれている。その際，髄液中の蛋白，IgGなどが異常値を呈する症例は再発率が高い。急性増悪時の適切な治療が本症の寛解率に大きな影響を与えるので，急性期の治療，処置が重要である。

## 文　献

1) Victor M, Ropper AH : AdaMS and Victor's principles of Neurology 7th edition. McGraw-Hill. 2001.
2) 高　昌星：免疫性神経疾患に対するアフェレシス．日本アフェレシス学会雑誌．20, 62-68, 2001.
3) Sekijima Y, Tokuda T, Hashimoto T, et al. : Serial magnetic resonance imaging (MRI) study of a patient with Balo's concentric sclerosis treated with immunoadsorption plasmapheresis. Multi Scler. 2, 291-294, 1997.
4) 高　昌星：アトルバスタチンと多発性硬化症．日本臨床．61, 1455-1460, 2003.
5) Hauser SL editor : Harrison's neurology in clinical medicine. McGraw-Hill. 2006.
6) Matthews WB et al. : McAlpine's multiple sclerosis. Churchill Livingstone. 1999.

# B. 多発性硬化症の画像診断学

中根　俊成（徳島大学神経内科，現 長崎神経医療センター神経内科）

多発性硬化症（Multiple Sclerosis：MS）は特徴的な臨床症候，検査所見を持つ疾患である。そしてこれらを理解，把握することはMSの診断，MSに類似した疾患との鑑別に役立つ。MSの診断にMRI（Magnetic Resonance Imaging）は必須であり，髄液検査や誘発電位検査よりも有用とする報告もある[1]。「MSにおける画像診断学＝MRI」といっても過言ではない。MRI検査は再燃・治療効果の判定にも用いられ，これはガドリニウム（Gd）使用を含むT1強調画像（T1WI），T2強調画像（T2WI），FLAIR強調画像（FLAIR）など従来の撮像方法（＝conventional MRI）によることが多い。これでは病変の局在や急性期の血液脳関門（BBB）の破壊を把握するには充分であるが，神経症状の重症度や経過との相関を説明するのは困難である。近年のMRI撮像方法の進歩は微細な構造の変化を捉えることが可能であり，MSにおけるMRI画像研究では拡散テンソル画像（Diffusion Tensor Image：DTI）[2]，MRスペクトロスコピー（MRS）[3]，磁化移動比画像（magnetization transfer imaging：MTI）[4]など斬新な技術が応用されている。この新しい撮像法によるMRI画像（＝non-conventional MRI）は機能障害の程度と関連する非侵襲的なパラメーターを提供できる技術として期待されている。とくにDTIやMRSでは従来の撮像法によるMRI画像では正常にみえる白質（normal appearing white matter：NAWM），灰白質（normal appearing gray matter：NAGM）における異常をも捉え[5,6]，得られる所見は病初期の病理像によっても裏づけられている。

MRI画像診断の進歩の一方で，MSの臨床におけるトピックとして画像診断学と関連のあるところではneuromyelitis optica（NMO）における新規自己抗体発見[7]と2005年に行われたMcDonald診断基準の改訂[8]であろう。これらの流れを踏まえ，①McDonald診断基準のその後，②conventional MRIでみられるMS病変，③non-conventional MRIでみるMS，④NMOのMRI所見，⑤ほかのモダリティにおけるMS病変の評価について稿を進めていく。

## McDonald 診断基準のその後

　MRI 検査は中枢神経系病変の空間的多発（dissemination in space：DIS）・時間的多発（dissemination in time：DIT）を証明しうる検査法であることから MS の診断における有用性を確立している。2001 年に提唱された McDonald 診断基準[9]ではこれまで提唱されてきた MS の診断基準よりもさらに MRI 検査に比重が置かれている。その内容の詳細は他稿に譲るが、単一症状の部分では初回発症症例（Clinically isolated syndrome：CIS）でも条件を満たせば診断を確定できるという特徴を有している。McDonald 診断基準内の MRI に関する記載は特異性が高いとされる Barkhof の診断基準[10]に基づいている。McDonald 診断基準の上述の特徴により発症早期の診断、インターフェロン β などの治療早期導入を行うことが可能になった。反面、数々の問題点が指摘され、overdiagnosis など諸々の再検討もなされた[11]。MRI に関しては撮像条件の標準化、コスト、40 歳以上の症例での脳血管障害病変との区別などが問題点として言われている。とくに本邦における指摘で画像診断に関係のあるものとしては、①脊髄病変、とくに長い脊髄病変の取り扱い（"腫大は認めず、横断面では 3 mm 以上の大きさで局在し、2 椎体以上の長さに及ぶことはない"という記載）、②解釈するには所見の基準や文章表現（"objective clinical data" など）が曖昧、③ juxtacortical lesion の定義が曖昧、④ Gd enhancing lesion や infratentorial lesion が日本人には少ない、が挙げられる[12,13]。これには欧米と日本の MS の疫学、病像の違いが基礎にあるとも考えられ、2004 年に本邦で行われた MS の全国疫学調査では視神経脊髄型 MS（opticospinal MS：OSMS）のうち McDonald MRI 診断基準を満たすものはわずか 8.2％に過ぎず、大脳型 MS（conventional MS：CMS）でも 45.5％であった[14]。この診断基準に対しては欠点を指摘した報告が多い印象があるが、MS の臨床的特徴を捉える手段として MRI を検査項目の主に据え、MS 診断への関心、議論を活性化したと言えよう。CIS の正確な早期診断により重点を置いた新しい MRI criteria についてもヨーロッパから報告されており[15]、動向に注目すべきである。

　2003 年には American Academy of Neurology が緩和した基準を提唱し[16]、さらに 2005 年に現時点で最終の改訂がなされた[8]。今回の改訂で MRI 脊髄病変がオリジナル版よりも明瞭な形で組み入れられたことは改善である。しかし日本人の MS でみられる、脳病変が比較的乏しい MS の診断については改訂された診断基準をもってしても初期の確定診断に困難な場合が多いと考える。診断基準の有用性の証明には客観的なエビデンス、MRI に関する検証データを含めて示す必要がある。そして検証を国際的規模で行い、人種や地域を対象とした比較解析を今後行うべきであろう。

## Conventional MRI による MS 病変

　MRI における MS の病変は T2WI や

FLAIRで急性期であっても慢性期であっても高信号を呈する。基本的に病巣の辺縁は明瞭であるが，サイズの大きな病変などで急性期に浮腫を伴っている場合にはしばしば辺縁が不明瞭となる。T2WIで高信号を呈する病巣の一部はT1WIでは低信号病変として描出される。急性期の場合にこれは高度な浮腫であり，炎症の消退とともに消失する。慢性期にも持続するT1WI低信号域は "T1 black hole" と呼ばれ（図1）[17]，高度な組織損傷を意味する。こういった病変はFLAIRでも低信号となる。Gdを用いたT1WIは急性期の病変の確認に有効であり，BBBの破綻に由来した結節状（信号強度は均一）もしくはリング状の増強効果は画像上活動性があると判断される。Gd増強病巣は臨床症状として現れる頻度に較べて高く，この画像所見は約1ヵ月持続し，6ヵ月を越えることはない。リング状に増強される場合には，病巣のBBBの透過性の違いで説明されるが，しばしば灰白質に接した部分の増強効果が欠ける "open-ring imaging sign" を呈し，腫瘍や膿瘍との鑑別に役立つ[18]。時に腫瘍と鑑別が困難な単一病変（tumefactive MS lesion）は腫瘤形成性MSとも言われる。占拠性病変として臨床症状，画像所見とも脳腫瘍，とくに浸潤性の神経膠腫や中枢神経原発悪性リンパ腫と区別をつけがたく，若年者に多い傾向がある[19]。灌流画像が腫瘍との鑑別に有用との報告もあり，高磁場MRIやこの灌流画像では内部を貫通する静脈がみえることがある（脳腫瘍では静脈は偏位する）[20]。またtumefactive MSでは病変内部にしばしば新旧の出血を伴っていることを確認することがあり，そういった場合にはgradient-echo T2*強調画像による撮像がヘモジデリンの検出に有用である。

MSにおけるMRI画像検査における特徴的な所見は数多く報告されている（図1）。頭部MRIでは脱髄病巣は側脳室体部，三角部に近接した白質に多く，長軸が脳室表面に垂直な卵円形を呈する境界明瞭な病変（ovoid lesion）が典型的である[21]。脳幹，小脳半球，中小脳脚などテント下にも病変が散在していることもある。他に特異的な所見としては脳梁病変（subcallosal striation/Dawson's finger/"Dot-Dash" sign[22]），皮質下U-fiberの病変（isolated U-fiber lesion, juxtacortical lesion）[23]などが挙げられ，これらは脳血管障害の慢性期病変との鑑別に有用である。前者はMSの病初期よりみられるといわれ，側脳室体部から脳梁下縁に沿って脳室壁に垂直に進展する線状の病変は "subcallosal striation" として知られている[24]。この線状の病変は病理学的に "Dawson's finger" と呼ばれる脳室壁から小静脈に沿って広がる病変を示唆している。経過が長くなるとびまん性の脳梁萎縮を認め，それは大脳の病変面積と相関するといわれている。後者はMS患者の約50％で最低1個はみられるとする報告もあるが，皮質下白質に沿って走行する血管周囲の炎症が原因とされ，subcortical dementiaとの関連が解析されている。

脳幹病変は，大脳病変に比して臨床症候と一致した所見を示すことが多いのが特徴である。画像上の形態として特異的なものはなく，本邦のMSではテント下病変の出現頻度は高くない。

視神経のMRI画像はSTIR（short inver-

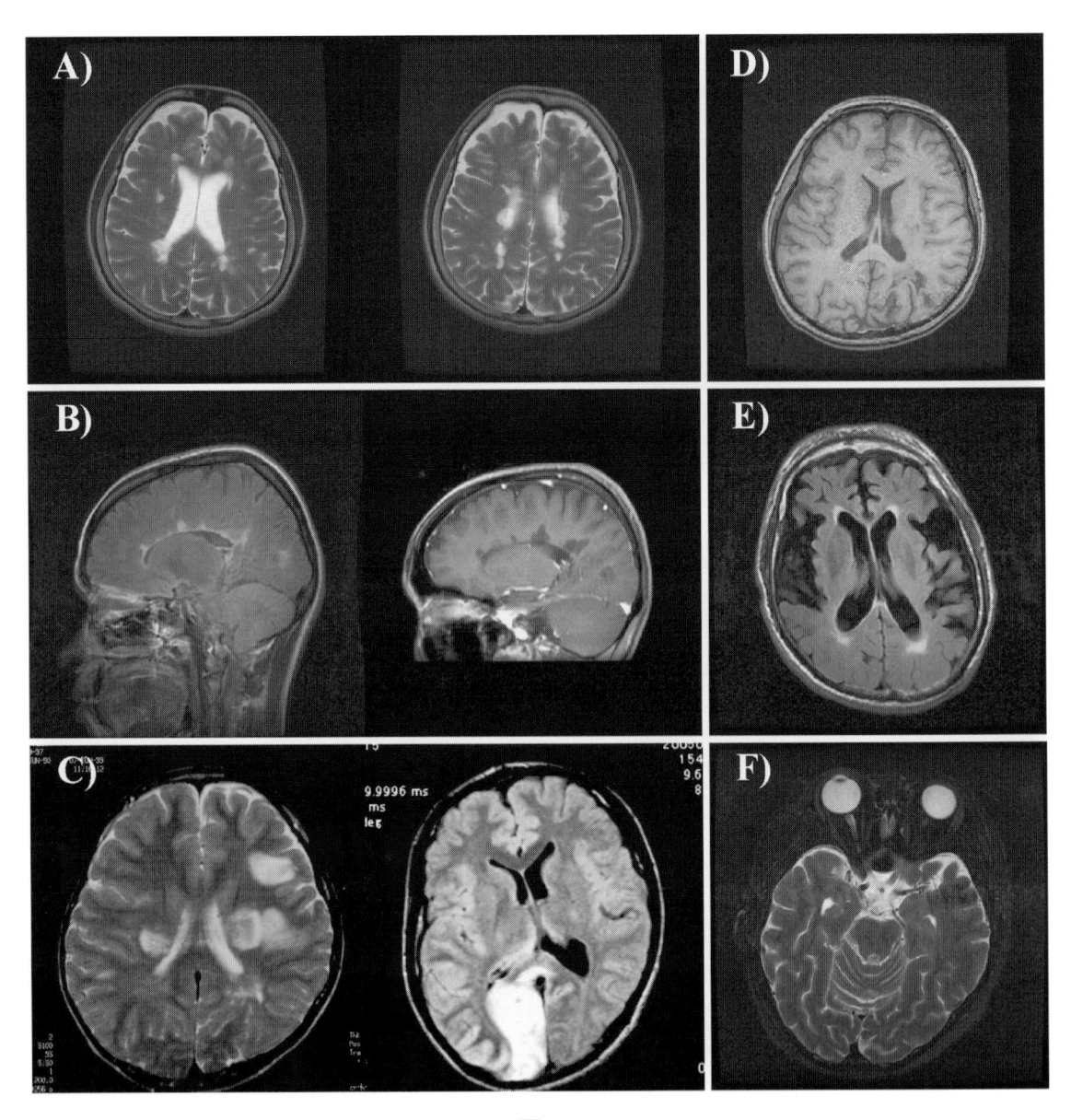

図1

A) T2WI（水平断）：大脳白質と脳梁に存在するMS病変
B) 左）FLAIR（矢状断），右）T1WI（矢状断）：脳梁病変
C) 左）T2WI（水平断），右）FLAIR（水平断）：tumefactive MS lesion
D) T1WI（水平断）：皮質下に存在するMS病変とT1における低信号化（＝T1 black hole）
E) T1WI（水平断）：MSでみられる大脳萎縮
F) STIR（水平断）：右側視神経における高信号域を認める。

sion time recovery）法もしくは脂肪抑制をしたT2WIで眼窩内の脂肪による信号を抑制することで，急性期の視神経炎の80〜90％で視神経炎内に高信号病変が描出される。他の中枢神経系病変と同様に急性期にGdで増強されうる。

脊髄MRIはMSにおいて脊髄病変を描出する唯一の方法である。病巣周辺の腫脹はないか，あってもわずかであり，病巣はT2WIで高信号域を呈し，急性期の場合はGd増強効果を伴う。頸髄病変が胸髄・腰髄病変よりも高頻度と報告されている。日本人のMSでしばしば脊髄腫脹を伴い，かつ3椎体以上の長い病変を呈するMSの一群については後に述べる。

## Non-conventional MRIによるMSの解析

Conventional MRIで得られる所見は病変部の変化を反映し，診断や再発・治療効果の判定に用いられてきた。しかし必ずしも臨床症状の重症度，機能障害の程度とは相関しない。これで得られる情報はMSの病変の局在（場所，数）が主である。しかしこれまでに，先に述べたようにNAWMやNAGMにおいて広範な脱髄や炎症性病変や軸索損傷などを認めることが顕微鏡的に指摘されており[25]，これらは機能障害と関連があることも報告されている。Non-conventional MRIにはDTI（本稿では拡散強調画像DWIもここに含める），MRS，MTIが含まれ，通常のMRIに付加した情報が期待される。MTIは脱髄病変の検出に有用とされる[4]。髄鞘に結合したプロトン分子の自由水への移動動態を捉えるもので解析領域の髄鞘の量に依存するため，脱髄と浮腫性の変化を区別できる。fMRIでは皮質の可塑性が機能回復の指標となる可能性が指摘されている[26]。

DTIでは拡散の主軸方向が把握できるようになり，連続した白質線維の画像化が可能である（＝tractography）[27]。拡散の異方性の強弱を画像化したものがFA（fractional anisotropy）であり，髄鞘の異方性を表すことから脱髄病変の検出に有用である。これと水分子の移動に関する情報であるADC（apparent diffusion coefficient）と併せ，神経線維の走行の異常を鋭敏に検出できる[28]。Tractographyは白質路をある始点から始めて追跡していく方法であり，拡散テンソルの大きさと方向性を利用した方法である。著者らはtractographyを用いた検討を行う際にはフリーウェアのソフトをダウンロードして使用している（http://www.ut-radiology.umin.jp/people/masutani/dTV.htm）（図2）。

また，MRSではN-acetyl aspartate（NAA），Choline（Cho），Creatine（Cr），Myoinositol（mI），Lactate，Lipidなどの代謝物質に由来するピークを分離定量できる。これら代謝物質はなんらかの機序を反映しているとされ，とくにNAAは神経細胞や軸索の変性を反映すると考えられている[29]。しかしながらこれらの解析手法は脳の一部を決められたvoxel内での解析よりwhole brain MRSにおけるNAAがより障害の程度を反映するとの報告もある[30]。ほかの代謝物質としてChoは髄鞘に多く存在することから脱髄の指標として，Lactateは炎症による嫌気性解糖の亢進を，mIはグリオ

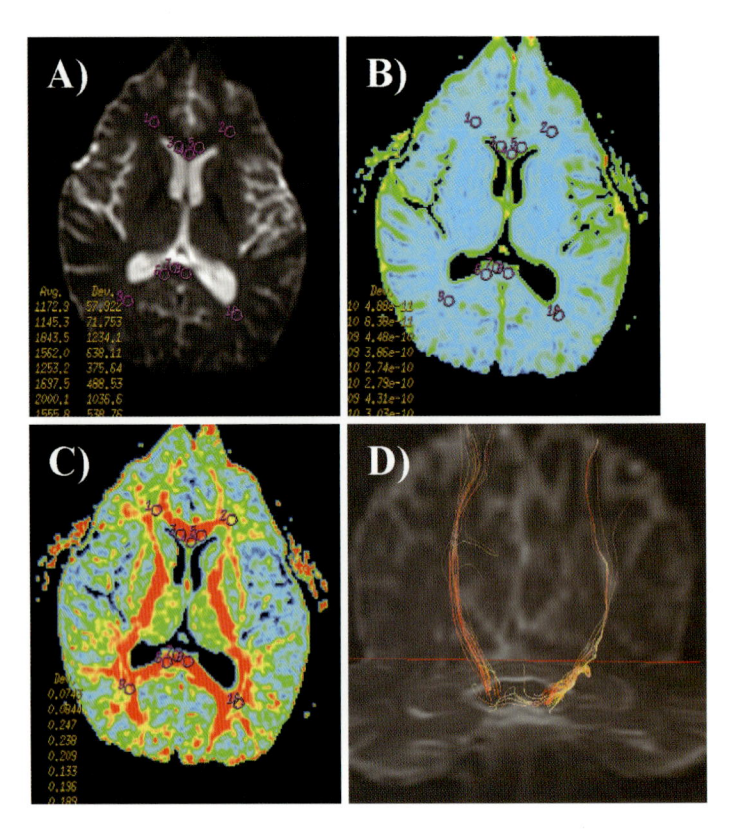

**図2 拡散テンソルによる撮像，各パラメーターの測定**
A）通常画像，B）ADC map，C）FA map，D）Tractography

ーシスを示唆するといわれている．これら新しい撮像法でわかったMSにおけるNAWM異常の知見として，CISにおいても異常がみられる，認知機能障害と関連がある，プラーク形成に先立って認める，などがこれまでにも記され[30]，近年はWaller変性や脳萎縮と絡めた解析が報告されてきた[31]．

著者らのグループはMS患者を対象としてDTI，MRSなどをMRI撮像プロトコルに組み込み，健常対照者とのMS画像解析を比較し，clinical routineとすべく臨床応用を進めている（図2）[32]．このスタディでは，①ADC値は慢性期病変では上昇する傾向があり，軸索浮腫炎症細胞の浸潤などによって低下する活動期とは異なる，②FA値は病変部だけでなくNAWM，NACC（正常にみえる脳梁）でも低下している，③DT tractographyは神経線維のconnectivityを示すのによいツールとなる，③MRSにおいては病変部，NAWMにおいてNAA値の低下を認める，④これら①～③のうち，NAWMに関する変化は罹病期間が短い症例でも認め，発症早期よりNAWMの微細構造異常がある，ということを確認できた．これまでの報告[33]にもあるようにDTI，MRSにおける検討からNAWMでは髄鞘の

脱落のみでなく軸索変性も病初期から認め，後遺症としての脳萎縮，神経症状の要因になりうると考えられている。

Conventional MRI は診断そのものには有用であり，その価値は揺らがないが，これら non-conventional MRI は微細構造をリアルタイムで検討するのに適しており，病態と臨床症状の相関を非侵襲的に評価することが可能であることから今後は有用性が高まるであろう。すでに欧米の MS 画像研究ではこれらを用いた詳細な検討結果が報告されており，一般的なツールとして紹介されつつある[34〜36]。自験例からは同様の傾向を認めるものの本邦と欧米では MS の病像の相違があり，本邦の non-conventional MRI による MS 患者画像データの蓄積を急ぐ必要があると考える。

## Neuromyelitis optica の MRI 所見

上に既に述べた脊髄腫脹を伴う多椎体にわたる広範囲の病巣を有する本邦の OSMS のなかで特殊な自己抗体が血清中に認められることを東北大学グループと米国メイヨー・クリニックのグループが共同して報告した[7]。これは当初，NMO-IgG とされていたが，その後に自己抗体の標的抗原は Aquaporin 4 channel ということが改めて報告された[37]。この抗 AQP4 抗体陽性の NMO 群は臨床像，画像検査にて一定の傾向示すことが報告されつつあり[38,39]，腫脹を伴う多椎体にわたる脊髄病変のほかにおもな病変出現部位としては視床下部，脳幹後部などが知られている。それらの MRI 画像を図3に示す。脊髄横断面でみるとおもにその中心部に病変が存在するのが特徴である。これは AQP4 の局在との関連が示唆され，今後の病態解明が期待される領域である。

## ほかのモダリティにおける MS 病変

PET では通常の FDG-PET では集積が低下するが，これは病変が大きい場合，とくに tumefactive MS lesion の場合には腫瘍との鑑別に有用である[40]。また PET を用いて MS 患者の知的機能に着目した報告[41]，またグリアマーカーを用いて組織損傷の定量的評価を試みた報告[42]などがあり，MRI に並ぶポテンシャルを有した検査法になる可能性を含んでいる。

## まとめ

MS における画像診断学の中心は MRI である。MRI 検査ではより微細な構造の変化を定量化できる技術で得たパラメーターにより早期の病的変化を把握し，重症度の非侵襲的モニタリング，経過予測などに役立てることが可能になってきた。軸索障害や灰白質病変などの画像解析も進み，MS 病型別，病型間の画像解析なども重要な検討となりうる。高磁場 MRI や MRI・PET で行われつつある分子イメージング，視神経や脊髄への拡散テンソルの適用[43,44]など画像技術の開発は MS 患者における神経系の可視化をさらに追求することになろう。McDonald Criteria から最先端画像技術まで，MS の画像をめぐ

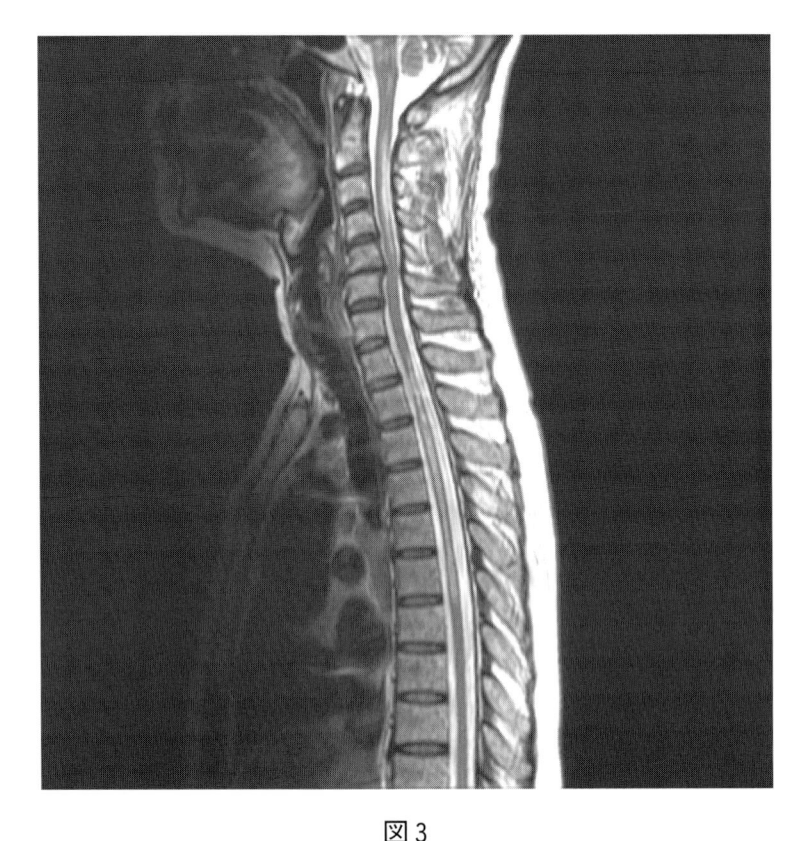

図3
T2WI（矢状断）：NMO（抗Aquaporin 4抗体陽性）の症例で観察された脳幹病変および3椎体以上の長い脊髄病変。

る話題は臨床的意義が高く今後も注目が必要である。

謝 辞

本稿を執筆するにあたって当院放射線科の原田雅史先生，古谷かおり先生のご協力，アドバイスに心より感謝申し上げます。また抗Aquaporin 4抗体を測定頂いた新潟大学神経内科（当時）田中惠子先生に感謝いたします。本稿をご校閲頂いた徳島大学神経内科教授・梶龍兒先生に御礼申し上げます。

## 文 献

1) Lee KH, Hashimoto SA, Hooge JP, et al.: Magnetic resonance imaging of the head in the diagnosis of multiple sclerosis: a prospective 2-year follow-up with comparison of clinical evaluation, evoked potentials, oligoclonal banding, and CT. Neurology. 41: 657-660, 1991.

2) Goldberg-Zimring D, Mewes AU, Maddah M, et al.: Diffusion tensor magnetic resonance imaging in multiple sclerosis. J Neuroimaging. 15: 68S-81S, 2005.

3) Caramanos Z, Narayanan S, Arnold DL: 1H-MRS quantification of tNA and tCr in patients with multiple sclerosis: a meta-ana-

lytic review. Brain. 128: 2483-2506, 2005.
4) Horsfield MA: Magnetization transfer imaging in multiple sclerosis. J Neuroimaging. : 58S-67S, 2005.
5) Davie CA, Barker GJ, Thompson AJ, et al.: 1H magnetic resonance spectroscopy of chronic cerebral white matter lesions and normal appearing white matter in multiple sclerosis. J Neurol Neurosurg Psychiatry. 63: 736-742, 1997.
6) Ceccarelli A, Rocca MA, Falini A, et al.: Normal-appearing white and grey matter damage in MS. A volumetric and diffusion tensor MRI study at 3.0 Tesla. J Neurol. 254: 513-518, 2007.
7) Lennon VA, Wingerchuk DM, Kryzer TJ, et al.: A serum autoantibody marker of neuromyelitis optica: distinction from multiple sclerosis. Lancet. 364: 2106-2112, 2004.
8) Polman CH, Reingold SC, Edan G, et al.: Diagnostic criteria for multiple sclerosis: 2005 revisions to the "McDonald Criteria". Ann Neurol. 58: 840-846, 2005.
9) McDonald WI, Compston A, Edan G, et al.: Recommended diagnostic criteria for multiple sclerosis: guidelines from the International Panel on the diagnosis of multiple sclerosis. Ann Neurol. 50: 121-127, 2001.
10) Barkhof F, Filippi M, Miller DH, et al.: Comparison of MRI criteria at first presentation to predict conversion to clinically definite multiple sclerosis. Brain. 120: 2059-2069, 1997.
11) Nielsen JM, Korteweg T, Barkhof F, et al.: Overdiagnosis of multiple sclerosis and magnetic resonance imaging criteria. Ann Neurol. 58: 781-783, 2005.
12) 出塚次郎, 谷 卓, 小川克彦, 他: 多発性硬化症の新しいMcDonald診断基準について. 新潟医学会雑誌. 118: 245-252, 2004.
13) 田中正美, 出塚次郎, 谷 卓, 他: 多発性硬化症の新しいMcDonald診断基準の曖昧さ. 神経内科. 60: 113-115, 2004.
14) 小副川学: MRI画像所見からみた日本人MS病像の解析: 2004年MS全国臨床疫学調査. 神経免疫学. 14: 151-155, 2006.
15) Swanton JK, Rovira A, Tintore M: MRI criteria for multiple sclerosis in patients presenting with clinically isolated syndromes: a multicentre retrospective study. Lancet Neurol. 6: 677-686, 2007.
16) Frohman EM, Goodin DS, Calabresi PA, et al.: The utility of MRI in suspected MS: report of the Therapeutics and Technology Assessment Subcommittee of the American Academy of Neurology. Neurology. 61: 602-611, 2003.
17) Truyen L, van Waesberghe JHTM, van Walderveen MAA: Accumulation of hypointense lesions ("black holes") on T1 spin-echo MRI correlates with disease progression in multiple sclerosis. Neurology. 47: 1469-1476, 1996.
18) 石橋 哲, 神田 隆: 多発性硬化症の画像診断. Clinical Neuroscience. 22: 806-808, 2004.
19) 小野由子: Tumefactive multiple sclerosis. Brain Medical. 19: 179-181, 2007.
20) Cha S, Pierce S, Knopp EA, et al.: Dynamic contrast-enhanced T2*-weighted MR imaging of tumefactive demyelinating lesions. AJNR Am J Neuroradiol. 22: 1109-1116, 2001.
21) Horowitz AL, Kaplan RD, Grewe G, et al.: The ovoid lesion: a new MR observation in patients with multiple sclerosis. AJNR Am J Neuroradiol. 10: 303-305, 1989.
22) Lisanti CJ, Asbach P, Bradley WG: The ependymal "Dot-Dash" sign: An MR imaging finding of Early Multiple Sclerosis. AJNR Am J Neuroradiol. 26: 2033-2036, 2005.
23) Rovaris M, Filippi M, Minicucci L, et al.: Cortical/subcortical disease burden and cognitive impairment in patients with multiple sclerosis. AJNR Am J Neuroradiol. 21: 402-408, 2000.
24) Palmer S, Bradley WG, Chen DY, et al.: Subcallosal Striations: Early Findings of Multiple Sclerosis on Sagittal, Thin-Section, Fast FLAIR MR Images. Radiology. 210: 149-153, 1999.
25) Bjartmar C, Trapp BD: Axonal and neuronal degeneration in multiple sclerosis:

mechanisms and functional consequences. Curr Opin Neurol. 14 : 271-278, 2001.
26) Rocca MA, Falini A, Colombo B, et al. : Adaptive functional changes in the cerebral cortex of patients with non-disabling MS correlate with extent of brain structural damage. Ann Neurol. 51 : 330-339, 2002.
27) Conturo TE, Lori NF, Cull TS, et al. : Tracking neuronal fiber pathways in the living human brain. Proc. Natl. Acad. Sci. USA. 96 : 10422-10427, 1999.
28) Le Bihan D : Looking into the functional architecture of the brain with diffusion MRI. Nat Rev Neurosci. 469-480, 2003..
29) Harada M : New trend of MRI diagnosis based on the function and metabolism in the central nervous system. J Med Invest. 53 : 199-203, 2006.
30) 田中惠子：多発性硬化症の画像診断学．Modern Physician. 24 : 2004-2012, 2004.
31) Ciccarelli O, Werring DJ, Barker GJ, et al. : A study of the mechanisms of normalappearing white matter damage in multiple sclerosis using diffusion tensor imaging. Evidence of Wallerian degeneration. J Neurol. 250 : 287-292, 2003.
32) 中根俊成，原田雅史，久保　均：拡散テンソル画像，MRスペクトロスコピーを用いた多発性硬化症の画像解析．神経免疫学．15 : 98, 2007.
33) Gallo A, Rovaris M, Riva R, et al. : Diffusion-tensor magnetic resonance imaging detects normal-appearing white matter damage unrelated to short-term disease activity in patients at the earliest clinical stage of multiple sclerosis. Arch Neurol. 62 : 803-808, 2005.
34) Filippi M, Grossman RI : MRI techniques to monitor MS evolution : the present and the future. Neurology. 58 : 1147-1153, 2002.
35) Rovaris M, Gass A, Bammer R, et al. : Diffusion MRI in multiple sclerosis. Neurology. 65 : 1526-1532, 2005.
36) Trip SA, Miller DH : Imaging in multiple sclerosis. J Neurol Neurosurg Psychiatry. 76 Suppl 3 : iii11-iii18, 2005.
37) Lennon VA, Kryzer TJ, Pittock SJ, et al. : IgG marker of optic-spinal multiple sclerosis binds to the aquaporin-4 water channel. J Exp Med. 202 : 473-477, 2005.
38) Nakashima I, Fujihara K, Miyazawa I, et al. : Clinical and MRI features of Japanese patients with multiple sclerosis positive for NMO-IgG. J Neurol Neurosurg Psychiatry. 77 : 1073-1075, 2006.
39) Misu T, Fujihara K, Nakashima I, et al. : Intractable hiccup and nausea with periaqueductal lesions in neuromyelitis optica. Neurology. 65 : 1479-1482, 2005.
40) Padma MV, Adineh M, Pugar K, et al. : Functional imaging of a large demyelinating lesion. J Clin Neurosci. 12 : 176-178, 2005.
41) Sørensen PS, Jønsson A, Mathiesen HK, et al. : The relationship between MRI and PET changes and cognitive disturbances in MS. J Neurol Sci. 245 : 99-102, 2006.
42) Banati RB, Newcombe J, Gunn RN, et al. : The peripheral benzodiazepine binding site in the brain in multiple sclerosis : quantitative in vivo imaging of microglia as a measure of disease activity. Brain. 123 : 2321-2337, 2000.
43) Hickman SJ, Wheeler-Kingshott CA, Jones SJ, et al. : Optic nerve diffusion measurement from diffusion-weighted imaging in optic neuritis. AJNR Am J Neuroradiol. 26 : 951-956, 2005.
44) Agosta F, Absinta M, Sormani MP, et al. : In vivo assessment of cervical cord damage in MS patients : a longitudinal diffusion tensor MRI study. Brain. 130 : 2211-2219, 2007.

# C. 多発性硬化症の自己抗体

三野原 元澄（九州大学神経内科）
松下 拓也（九州大学神経内科）

## 多発性硬化症の多様性

多発性硬化症（multiple sclerosis：MS）は，臨床的に中枢神経白質の病変に由来する症候が再発と寛解を繰り返す脱髄性疾患であり，その病態には自己免疫機序の関与が示唆されている。MSには多様性があり，臨床的にはその経過より再発寛解型MS（relapsing-remitting MS：RRMS）や一次性進行型MS（primary progressive MS：PPMS），二次性進行型MS（secondary progressive MS：SPMS）に分類される。また，病変分布の観点より視神経炎と脊髄炎のみを繰り返す視神経脊髄型MS（opticospinal MS：OSMS）と視神経炎や脊髄炎に限らず大脳や脳幹，小脳にも病巣が分布する通常型MS（conventional MS：CMS）などに分類される。

## 自己抗体の認識するエピトープの多様性

これまでに，MSでは多くの自己抗体が報告されているが（表1），その検出方法はさまざまである。自己抗体を測定する場合に用いる抗原の違いとして，①用いる抗原が全長か，蛋白の一部，あるいはペプチドであるのか，②その由来がヒトの組織や細胞からのnative proteinか，大腸菌などに合成させた蛋白であるのかなどである。全長を網羅したものと一部の配列を提示したものでは，自己抗体の認識するエピトープ数に差が生じることは容易に想像できる。一方で，大腸菌由来の合成蛋白であった場合は，正常な蛋白の折りたたみがなされていない可能性や，糖付加などの修飾がなされていない可能性があり，native proteinにのみ存在するエピトープを認識する自己抗体の検出は不可能である。このことは，実際に生体内で抗原と結合し作用しうるかという点において重要である。さらに，実際の生体内での発現を考えた場合，関連する分子と複合体を形成し，この複合体のみを特異的に認識する自己抗体が存在する可能性もある。検出方法では，SDS-PAGE後のImmunoblot法での検出では，直鎖状のエピトープの検出は可能であるが，その立体構造を認識する抗体の検出は困難である。以上のような測定条件の違いは，各論文間での

表1 MSにおける自己抗体

Anti-myelin basic protein (MBP) antibody
Anti-myelin proteolipid protein (PLP) antibody
Anti-myelin oligodendrocyte glycoprotein (MOG) antibody
Anti-oligodendrocyte-specific protein (OSP) antibody
Anti-myelin associated protein (MAG) antibody
Anti-2', 3'-cyclic nucleotide 3' phosphodiesterase (CNPase) antibody
Anti-alu repeats antibody
Anti-transaldolase (TAL) antibody
Anti-heat shock protein (HSP)-90 antibody
Anti-AN-2 (NG-2) antibody
Anti-neurofilament (NF) antibody
Anti-neurofascin antibody
Anti-Nogo-A antibody
Anti-$\alpha$B-crystallin antibody
Anti-galactocerebroside (GalCer) antibody
Anti-sulfatide antibody
Anti-gangliosides antibody
Anti-nuclear antibody
Anti-phospholipid antibody
Anti-neutrophilic cytoplasmic antibody (ANCA)
Anti-thyroid antibody
Anti-NMO/aquaporin-4 (AQP4) antibody

自己抗体の陽性率や臨床的意味合いに違いを生じさせる大きな要因である。

## MSと液性免疫

　自己免疫疾患において検出される自己抗体やその抗体価は，自己免疫応答を反映していると予想されることから，臨床の場においては，①疾患診断の補助的役割，②病型の分類，③病勢の予測・治療効果の判定などといった，生物学的マーカーとしての役割が期待される。MSでは，脳脊髄液中にオリゴクローナルIgGバンドが認められ，その病態形成には液性免疫の関与が示唆される。脱髄性疾患であることを考えれば，その標的抗原がミエリン蛋白であると予想されるが，現在においてもオリゴクローナルIgGが特定の抗原を認識するという一致した見解は得られていない。また，MS病巣ではT細胞やB細胞，マクロファージの浸潤ばかりでなく，免疫グロブリンや補体の沈着を認めることからも液性免疫の関与が示唆される。

## ミエリン蛋白に対する自己抗体

　脱髄性疾患であるMSを考える上で，ミエリン，あるいはオリゴデンドロサイト由来の抗原に対する自己抗体を検討することは合

理的であり，多数の報告が存在する。Myelin basic protein (MBP), myelin proteolipid protein (PLP), myelin oligodendrocyte glycoprotein (MOG), oligodendrocyte-specific protein (OSP) などのミエリン蛋白では，MS患者血清や髄液中の自己抗体の存在が明らかとされている。さらに，感受性のあるマウスやラットなどに免疫することで，MSの動物モデルとされる実験的自己免疫性脳脊髄炎 (experimental autoimmune encephalomyelitis：EAE) を誘導でき，これらミエリン蛋白に対する自己免疫応答がMS病態に深く関わっていることが示唆される。

ミエリン蛋白の一つであるMOGは，ミエリンの最外層やオリゴデンドロサイトの形質膜に発現する膜蛋白ある。MSでの抗MOG抗体の報告は多いが，MS症例の陽性率は0～80％，健常対照においても0～60％と一致した見解は得られていない。これは前述したMSの多様性や測定法の違いのためと考えられる。

最近Kuhleら[1]は，MSによる初回発作をきたした，いわゆるclinically isolated syndrome (CIS) 症例462例を対象として，血清抗MOG抗体，抗MBP抗体をwestern blot法を用いて測定した (この方法では直鎖状のエピトープを認識する抗体のみ検出可能)。そして，自己抗体の有無がCISからMSの診断確定に至る予測因子となるかを検討したが，いずれの抗体も関連は見い出せなかったとしている。一方で，Zhouら[2]は，MOG native proteinに反応しうる自己抗体がMSで有意に陽性率が高く，In vitroにおいても細胞傷害活性を持ち，MS病態に関与すると報告している。

EAEにおいても，脱髄を誘導しうる抗MOGモノクローナル抗体 (8-18-C5) が，後にMOG native proteinを認識しうることが報告されている[3]。つまり，native proteinに反応しない自己抗体は，単に疾患診断のマーカーとして役立つ可能性はあるが病態への関与は乏しく，一方でnative proteinに反応しうる自己抗体はより病態に関連し，疾患の発症や予後にも関与すると考えられる。

## NMOとAQP4抗体

2004年Lennonら[4]は，neuromyelitis optica (NMO) 患者血清をマウス脳組織に反応させ，間接蛍光抗体法により疾患特異的な自己抗体 (NMO-IgG) を見い出した。NMO-IgGはマウスの脳組織の軟膜や微小血管に特異的に結合しており，NMO患者で73％ (sensitivity；73％，specificity；92％)，日本人OSMS患者では46％ (sensitivity；58％，specificity；100％) で陽性であった。後にNMO-IgGの認識抗原がアクアポリン4 (AQP4) であることが示されている[5]。水チャンネルであるAQPは，哺乳類においては少なくとも13種類が報告されており，このうちAQP4は中枢神経系 (central nervous system：CNS) や腎臓，消化管，骨格筋などに発現が認められ，CNS内では，軟膜や脳室，脳血管に接するアストロサイトのend-feetに発現する。本抗体の検出はマウスの脳組織切片やAQP4を遺伝子導入したHEK293細胞に，希釈した血清を反応させ間接蛍光抗体法にて検出す

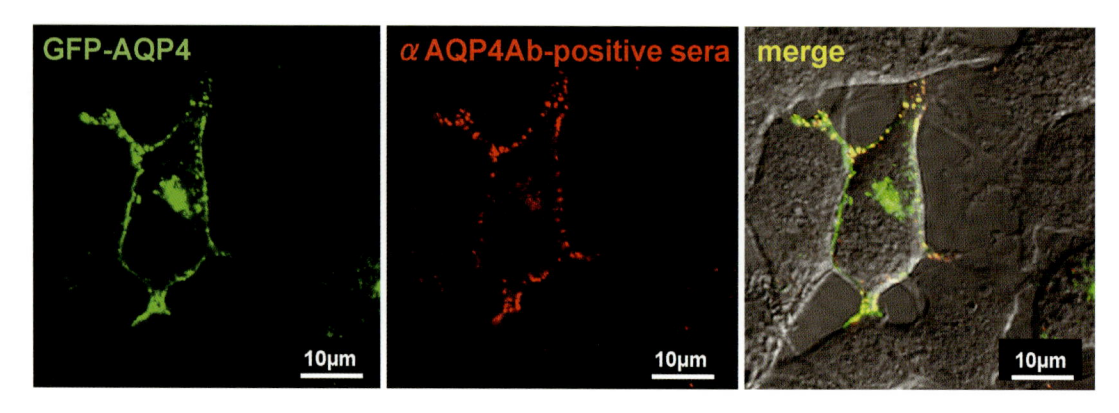

図1 抗AQP4抗体陽性患者血清の反応性

る（図1）。患者血清中の本抗体はimmunoblot法での検出ができていないことから，AQP4 naitive proteinの立体構造を認識していると推察される。

前述しているように，NMO-IgGはそのspesificityの高さから診断的マーカーとしての意義が高い。また，Weinshenkerら[6]は，3椎体以上の長大な脊髄病巣による初回の症状出現時にNMO-IgGを測定し，NMO-IgG陽性群では横断性脊髄炎の再発や視神経炎の発症が有意に高く認められたことから，本抗体が予後の予測にも貢献すると報告している。一方で，治療法選択のマーカーとして，Watanabeら[7]は，NMO-IgG陽性患者の一部で急性期にステロイド抵抗性の場合，血漿交換療法が効果的であること，Matsuokaら[8]は，OSMS患者のNMO-IgG陰性群では，IFNβ1-bの投与により再発率の有意な低下が認められたが，NMO-IgG陽性群では再発率の低下は認められなかったとしている。以上のことからも，NMO-IgGは診断的マーカー，予後予測のマーカーとして有用なばかりでなく，治療法選択のマーカーとも

なりうる可能性が示唆される。しかしながら，AQP4は脊髄や視神経ばかりでなく大脳や小脳，さらには神経系以外の組織にも広く分布し，本抗体がどのように病態に関与するか不明な点が多く，今後の解明が期待される。

## 軸索障害と自己抗体

脱髄性疾患であるMSにおける軸索障害の機序は明らかではないが，MSの急性期病巣や慢性期病巣において軸索障害や軸索消失などが病理学的に認められる。MRI上では，このような軸索の障害は脳萎縮やT1強調画像における低信号域（black holes）に反映されている。軸索を構成するneurofilament（NF）の髄液中への放出はMSの軸索障害を示しているが，一方で抗NF抗体がPPMSやSPMSで認められ，重症度や脳萎縮と関連するとの報告もある[9]。また，NF軽鎖（NFL）を感受性のあるマウスに免疫すると，EAEが誘導されることも報告されている[10]。このモデルではNFL反応性T細

胞応答も認められる。一方で抗NFL抗体が検出され病巣内の軸索への抗体の沈着が認められているが，本抗体自体の病態への関与は十分解明されていない。NFの発現はCNSのみではないことからも，このモデルでは末梢神経への炎症細胞浸潤も認められる。

Neurofascinはランビエ絞輪やパラノードの軸索やミエリンに発現し，軸索とグリアとの接着に関連する蛋白質である。最近，Matheyら[11]は慢性進行型MSにおいて，抗neurofascin抗体が上昇していることを報告している。neurofascinを認識するA12/18.1モノクローナル抗体をMOG反応性T細胞を受動免疫したラットに腹腔内投与することで，脊髄のランビエ絞輪部に同抗体が沈着し，急性病巣での軸索障害が高度になるとしている。慢性進行型MS患者から抽出した抗neurofascin抗体，あるいはA12/18.1モノクローナル抗体は，native proteinへの結合も証明されている。この軸索障害型EAEモデルは，MSにおける軸索障害の新しいメカニズムの可能性を示唆していると考えられるが，このモデルでは軸索障害が可逆性である点が，実際の慢性進行型MSと一致していない。

## 神経修復と自己抗体

MS病巣で傷害された神経細胞の修復過程に作用し，再生を助ける自己抗体の報告もある。CNSミエリンに由来するNogo-Aは，軸索伸張を抑制する蛋白として同定された。MSの非可逆的な機能障害が損傷した軸索の再生不全によるものであるならば，本蛋白の作用の抑制は機能回復の一助となるはずである。抗Nogo-A抗体がNogo-Aの軸索伸張抑制作用を阻害することから，Karnezisら[12]は，Nogo-Aに対する抗体産生を誘導，あるいは同抗体を受動免疫することによりEAEが抑制されることを報告している。実際にMSや炎症性神経疾患，神経変性疾患などで抗Nogo-A-IgM抗体が確認されており，MSでは若年者やRRMSでより頻度が高いとされている。

MSの脱髄病巣の再ミエリン化には，オリゴデンドロサイト前駆細胞（oligodendrocyte progenitor cell：OPC）が関与していると考えられる。Niehausら[13]は，マウスOPC上に発現する糖蛋白AN2に対する自己抗体がRRMSの髄液中に認められ，これがOPCを標的として修復過程を阻害することを報告している。同様の機序としてCidら[14]は，OPC上のheart shock protein 90 βに対する自己抗体を報告している。

## その他の自己抗体

ストレス蛋白である$\alpha$B-crystallinはMSの病巣で高発現し，同蛋白に対するT細胞応答や自己抗体の存在が示され，MSの自己抗原として報告されている。しかしながら，最近$\alpha$B-crystallinノックアウトマウスではEAEの重症化をきたしたり，通常のEAEに$\alpha$B-crystallinを投与すると軽症化することから，$\alpha$B-crystallinに対する免疫応答（抗$\alpha$B-crystallin抗体の出現など）はMSを増悪させると推察している[15]。

MSでは，他の自己免疫疾患で認められる

自己抗体の陽性率が，健常者に比べて高い傾向があり，抗核抗体や抗好中球細胞質抗体，抗甲状腺ペルオキシダーゼ抗体などが報告されている。純粋に他の自己免疫疾患との合併というよりは，MSにおける液性免疫応答の亢進を反映していると考えられ，OSMSでより強い傾向がある。

脂質も自己免疫疾患のターゲットとなり，リン脂質やガングリオシドに対する抗体は，それぞれ全身性エリテマトーデスやギラン・バレー症候群で認められる。Villarら[16]は，MSで髄液中のオリゴクローナルIgMバンド陽性患者では，陰性者に比べ疾患の進行が早いこと，とくにミエリン脂質を認識するオリゴクローナルIgMを持つ患者ではより進行が早いことを報告している。また，Kanterら[17]は，50種類の脂質を一度に処理可能なlipid arrayシステムを構築し，MS患者での自己抗体の検討を行った結果，患者髄液中にsulfatideやsphingomyelin，ガングリオシドなどに反応する自己抗体が検出された。EAEでも進行に伴いsulfatideやasialo-GM1などに対する自己抗体が検出され，通常のEAEに抗sulfatide抗体を投与することでも増悪することを報告している。

以上，MSにおける自己抗体と病態との関連について紹介した。MSの病態には細胞性免疫がより重要と考えられてきているが，自己抗体の研究により多くの知見が得られている。自己抗体の検出は比較的容易であることからも，今後臨床の場で活躍することが予想される。このような場合，その自己抗体の病的意義をしっかり理解することが重要である。

## 文 献

1) Kuhle J, Pohl C, Mehling M, et al.: Lack of association between antimyelin antibodies and progression to multiple sclerosis. N Engl J Med. 356: 371-378, 2007.
2) Zhou D, Srivastava R, Nessler S, et al.: Identification of a pathogenic antibody response to native myelin oligodendrocyte glycoprotein in multiple sclerosis. Proc Natl Acad Sci USA. 103: 19057-19062, 2006.
3) Brehm U, Piddlesden SJ, Gardinier MV, et al.: Epitope specificity of demyelinating monoclonal autoantibodies directed against the human myelin oligodenrocyte glycoprotein (MOG). J Neuroimmnol. 97: 9-15, 1999.
4) Lennon VA, Wingerchuk DM, Kryzer TJ, et al.: A serum autoantibody marker of neuromyelitis optica: distinction from multiple sclerosis. Lancet. 364: 2106-2112, 2004.
5) Lennon VA, Kryzer TJ, Pittock SJ, et al.: IgG marker of optic-spinal multiple sclerosis binds to the aquaporin-4 water channel. J Exp Med. 202: 473-477, 2005.
6) Weinshenker BG, Wingerchuk DM, Vukusic S, et al.: Neuromyelitis optica IgG predicts relapse after longitudinally extensive transverse myelitis. Ann Neurol. 59: 566-569, 2006.
7) Watanabe S, Nakashima I, Misu T, et al.: Therapeutic efficacy of plasma exchange in NMO-IgG-positive patients with neuromyelitis optica. Mult Scler. 13: 128-132, 2007.
8) Matsuoka T, Matsushita T, Kawano Y, et al.: Heterogeneity of aquaporin-4 autoimmunity and spinal cord lesions in multiple sclerosis in Japanese. Brain. 130: 1206-1223, 2007.
9) Silber E, Semra YK, Gregson NA, et al.: Patients with progressive multiple sclerosis have elevated antibodies to neurofilament subunit. Neurol. 58: 1372-1381, 2002.
10) Huizinga R, Heijmans N, Schubert P, et al.:

Immunization with neurofilament light protein induces spastic paresis and axonal degeneration in Biozzi ABH mice. J Neuropathol Exp Neurol. 66 : 295-304, 2007.
11) Mathey EK, Derfuss T, Storch MK, et al. : Neurofascin as a novel target for autoantibody-mediated axonal injury. J Exp Med. 204 : 2363-2372, 2007.
12) Karnezis T, Mandemakers W, McQualter JL, et al. : The neurite outgrowth inhibitor Nogo A is involved in autoimmune-mediated demyelination. Nat Neurosci. 7 : 736-744, 2004.
13) Niehaus A, Shi J, Grzenkowski M, et al. : Patients with active relapsing-remitting multiple sclerosis synthesize antibodies progenitor cell surface protein : Implications for remyelination. Ann Neurol. 48 : 362-371, 2000.
14) Cid C, Alvarez-Cermeno JC, Salinas M, et al. : Anti-heat shock protein 90$\beta$antibodies decrease pre-oligodendrocyte population in perinatal and adult cell cultures. Implications for remyelination in multiple sclerosis. J Neurochem. 95 : 349-360, 2005.
15) Ousman SS, Tomooka BH, van Noot JM, et al. : Protective and therapeutic role for $\alpha$B-crystallin in autoimmune demyelination. Nature. 448 : 474-479, 2007.
16) Villar LM, Sadaba MC, Roldan E, et al. : Intrathecal synthesis of oligoclonal IgM against myelin lipids predicts an aggressive disease course in MS. J Clin Invest. 115 : 187-194, 2005.
17) Kanter JL, Narayana S, Ho PP, et al. : Lipid microarrays identify key mediators of autoimmune brain inflammation. Nat Med. 12 : 138-143, 2006.

# D. 多発性硬化症の髄液診断学

田中 惠子（金沢医科大学脳脊髄神経治療学（神経内科学））

　多発性硬化症（Multiple sclerosis：MS）の診断においては，高画質のMRIが広く使用されるようになったため，脳脊髄液（cerebrospinal fluid：CSF）の診断上の有用性は以前ほど高くはない。しかし，髄腔内でのimmunoglobulin G（IgG）の産生亢進やoligoclonal band（OCB）の検出は，神経組織に対する免疫反応が生じていることを示す重要な根拠となるものである。IgG産生亢進あるいはOCBは他の炎症性神経疾患でも陽性になることがあり，MSに特異的ではない。しかしながら，非炎症性中枢神経疾患との鑑別，たとえばMRIでの大脳病変が動脈硬化を背景にした脳血管障害のみと診断するのか，脊椎疾患を伴う脊髄病変が骨棘や椎間板による圧迫性変化のみと考えてよいのかなど，しばしば臨床の場で判断に迷う場合に威力を発揮する。

　OCBは，血清から髄腔内に移行した免疫グロブリンではなく，中枢神経系で産生されたものであることから，神経組織に存在する抗原に対して特異的に産生された抗体と考えられる。しかしながら，その対応抗原ははっきりせず，病態への直接的関与については不明とされる。OCBは通常型MS（conventional MS：CMS）では高頻度に検出され，MSにおける診断的価値は高い。一方，視神経脊髄型多発性硬化症（optic-spinal multiple sclerosis：OSMS/neuromyelitis optica：NMO）では陽性率は極めて低い[1]。

　OSMS/NMOは，従来から，①発症年齢が高い，②女性の比率が極めて高い，③再発頻度が高い，④高度の視神経障害を呈する，⑤MRIで頸髄から延髄に広がる病変や胸髄を中心とした3椎体長以上にわたる長い病変が認められ，大脳・小脳病変がMSの典型像とは異なる，⑥病理学的に脱髄所見に加えて，軸索変性，白質・灰白質での組織の壊死による空洞形成，血管壁肥厚・ヒアリン化，血管周囲の浸潤リンパ球に好中球・好酸球がみられ，急性期の脱髄病巣ではIgGや補体の沈着がある，⑦他の自己免疫疾患に出現する各種自己抗体が出現しやすいなどの特徴から，液性免疫が介在する病態機序が考えられてきた[1]。最近，本病型では血清中にNMO-IgG/抗アクアポリン4抗体（AQP4-Ab）が高頻度かつ特異的に検出されることが明らかになり，液性因子が重要な役割を担うことが裏付けられ，CMSとは病態が異なる疾患である可能性が考えられている。OSMS/NMO

表1

髄腔内 IgG 合成量（mg/日）
〔{IgG_CSF－IgGserum/369}－{Alb_CSF－Albserum/230}×{IgGserum/Albserum}〕（0.43）×5
（正常値：6 mg/日＞）

IgG index
CSF IgG/serum IgG ÷ CSF albumin/serum albumin
（正常値：0.73＞）

---

では，CMS に比し，髄液細胞数・蛋白量とも増加が目立つが，髄液中の AQP4-Ab は，血清での力価勾配によって検出されることから，末梢リンパ系で産生される抗体であると考えられる。

## 髄液細胞

CMS では，急性期でも髄液細胞数が 50/mm³ 以上になることは少ない。その多くは T リンパ球であるが，B リンパ球も少数ながら認められる。とくに若年 CMS 患者では急性期に 66％ の例で細胞増多がみられ，13％ は血液脳関門（blood brain barrier：BBB）の破綻による血液からの流入があるとされる[2]。浸潤 T 細胞は，CD26 陽性細胞など活性化したメモリー T 細胞が多い。また，炎症巣でミエリン抗原などに対してオリゴクローナルに増加した CD8 陽性 T 細胞がみられることを反映して，CSF でもミエリン抗原特異的 T 細胞が control よりやや多いとされる。B 細胞の増加と重症度や進行性の経過との間に関連があるとする報告もあるが，個人差が大きく議論の余地がある。

OSMS/NMO では，急性期に CMS より髄液細胞数の増多を認めることが多い（＞50/mm³）。多くはリンパ球であるが，好酸球が検出されることもある。

## 髄液蛋白

### 1. 総蛋白

通常，血清蛋白が正常である限り，髄液蛋白が 100 mg/d*l* を超えることはないが，炎症あるいはその他の原因で BBB が破綻すると，髄液中での蛋白・糖・乳酸あるいはミエリン塩基性蛋白（myelin basic protein：MBP）などの含量が増加する。BBB 破綻の指標として，CSF/血清中のアルブミン比が用いられる。

### 2. IgG

IgG の定量は MS の診断基準にも取り入れられている。健常人の髄液中 IgG 濃度は 1〜5 mg/d*l* であるが，MS では増加していることが多い。血清に比し髄液中で IgG の産生が亢進していることを示す，IgG synthesis rate は表1の数式で算出される。

また，IgM や補体の産生量についての検討もあり，再発寛解型 MS での CSF IgM index は MRI T1 および T2 病巣の広がりおよび脳の萎縮と関連し，補体 C3 index は

T2病巣と関連，また二次進行型では脳室周囲 T2 病巣と関連するなどの報告がある[3]。

### 3. Oligoclonal band（OCB）

OCB の CMS における診断的価値は高い。OCB の検出には以前はアガロースゲル電気泳動法が用いられたが，false positive は避けうるものの検出感度が劣ることから，等電点電気泳動法（isoelectric focusing：IEF）が用いられるようになった。IEF を用いた OCB の検出は，髄液と，同時に採取した血清とを同じ条件で荷電勾配による電気泳動法を用いて泳動し，抗ヒト IgG 抗体を用いてゲル内で免疫沈降させた後に銀染色を行う。血清検体にはなく CSF でしかみられないバンドが 2 本以上ある場合に陽性と判断される。この方法で clinically definite MS の濃縮 CSF を用いた場合の陽性率は 95 % 以上，非濃縮の CSF では 85 % が陽性とされる[4]。一方，OSMS/NMO では 15〜30 % と，陽性率は低い[1,5]。濃縮しない CSF を用いた等電点電気泳動法で 4 本以上のバンドがみられる場合を陽性として，sensitivity は 50 %，specificity は 96〜94 % とされる[6]。OCB は MS に特異的に検出される訳ではないが，初期の MS の診断に有用であり，小児の MS 初期では 92 % に陽性で，経過中さらに陽性率が上昇する。とくに小児の場合は，急性散在性脳脊髄炎（acute disseminated encephalomyelitis：ADEM）との鑑別に重要な検査となる。当初 CSF のみに出現するバンドが 1 本しかみられなくても，2/3 の症例ではその後の 6 ヵ月間に複数みられるようになる[7]。

CMS でも，初回発症時には OCB が検出されず，再燃を繰り返した後に検出されるようになることがある。しかし，いったん陽性になると，その後寛解期になっても陽性が続く。また，一次進行型 MS では症候からの鑑別が難しいが，この際も OCB は診断上有用である。しかしながら，143 例の MS を 5 年間追跡した調査では，CSF OCB の有無，およびバンドの数は経過の善し悪しや MS の進行と関連がみられなかったとの報告がある[8]。

クリプトコッカスなどによる髄膜脳炎や ADEM などでは，一過性に陽性になっても炎症が終息すると陰性化することから，鑑別に役立つ[9]。HTLV-1 関連ミエロパチー（HTLV-1 associated myelopathy：HAM）や亜急性硬化性全脳炎（subacute sclerosing panencephalitis：SSPE）では持続的に陽性になる場合がある。

OCB を形成する IgG が認識する抗原は，さまざまな神経組織成分・ウィルスなどの微生物成分などが考えられているが，多くの詳細な解析にもかかわらず，いまだ病因として同定されたものはない。

通常 OCB の light chain は kappa 型が主体を占め，lamda 型の場合は特異性に乏しいとされる。また，遊離の light chain は血清中に存在するものはすぐ腎排泄されるため，CSF で検出されれば，intrathecal synthesis を指示する指標となる[10]。

IgA あるいは IgM 型 OCB が検出されるときは polyclonal であることが多い。小児では IgM 型 OCB もみられるが，成人では急性期に IgM 型 OCB が検出されることがあり，直前の抗原暴露を疑わせるとされる。

少数例での検討ながら，IgM 型 OCB が検

出される例では重症例が多いことが報告された[11]。一方で，否定的な論文も発表されており，clinically isolated syndrome (CIS) の42例［うちIgM型OCBを検出した例は31例（74%）］を平均60ヵ月追跡し，再燃例，非再燃例の間でCSF-IgM synthesis, IgM-OCBには差がなかったとするものもある[12]。

## 抗AQP4抗体

OSMS/NMOの特異的診断マーカーとされるNMO-IgG/抗AQP4抗体は末梢リンパ組織で産生されると考えられ，血清での力価に並行して髄液中でも1/500程度の力価で検出される。本抗体の病態への関与は明らかではないが，疾患活動性と並行して推移すること[13]，本症脊髄の病変部位では早期から広汎にAQP4が消失していることが報告されている[14]。我々は，AQP4抗体を含むIgGをAQP4を発現させた培養細胞に添加することで，細胞の水の取り込みの状態が変化することを示した[15]。AQP4は神経組織内の小血管周囲や脳表や脳室壁など髄液腔に接する部位のアストロサイトの突起先端に発現することから，抗体がこれらの部位でのAQP4に作用して神経組織に傷害を与える可能性が考えられている。

## その他のバイオマーカー

MSにおける髄液でのバイオマーカーとしては，IgG産生量やOCB以外にもさまざまな観点での検討がなされている。一部は末梢組織での炎症を反映したサイトカインや接着因子の変化であったり，脳梗塞や神経変性その他の病態でも検出されるミエリンなどの神経組織の崩壊産物であったりする。これらのマーカーは，MS特異的ではないが，MSの疾患活動性やBBBの破綻を推測する指標として利用可能で，ミエリンやオリゴデンドロサイトの崩壊マーカーであるTNF-α，各種サイトカイン（IL-1, 2, 4, 6, 10, 15, 18など），活性化細胞に発現し分泌される接着因子である可溶性ICAM-1，炎症巣にリクルートされた細胞グループを示すケモカイン・ケモカイン受容体などが解析されている。

また，ミクログリアやアストロサイトが活性化された場合，inducible nitrous oxide synthase (iNOS) が誘導されて放出されるnitric oxide (NO) は軸索変性や軸索の伝導ブロックに関連するとされる。また，軸索の損傷時にはneurofilamentが増加し，髄液中のリン酸化されたneurofilament heavy chain (NfH$^{S135}$) については，3年の経過観察で，一次進行型および二次進行型MSの59%で，再発寛解型MSの14%で増加し，軸索変性の進行および身体障害度の程度ともゆるい相関があったとする報告がある[16]。

チュブリン，S110b蛋白，14-3-3蛋白，非リン酸化ニューロフィラメント，glial fibliary acidic protein (GFAP) もグリア増生や軸索変性を反映して増加がみられ，障害度の高いMS症例のCSFではGFAPが増加していること，一方，S110b蛋白は一次・二次進行型MSより再発寛解型MSでより高く，病理学的にも急性期病巣に多く存在することなどが報告されている[17]。

また急性期の活動性の指標として，活性化

マクロファージから産生されるネオプテリンやβ2ミクログロブリン，HLA class I soluble α-chain，caspase などの protease 活性，活性化補体 c5-9，nitrite，nitrate などの増加が報告されている．

## 免疫動態に関連するパラメーター

髄液中ではさまざまなサイトカイン，接着因子や各種抗体などが検出されるが，MSに特異的とされるものはなく，炎症細胞浸潤量と関連する，炎症の活動度を推定する指標として用いられることが多い．しかし，それらの因子の存在パターンや，炎症過程で出現する抗原の解析がその背景病態を推察する上で有用な情報をもたらす．

### 1．抗体

myelin oligodendrocyte glycoprotein（MOG）は実験的アレルギー性脳脊髄炎（experimental allergic encephalomyelitis：EAE）における immunodominant target になっており，ヒトMSの約50％で抗MOG抗体が髄内で産生されることが知られている．抗MOG抗体陽性MSでは，CSFで細胞数の増加，IgGの産生が目立つ場合が多い．病理学的にも，MSのplaqueにMOG特異的IgGが沈着している．一方で，抗MBP抗体はMSに特異的にみられるものではないことも知られている[18]．

Bergerらは，多数のclinically isolated syndrome（CIS）例でCSF中の抗MBPおよび抗MOG抗体を検討した．103例中22例に抗MBP抗体および抗MOG抗体が検出され，42例は抗MOG抗体のみ，39例は両抗体とも陰性であった．このうちclinically definite MSになったのは，両抗体陽性の22例中21例（95％），MOG陽性の42例中35例（83％）であったが，両抗体陰性では39例中9例（23％）のみであったことから，これらの抗体がMSの発症に関連する可能性を提示した[19]．しかしこれらの抗体との関連を否定する論文もある[20,21]．

### 2．サイトカイン・ケモカイン

中枢神経系での各種炎症性疾患では，病巣内およびCSFに免疫グロブリンを産生するB細胞の浸潤がみられる．これらのB細胞は，抗原刺激を受けることで，major histocompatibility complex（MHC）class IIや，補助刺激分子であるB7-1やB7-2，LFA-1や3，ICAMなどを発現し，BBBを構成する血管内皮細胞側も接着因子の発現が増加して親和性が増し，神経組織内に浸潤する．これらの細胞からはさまざまなproinflammatory cytokineが産生される．中でも，TNF-αは，疾患の活動度，BBBの破綻の指標となり，ミエリンやオリゴデンドロサイトの障害にも関わるとされる[22]．このほか，IL-1，IL-2，IL-10，IL-15，IL-18はTリンパ球の制御に，IL-4，IL-6，IL-10などはB細胞の抗体産生への関与が考えられている．

また，急性期の病巣では，特定の抗原に反応するCD4＋T細胞が浸潤しており，浸潤T細胞からはIL-3，IL-4，IFN-γなどの産生がある．

MSのCSFでは可溶性HLA-Iと可溶性

HLA-Gが増加している。MSの再燃時にはCSFで可溶性HLA-Iが増加し，寛解時には可溶性HLA-G，IL-10が増加している[23]。可溶性HLA-IIはMSの45％に認められ，MSの病因への関与を考える報告もあるが[24]，疾患活動性とは関連しない。

　ケモカイン/ケモカイン受容体の解析についても多数の報告がある。CSFに存在するT細胞とB細胞では，CXCL 10（IP-10）およびその受容体であるCXCR3が発現している[25]。これらの細胞は活性化したメモリー細胞に属し，Th1/Tc1タイプである[26]。これらの細胞は活動期の病巣および活動期のCSFにリクルートされており，IFN-γを産生してCXCL10を誘導すると考えられる。一方，急性期を過ぎると，CMSにおいてもNMOでも，CSFにはCCL2（MCP-1）が増加してくる。このほか，fractalkine（CX$_3$CL1）およびその受容体，CCL17，CCL19，CCL12なども増加し，樹状細胞のリクルートに関与しているなどの報告がある。

　従来MSでは，炎症を惹起するリンパ球はIFN-γを産生するTh1/Tc1であるとされてきたが，最近，IL-17を産生するTh17のほうが重要な炎症惹起細胞であることが明らかとなり注目されている[27]。Th17細胞はIL-6とtransforming growth factor（TGF）-βにより誘導され，Th1細胞よりも強い脳炎惹起能を発揮するとされる[28]。OSMSのCSFではIL-17が増加しており，CMSよりもTh17細胞が関与する病態である可能性が示唆された[29]。

　以上のように，MSのCSFはさまざまな角度から検討されてはいるものの，診断や再燃の予測などに特異的な情報を与えるものは少なく，MRIやmagnetic resonance spectroscopy（MRS）その他の非侵襲的な解析が注目されている。しかしながら，病態の解析には浸潤細胞，液性因子などが重要な情報をもたらすものであることには代わりはない。

## 文　献

1) Wingerchuk DM, Lennon VA, Lucchinetti CF, et al.: The spectrum of neuromyelitis optica. Lancet Neurol. 6: 805-815, 2007.
2) Pohl D, Rostasy K, Reiber H, et al.: CSF characteristics in early-onset multiple sclerosis. Neurology. 63: 1966-1967, 2004.
3) Jongen PJH, Nijeholt GL, Lamers KJB, et al.: Cerebrospinal fluid IgM index correlates with cranial MRI lesion load in patients with multiple sclerosis. Eur Neurol. 58: 90-95, 2007.
4) Andersson M, Alvarez-Cermeno J, Bernardi G, et al.: Cerebrospinal fluid in the diagnosis of multiple sclerosis: a consensus report. J Neurol Neurosurg Psychiatry. 57: 897-902, 1994.
5) de Seze J, Lebrum C, Stojkovic T, et al.: Is Devic's neuromyelitis optica a separate disease? A comparative study with multiple sclerosis. Mult Scler. 9: 521-525, Seze 2003.
6) Fortini AS, Sanders EL, Weishenker MD, et al.: Cerebrospinal fluid oligoclonal bands in the diagnosis of multiple sclerosis. Am J Clin Pathol. 120: 672-675, 2003.
7) Davis G, Keir G, Thompson EJ, et al.: The clinical significance of an intrathecal monoclonal immunoglobulin band: A follow up study. Neurology. 60: 1163-1166, 2003.
8) Koch M, Heersema D, Mostert J, et al.: Cerebrospinal fluid oligoclonal bands and progression of disability in multiple sclerosis. Eur J Neurol. 14: 797-800, 2007.
9) Kesselring J, Miller DH, Robb SA, et al.:

Acute disseminated encephalomyelitis: magnetic resonance imaging findings and the distinction from multiple sclerosis. Brain. 113: 291-302, 1990.
10) Goffette S, Schluep M, Henry H, et al.: Detection of oligoclonal free kappa chain in the absence of oligoclonal IgG in the CSF of patients with suspected MS. J Neurol Neurosurg Psychiatry. 75: 308-310, 2004.
11) Villar LM, Sadaba MC, Roldan E, et al.: Intrathecal synthesis of oligoclonal IgM against myelin lipids products an aggressive disease course in MS. J Clin Invest. 115: 187-194, 2005.
12) Schneider R, Euler B, Rauer S: Intrathecal IgM-synthesis dose not correlate with the risk of relapse in patients with a primary demyelinating event. Eur J Neurol. 14: 907-911, 2007.
13) Takahashi T, Fujihara K, Nakashima I, et al.: Anti-aquaporin-4 antibody is involved in the pathogenesis of NMO: a study on antibody titre. Brain. 130: 1235-1243, 2007.
14) Misu T, Fujihara K, Kakita A, et al.: Loss of aquaporin 4 in lesions of neuromyelitis optica: distinction from multiple sclerosis. Brain. 130: 1224-1234, 2007.
15) Tani T, Tanaka K, Nishizawa M: Anti-aquaporin-4 antibody influences cell function. Neuroimmunology. 15: 175-178, 2007.
16) Petzold A, Eikelenboom MJ, Keir GJ, et al.: Axonal damage accumulates in the progressive stage of multiple sclerosis: a 3-year follow up study. J Neurol Neurosurg Psychiatry. 76: 206-211, 2005.
17) Petzold A, Eikelenboom MJ, Gveric D, et al.: Markers for different glial cell responses in multiple sclerosis: clinical and pathological correlations. Brain. 125: 1462-1473, 2002.
18) Reindl M, Linington C, Brehm U, et al.: Antibodies against the myelin oligodendrocyte glycoprotein and the myelin basic protein in multiple sclerosis and other neurological diseases: A comparative study. Brain. 122, 2047-2056, 1999.
19) Berger T, Rubner P, Schautzer F, et al.: Antimyelin antibodies as a predictor of clinically definite multiple sclerosis after the first demyelinationg event. New Engl J Med. 349: 139-145, 2003.
20) Lampasona V, Franciotta D, Furlan R, et al.: Similar low frequency of anti-MOG IgG and IgM in MS patents and healthy subjects Neurology. 62: 2092-2094, 2004.
21) Lim ET, Berger T, Reeindl M, et al.: Antimyelin antibodies do not allow an earlier dignosis of multple sclerosis. Mult Scler. 11: 492-494, 2005.
22) Sharief MK, Thompson EJ: In vivo relationship of tumor necrosis factor-alpha to blood brain barrier damage in patients with active multiple sclerosis. J Neuroimmunol. 38: 27-33, 1992.
23) Fainardi E, Rizzo R, Melchiorri L, et al.: Presence of detectable levels of soluble HLA-G molecules in CSF of relapsing-remitting multiple sclerosis: Relationship with CSF soluble HLA-I and IL-10 concentrations and MRI findings. J Neuroimmunol. 142: 149-158, 2003.
24) Minagar A, Adamashvilli I, Jaffe SL, et al.: Soluble HLA class I and class II molecules in relapsing-remitting multiple sclerosis: Acute response to interferon-beta 1a treatment and their use as markers of disease activity. Am N Y Acad Sci. 1051; 111-120, 2005.
25) Narikawa K, Misu T, Fujihara K, et al.: CSF chemokine levels in relapsing neuromyelitis optica and multiple sclerosis. J Neuroimmunol. 149: 182-186, 2004.
26) Giunti D, Borsellino G, Benelli R, et al.: Phenotypic and functional analysis of T cells homing into the CSF of subjects with inflammatory diseases of the CNS. J Leukocytec Biol. 73: 584-590, 2003.
27) McKenzie BS, Kastelein RA, Cua DJ: Understanding the IL-23-IL-17 immune pathway. Trends Immunol. 27: 17-23, 2006.
28) Bettelli E, Carrier Y, Gao W, et al.: Reciprocal developmental pathways for the generation of pathogenic effector TH17 and

regulatory T cells. Nature. 441 : 235-238, 2006.
29) Ishizu T, Osoegawa M, Mei FJ, et al.: Intrathecal activation of the IL-17/IL-8 axis in opticospinal multiple sclerosis. Brain. 128 (Pt5) : 988-1002, 2005.

# E. 多発性硬化症の電気生理診断学

萩原　綱一（九州大学神経内科）
重藤　寛史（九州大学臨床神経生理）
飛松　省三（九州大学臨床神経生理）

多発性硬化症（Multiple sclerosis：MS）は時間的・空間的多発性病変を特徴とした炎症性脱髄疾患である。診断においてはMRIによる画像診断が重要視されており，McDonaldら[1,2]による診断基準では，MRIによる多発病変の証明が診断に必要な項目の多くを占めている。しかしながら，臨床症状や神経学的所見から病変部位を推定しながらも，MRIでは明らかな病変が描出されないことは日常の診療でしばしば経験されることである。こうしたMRIでは描出できない潜在性病変の客観的な証明において，電気生理学的検査は不可欠な存在である。MSの電気生理学的診断によく用いられているのは誘発電位検査であり，視覚誘発電位（Visual evoked potentials：VEP），運動誘発電位（Motor evoked potentials：MEP），体性感覚誘発電位（Somatosensory evoked potentials：SEP），聴性脳幹反応（Auditory brainstem response：ABR）がルーチン化されている。それぞれの検査手技，正常誘発波形，主成分の発生源などについての説明は成書を参照されたい[3]。この項では，これら誘発電位検査の診断および臨床経過予測への有用性について述べる。

## 誘発電位検査の診断的有用性

一般的なコンセンサスとして，MSの多発性病変の証明において最も感度が高いのはMRIであるのというのは周知の事実である。しかしながら，MRIのみでは診断特異性が十分ではない。中には他の鑑別疾患（血管炎，脳血管障害など）との区別が難しい病変であったり，先に述べたように臨床症状や神経学的所見から予想される病変が描出されなかったりすることもしばしばである。それは，MRI所見が炎症性脱髄の病態そのものを表現しているわけではなく，組織内の水分組成の変化によるT2延長効果や血液脳関門の破綻による造影効果を表現していることに起因している。

一方，誘発電位検査は脱髄の病態をより反映した検査であるといえる。誘発電位検査では脱髄による神経伝導速度の低下を誘発波形潜時の延長として表すことが可能であり，VEPであればP100潜時の延長，SEPであれば中枢感覚伝導時間（上肢の場合はN13-N20，下肢の場合はN20-P37の頂点潜時差）

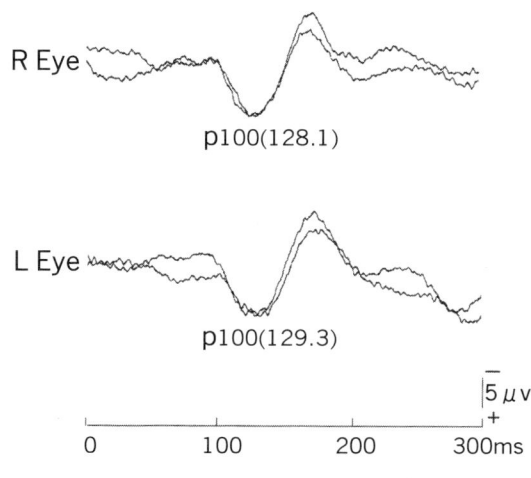

**図1 68歳女性，頸髄炎（MS疑い）の患者のVEP所見**
両眼視力は正常であったが，両側P100潜時の延長を認め，潜在的な視神経病変が示唆された．（刺激視野8度，チェックサイズ30分，刺激頻度1Hz，100回加算平均，周波数帯域0.5-200Hzにて測定）

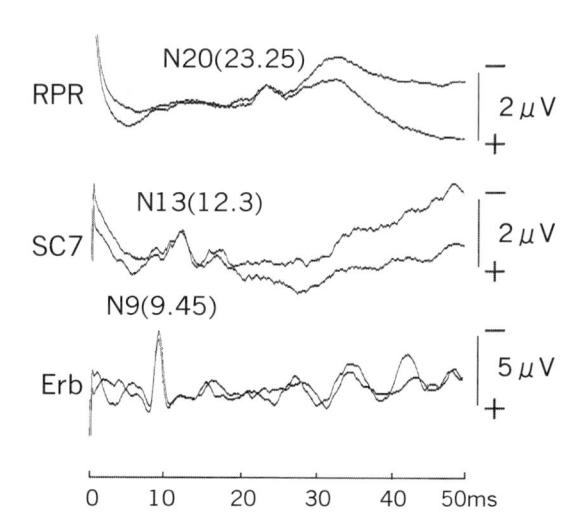

**図2 31歳女性，MS患者のSEP所見**
中枢感覚伝導時間（N13-N20）は10.95ms（正常値：5.89〜7.33）と明らかに延長し，脊髄後索から中枢側の病変が示唆された．（左正中神経刺激，刺激頻度5Hz，500回加算平均，周波数帯域5-2000Hzで測定）

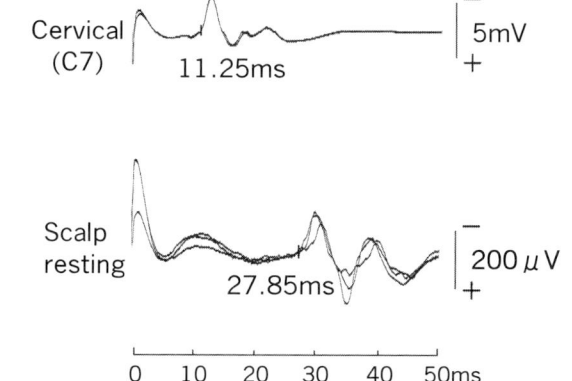

**図3 29歳女性，MS疑い患者のMEP所見**
中枢運動伝導時間（安静時の左経頭蓋磁気刺激によるMEP潜時と第7頸椎の磁気刺激によるMEP潜時の差）が15.60ms（正常値：8.61〜10.67）と著明に延長し，客観的に右側錐体路障害が証明された．（刺激強度850V，周波数帯域50-3000Hzにて測定）

の延長，MEPであれば中枢運動伝導時間（経頭蓋・運動野刺激MEPから頸部刺激MEPの立ち上がり潜時の差）の延長，ABRであればⅠ-ⅢまたはⅢ-Ⅴ波の延長が一般的なMS患者の評価に用いられている（代表的な症例のVEP所見を図1，上肢SEP所見を図2，上肢MEP所見を図3に提示する）．このような脱髄の病態をよく反映するという特徴により，誘発電位検査はMRIで検出できない潜在性病変の証明を可能とし，多発病変の証明を必要とするMSの診断に大きく貢献している．

それぞれの誘発電位検査の異常検出率（感度）と診断的特異性についてはさまざまな報告がなされている．その中でも，2000年にAmerican Academy of Neurologyが過去の文献を検証した報告が重視されており，誘発

電位検査の中ではVEPが最も有用であり、次にSEPが有用であると結論している[4]。実際、McDonaldの診断基準では、誘発電位検査の中で唯一VEPのみが補助診断項目として挙げられている[1,2]。MSの診断にVEPが最も有用であると結論する根拠には、これまで多くの文献上でMSの確定診断とVEPの異常との間に有意な相関が証明されていることが挙げられている。VEPの異常検出率は25〜83％と文献によりばらつきがみられるものの、VEPの異常があることで臨床的にMSの確定診断が得られる可能性は2.5〜9倍にまで高まるとされている[5〜7]。SEPについてもMSの診断と有意な相関が認められたとする報告があり、SEPの異常があることで臨床的にMSの確定診断が得られる可能性は2.4〜3.9倍にまで高まるという報告がみられる[6,7]。また、SEPのMSにおける異常検出の感度は36〜63％と報告されている。一方、SEPの異常とMSの確定診断の間に明らかな相関はないとする報告もあり[5]、SEP単独の異常については注意して解釈する必要があると考えられる。さらにABRの異常については、MSの確定診断との相関は乏しい。Humeら[6]の報告によると、ABRの異常があることでMS疑い群が確定診断に至る可能性は5％程度しか変わらなかったとしており、異常検出率も14.6％と低いことが示された。

しかしながら、上述のAmerican Academy of Neurologyの報告ではMEPに関する検討はされておらず、その他の文献上ではVEPよりもMEPの異常検出率の方が高いとする報告がみられる。Mayrら[8]の報告ではVEPの異常検出率は74.4％であったのに対し、MEPでは88.6％と、より高い異常検出率を示した。また、Ravnborgら[9]の報告では、MEPはMRIに次いで83％と誘発電位検査の中では最も高い異常検出率を示し、VEPについては67％、SEPが63％、ABRが42％であった。さらに本邦における黒川ら[10]の報告では、73人のMS患者で誘発電位検査の結果を検証し、MEPでは45.8％、SEPでは24.1％、VEPでは39.3％、ABRでは34.3％の異常検出率であったと報告している。無症候性病変の検出率に限った場合では、VEPで27.3％であったのに対し、上肢MEPは57.4％であり、潜在性病変の検出には上肢MEPが最も有用であることが示唆されている。

MSの病型は、臨床経過の違いにより、再発寛解型（relapsing-remitting multiple sclerosis：RRMS）、二次進行型（secondary progressive multiple sclerosis：SPMS）、一次進行型（primary progressive multiple sclerosis：PPMS）に分類されている。それぞれの病型によって誘発電位検査での異常検出率が異なることは想像に難くないが、この中でも特にPPMSにおける異常検出率が高いことが知られている[11]。Dujmovićら[12]の報告によると、PPMSにおける異常検出率は、VEPで82.8％、SEPは91％、ABRは87.7％と非常に高率であったという結果が示されている。また、本邦におけるRRMS患者とPPMS患者の比較でも、後者で有意に誘発電位検査の異常検出率が高いことが報告されている（SEP 41％ vs 69％、VEP 48 vs 75％、ABR 32％ vs 80％）[13]。PPMSでは慢性進行性のミエロパチーを前景として他の疾患との鑑別が難

しい症例もしばしばであり，また，画像的に特徴的な所見が乏しいことも多い。以上の理由により，誘発電位検査はPPMS疑う場合の潜在性かつ空間的多発性病変の証明に有用であると考える。

実際の診療においては，すでに臨床症状・神経学的所見・MRI・髄液所見より診断が確定している場合と，そうでない場合とで，誘発電位検査の位置付けは異なる。前者の場合は，診断自体への影響は少ないが，臨床症状と神経学的所見の相関を客観的・視覚的に説明することが可能である。後者の場合は，上述の如く，潜在性病変の証明により空間的多発性の特徴をより鮮明にすることが可能である。後者の場合のよい適応としては，亜急性あるいは慢性進行性のミエロパチーを認める患者にVEPを施行して潜在的な視神経病変を証明したり，あるいは逆に，視神経炎の患者にSEPやMEPを施行して潜在的な脊髄病変を証明したりする場合である。MSを疑う患者に複数の誘発電位検査を行う場合は，以上のことをよく理解した上で，優先順位を考えて施行すべきであると考える。

## 診断後の臨床経過予測

治療法の選択などの観点から，患者の機能的予後を予測する信頼度の高い指標が必要であると考えられる。しかしながら，MRIの所見は患者の総合障害度（Expanded Disability Status Scale：EDSS）との相関が乏しいことが言われており，実際MRI単独で患者の機能的予後の予測を行うことが困難である場合が多い[14]。それは，MRI上で認める病変が必ずしも症状を呈するわけではなく，無症候性病変を多く含むことに起因している。一方，誘発電位検査については，運動・感覚・視覚・聴覚系について潜在性病変の時期から患者の機能的障害を表すことができ，したがって将来的な患者のEDSSとよく相関するという報告は多い。MEPやVEPなどの単一の誘発電位検査でも将来的なEDSSの値との相関がみられたという報告もあるが[15,16]，さらに複数の誘発電位検査に異常を認めた場合は，より機能的障害が進行するリスクが高いと考えられている[17]。Kallmannら[18]の報告では，発症後早期（2年以内）の患者について行われたMEPとSEPの所見を組み合わせた評価は，5年後のフォローアップ時のEDSSの値とよく相関していることを示した。一方，Fuhrら[19]はRRMSとSPMSの患者群において，機能的障害の進行（EDSSの上昇）の予測にはVEPとMEPの組み合わせがよいことを述べている。さらに，Leocaniら[11]による最近の報告では，SEP・MEP・VEPを含む多モダリティーの誘発電位検査で異常を検出し，かつ，その異常の程度が強い程，機能的障害の進行（EDSSの上昇）がみられる可能性が高くなることを示唆している。

ただ，MSの各病型に分けてEDSSの推移と誘発電位所見との相関を検討した報告はまだ少なく[15]，病型による臨床経過の違いを反映した結果はまだ得られていない。Kalkersら[15]の報告では，通常の検査で測る中枢運動伝導時間のデータを比較するだけでは，MEPの異常とEDSSの推移との相関に各病型による差はみられなかったとしている。また，誘発電位検査は患者グループを対象とし

てみた場合にはEDSSの推移との間に有意な相関が示されても，個々の症例をみた場合は，誘発電位所見と実際の機能的障害の程度が必ずしも相関しないことがしばしばである[17]。したがって，誘発電位検査の結果をもとに個々の症例の長期的な機能的障害を論じることについては，できるだけ慎重でなければならないと考えられる。

誘発電位検査がステロイドパルスを含む免疫療法後の改善の指標になるかどうかについては，文献上の報告は乏しい。唯一，MEPにおける中枢運動伝導時間についてはステロイド治療前後の評価の指標となるという報告がみられるが[20]，一定した見解は得られていない。一般的に，神経学的所見の変化に対して，誘発電位所見の変化は緩慢であると考えられる。経験的に，ステロイドパルス治療後数日以内であれば，神経学的に速やかな改善があったとしても，誘発電位検査上は治療前と比較し著明な変化がないことが予想される。一般的に，治療後の改善を評価する目的で誘発電位検査を行おうとする場合には，少なくとも3週間から1ヵ月の期間をあけて再検査すべきであると考えられる。

## 最近の動向と今後の課題

最近では，複数の誘発電位検査を組み合わせた多モダリティー誘発電位検査（Multimodality evoked potentials：M-EPs）により，できるだけ多角的に神経機能の評価を行うことが望ましいと考えられている[11,21]。単一のモダリティーよりも異常検出率が高くなり，したがって，潜在性病変の検出に有用である為，筆者らもMS患者についてはVEP・SEP・MEPを合わせて評価している。ただし，M-EPsは潜在性病変を捉える感度については優れるものの，患者背景を踏まえて結果を解釈しなければ，かえって特異性が失われてしまう可能性もあることに注意が必要である。とくにSEPとMEPの結果の解釈については，末梢神経障害や整形外科的疾患（変形性脊椎症など）の合併について留意する必要があると思われる。なお，VEP単独でもさらに多モダリティーに行うことが可能であり，当施設では通常用いられる白黒の格子縞反転刺激（1Hz）に加えて等輝度赤緑正弦波格子や，白黒の輝度正弦波格子，仮運動刺激，高頻度刺激（4Hz，白黒の輝度正弦波格子）を併用したmultimodality VEPを考案し，MSや視神経炎の患者群における異常検出率を高めることができたと報告した[22]。

現在臨床で用いられている通常の評価法では，症状および神経学的所見の変化や治療効果を鋭敏に表すことがしばしば困難であり，新たな検査手法も検討されてきているが，とくにMEPに関する報告が多い。通常のMEPで測定する中枢運動伝導時間やMEP振幅の変化ではステロイド治療前後の比較が困難なことが多いが，Hummら[23]はTriple stimulation technique（TST）を用いることで治療前後の評価がより精確に可能であったと報告した。詳細な手技は文献を参照されたいが，この方法では通常の経頭蓋磁気刺激の後に，後脛骨神経（足関節部），坐骨神経（殿部）の順で時間差をおいて電気刺激を追加することを行っている。これにより，運動野皮質から伝わってきた電位が脊髄レベルで

脱同期する影響を打ち消し，より定量的にMEP振幅の評価が可能としている．TSTはUhthoff phenomenonを捉えることもできたとする報告もあり，通常のMEPより鋭敏な評価尺度であることが示唆されている．その他にも，2連発刺激（錐体路機能の評価や皮質内促通の障害の評価），大後頭孔刺激（病変部位の特定），反復刺激（中枢性の疲労の評価）や小脳刺激（小脳機能の評価）などの報告があるが，今後さらに検証が進み，広く臨床応用がなされることに期待する．

MSに関連する最近の話題としては，Neuromyelitis opticaに関する報告が多くみられる．これは視神経炎と横断性脊髄炎を主な臨床的特徴とし，MRI上で3椎体以上の長さの脊髄病変を認めること，MSとしては非典型的な大脳病巣を呈すること，あるいは血清中でNMO-IgG抗体が検出されること，の3つの項目の内2つを満たすことが診断基準とされている[24,25]．以前からDevic病としても知られ，MSの亜型とされていたが，現在ではMSとは別個の病態として区別されている．アジアにおける視神経脊髄型のMSとの異同が今なお議論されているが，典型的なNeuromyelitis opticaの症例では，しばしば5年以内に失明に近い高度の視力障害がみられ，運動系・感覚系にも重篤な機能的障害を認め独歩不能に陥ることが多い．このような高度の機能的障害を認める病型の誘発電位検査においては，診断当初から誘発不能に陥る程に障害されていることも多いと考えられる．また，いったん誘発不能となった後に病状を鋭敏に反映して変化するとは考えにくい．やはり上述のような新たな検査手法および評価尺度の検討が今後の課題であると考えられる．

最後に，MRIなどの画像診断の進歩，免疫学的な進歩，電気生理学的な進歩のすべてが揃ってこそ，個々の症例における正確な臨床経過予測や治療法の選択が可能になるであろうと考える．

## 文　献

1) Polman CH, Reingold SC, Edan G, et al.: Diagnostic criteria for multiple sclerosis: 2005 revisions to the "McDonald Criteria". Ann Neurol. 58: 840-846, 2005.
2) McDonald WI, Compston A, Edan G, et al.: Recommended diagnostic criteria for multiple sclerosis: guidelines from the International Panel on the diagnosis of multiple sclerosis. Ann Neurol. 50: 121-127, 2001.
3) Chiappa KH: Evoked potentials in clinical medicine. 3rd ed. Philadelphia, Lippincott-Raven. 1997.
4) Gronseth GS, Ashman EJ: Practice parameter: the usefulness of evoked potentials in identifying clinically silent lesions in patients with suspected multiple sclerosis (an evidence-based review): Report of the Quality Standards Subcommittee of the American Academy of Neurology. Neurology. 54: 1720-1725, 2000.
5) Lee KH, Hashimoto SA, Hooge JP, et al.: Magnetic resonance imaging of the head in the diagnosis of multiple sclerosis: a prospective 2-year follow-up with comparison of clinical evaluation, evoked potentials, oligoclonal banding, and CT. Neurology. 41: 657-660, 1991.
6) Hume AL, Waxman SG: Evoked potentials in suspected multiple sclerosis: diagnostic value and prediction of clinical course. J Neurol Sci. 83: 191-210, 1988.
7) Matthews WB, Wattam-Bell JR, Pountney E: Evoked potentials in the diagnosis of

multiple sclerosis : a follow up study. J Neurol Neurosurg Psychiatry. 45 : 303-307, 1982.
8) Mayr N, Baumgartner C, Zeitlhofer J, et al. : The sensitivity of transcranial cortical magnetic stimulation in detecting pyramidal tract lesions in clinically definite multiple sclerosis. Neurology. 41 : 566-569, 1991.
9) Ravnborg M, Liguori R, Christiansen P, et al. : The diagnostic reliability of magnetically evoked motor potentials in multiple sclerosis. Neurology. 42 : 1296-1301, 1992.
10) 黒川智美, 吉良潤一, 飛松省三：臨床研究の進歩　検査・診断法の進歩 電気生理学的診断法. 日本臨牀. 61 : 1347-1354, 2003.
11) Leocani L, Rovaris M, Boneschi FM, et al. : Multimodal evoked potentials to assess the evolution of multiple sclerosis : a longitudinal study. J Neurol Neurosurg Psychiatry. 77 : 1030-1035, 2006.
12) Dujmović I, Mesaros S, Pekmezović T, et al. : Primary progressive multiple sclerosis : clinical and paraclinical characteristics with application of the new diagnostic criteria. Eur J Neurol. 11 : 439-444, 2004.
13) Kira J, Tobimatsu S, Goto I, et al. : Primary progressive versus relapsing remitting multiple sclerosis in Japanese patients : a combined clinical, magnetic resonance imaging and multimodality evoked potential study. J Neurol Sci. 117 : 179-185, 1993.
14) O'Connor P, Marchetti P, Lee L, et al. : Evoked potential abnormality scores are a useful measure of disease burden in relapsing-remitting multiple sclerosis. Ann Neurol. 44 : 404-407, 1998.
15) Kalkers NF, Strijers RL, Jasperse MM, et al. : Motor evoked potential. : a reliable and objective measure to document the functional consequences of multiple sclerosis? Relation to disability and MRI. Clin Neurophysiol. 118 : 1332-1340, 2007.
16) Weinstock-Guttman B, Baier M, et al. : Pattern reversal visual evoked potentials as a measure of visual pathway pathology in multiple sclerosis. Mult Scler. 9 : 529-534, 2003.
17) Fuhr P, Kappos L : Evoked potentials for evaluation of multiple sclerosis. Clin Neurophysiol. 112 : 2185-2189, 2001.
18) Kallmann BA, Fackelmann S, Toyka KV, et al. : Early abnormalities of evoked potentials and future disability in patients with multiple sclerosis. Mult Scler. 12 : 58-65, 2006.
19) Fuhr P, Borggrefe-Chappuis A, Schindler C, et al. : Visual and motor evoked potentials in the course of multiple sclerosis. Brain. 124 : 2162-2168, 2001.
20) Fierro B, Salemi G, Brighina F, et al. : A transcranial magnetic stimulation study evaluating methylprednisolone treatment in multiple sclerosis. Acta Neurol Scand. 105 : 152-157, 2002.
21) Beer S, Rösler KM, Hess CW : Diagnostic value of paraclinical tests in multiple sclerosis : relative sensitivities and specificities for reclassification according to the Poser committee criteria. J Neurol Neurosurg Psychiatry. 59 : 152-159, 1995.
22) Tobimatsu S, Kato M : Multimodality visual evoked potentials in evaluating visual dysfunction in optic neuritis. Neurology. 50 : 715-718, 1998.
23) Humm AM, Z'Graggen WJ, Bühler R, et al. : Quantification of central motor conduction deficits in multiple sclerosis patients before and after treatment of acute exacerbation by methylprednisolone. J Neurol Neurosurg Psychiatry. 77 : 345-350, 2006.
24) Wingerchuk DM, Lennon VA, Lucchinetti CF, et al. : The spectrum of neuromyelitis optica. Lancet Neurol. 6 : 805-815, 2007.
25) Wingerchuk DM, Lennon VA, Pittock SJ, et al. : Revised diagnostic criteria for neuromyelitis optica. Neurology. 66 : 1485-1489, 2006.

# F. 多発性硬化症の診断基準：
# 国際基準とわが国の診断基準

越智　博文（九州大学神経内科）

　多発性硬化症（multiple sclerosis：MS）は中枢神経系の非化膿性炎症性脱髄疾患の代表的疾患であり，中枢神経症候が寛解と再発を繰り返す，いわゆる時間的・空間的多発性を特徴とする。若年成人に好発し，一度罹患すると生涯にわたり再発に苦しめられ，比較的強い障害が残る例が少なくない。中枢神経髄鞘抗原に対する自己免疫疾患と考えられているが，真の病因はいまだ不明で，そのために根本的治療法が確立されていないのが現状である。したがって従来の MS 治療の主体は，急性増悪期にできるだけ早期に副腎皮質ステロイド薬を投与し，急性期を短縮することにあった。しかし，再発を減らし障害度の進行を抑制することで長期的な予後を改善する，いわゆる disease modifying drugs の登場により MS 治療は新たな展開を遂げた。これらの薬剤には，各種 interferon（IFN）β製剤，glatiramer acetate（GA），mitoxantrone（MTX）などがあり，いずれの薬剤も欧米では広く使用されている。また，我が国でも IFNβ 製剤が医療保険で使用可能となっている。加えて MS 病巣では，従来考えられてきた以上に病初期から非可逆的な組織障害が生じていることも明らかになりつつあり，早期から disease modifying drugs による再発予防治療を開始することにより将来の障害度の進行を抑制することが，急性期治療と並んで MS 治療の大きな柱となっている。本稿では，治療の進歩によりますます重要になってきた MS の早期診断の進め方について，診断基準をもとに解説を加えたい。

## MS の臨床病型

　MS はその臨床経過により，再発と寛解を繰り返す再発寛解型 MS（relapsing-remitting MS：RRMS）と，徐々に障害が進行する慢性進行型 MS（progressive MS）とに分類される。後者はさらに，発症時から緩徐進行性の経過をたどる一次進行型 MS（primary progressive MS：PPMS）と，初期は RRMS であったものがその後明らかな再発がないにもかかわらず障害が進んでいく二次進行型 MS（secondary progressive MS）に分類される。欧米では 80〜90％ が RRMS で発症し，10 年から 20 年の経過で SPMS に移行する。残りの 10〜20％ は PPMS である。我が国では，90％ 以上が RRMS で発

症し，PPMSは約5％と頻度が低い。我が国ではRRMSと診断される症例を，さらに病変分布によって分類することが多い。大脳や小脳，脳幹など中枢神経系全般にわたり多巣性の病巣を生じるものを通常型MS（conventional MS：CMS）と呼び，視神経と脊髄にほぼ限局した病変を生じるものを視神経脊髄型MS（opticospinal MS：OSMS）と呼ぶ。我が国をはじめとするアジア諸国では，視神経と脊髄を選択的かつ高度に障害する症例が欧米に比べ多いことが特徴で，我が国でのOSMSの頻度は15～40％である。

## 国際的診断基準（McDonaldの診断基準）

　MSの診断には，中枢神経症候の時間的・空間的多発性を臨床的に証明することがもっとも重要であるが，MRIを用いることでより正確な診断が可能となる。また，早期治療によりMSの進行を遅らせる治療法が登場した今日では，早期診断と早期治療開始の重要性がますます高まってきている。このようなことを背景に，MSの国際委員会より新たな診断基準が2001年に発表された[1]。これがいわゆる"McDonaldの診断基準"である。この診断基準は，中枢神経症候の時間的・空間的多発性の証明と他疾患の除外を基本とし，これにMRI所見や髄液所見［oligoclonal bands（OB）陽性あるいはIgG indexの上昇］，視覚誘発電位（visual evoked potential：VEP）の異常により，臨床的な時間的・空間的多発性を補う形となっている。とくにMRI所見に重点が置かれ，臨床的な再発がない場合にも，無症候性病巣の再発がMRI上確認できれば，MSと診断できるようになっている点に特徴がある。またPPMSの診断基準も明記されている。"McDonaldの診断基準"は2005年に若干の改訂が行われた（表1）[2]。以下，改訂の要点を含め診断の流れを解説する。

### 1. 改訂の要点
#### ①空間的多発性に関するMRI基準（表2）

　以下の4項目中3項目を満たす場合，空間的多発性が証明できるとされる。1）造影増強される1個以上の病変，もしくは9個以上のT2高信号病変，2）1個以上のテント下病変，3）1個以上の傍皮質下病変，4）3個以上の脳室周囲病変。これがいわゆるBarkhofらのMRI診断基準である[3]。

　初回脱髄発作の場合，つまり1回の増悪と1個の臨床的他覚的病変のみの場合，いわゆるclinically isolated syndrome（CIS）と呼ばれMSとは区別される。しかし病初期からのdisease modifying drugsによる再発予防治療の有効性が示されている現在，こうしたCIS症例が将来的に2回目の臨床的脱髄発作を生じ，臨床的に確実なMSへ移行するのをいかに早く正確に予測するかはきわめて重要な問題である。そこで，MSらしさを反映するMRIに関するさまざまな基準が提唱され，CIS症例が臨床的に確実なMSへ移行するのを予測する試みがなされてきた。この中には，PatyらのMRI診断基準[4]やFazekasらのMRI診断基準[5]があるが，なかでも上記のBarkhofらのMRI診断基準は特異度と正確さともにもっとも高い

表1 多発性硬化症の国際診断基準（McDonaldの診断基準）（文献2を改変）

| 臨床像 | 診断に必要な追加事項 |
| --- | --- |
| 2回以上の増悪と2個以上の臨床的他覚的病変 | なし |
| 2回以上の増悪と1個の臨床的他覚的病変 | 空間的多発性の証明<br>MRI（表2）<br>または<br>MSに矛盾しない2個以上のMRI病変と髄液OB陽性<br>またはIgG indexの上昇<br>または<br>他の病変に由来する増悪 |
| 1回の増悪と2個以上の臨床的他覚的病変 | 時間的多発性の証明<br>MRI（表3）<br>または<br>2回目の増悪 |
| 1回の増悪と1個の臨床的他覚的病変 | 空間的多発性の証明<br>MRI（表2）<br>または<br>MSに矛盾しない2個以上のMRI病変と髄液OB陽性<br>またはIgG indexの上昇<br>および時間的多発性の証明<br>MRI（表3）<br>または<br>2回目の増悪 |
| MSを示唆する慢性の増悪<br>（一次性慢性進行型） | 1年以上にわたり進行性の増悪がみられる<br>および，以下の3つのうち2つを満たす<br>　1）9個以上の脳T2病変，またはVEP異常がある場合は4個以上の脳T2病変<br>　2）2個の脊髄T2病変<br>　3）髄液OB陽性またはIgG indexの上昇 |

とされる[6]。

2001年の診断基準では脳MRI所見が重要視され，脊髄MRIに関しては，"1個の脊髄病変は1個の脳病変とすることができる"との注釈があるにすぎなかった。しかし，脳病変は加齢による虚血性変化など非特異的な変化がみられることが多く，2005年の改訂ではこうした変化の少ない脊髄MRI所見の重要性が述べられている。また，MSの脊髄MRIの特徴として，1）脊髄の腫脹はないか，あってもわずかである，2）病巣は明瞭なT2高信号を呈する，3）長軸方向に3mm以上の広がりをもつが2椎体分を超えない，4）横断面の一部にと

表2　MRIによる空間的多発性に関する基準（文献2を改変）

| 2001年の基準 | 2005年の改定基準 |
| --- | --- |
| 次の4つの項目の内3つを満たす<br>1. 造影増強される1個以上の病変，もしくは9個以上のT2高信号病変<br>2. 1個以上のテント下病変<br>3. 1個以上の傍皮質下病変<br>4. 3個以上の脳室周囲病変 | 次の4つの項目の内3つを満たす<br>1. 造影増強される1個以上の病変，もしくは9個以上のT2高信号病変<br>2. 1個以上のテント下病変<br>3. 1個以上の傍皮質下病変<br>4. 3個以上の脳室周囲病変 |
| （注）1個の脊髄病変は1個の脳病変とすることができる | （注）脊髄病変は脳病変とみなすことができる。すなわち，造影増強される脊髄病変は造影増強される脳病変とみなすことができ，個々の脊髄病変は個々の脳病変とともにT2病変数として数える |

どまる，を挙げている。しかし日本人MS，とくにOSMSでは，しばしば脊髄腫脹を伴った広範な病巣や横断性脊髄炎を呈する例，3椎体以上にわたる長い病変を有する例などがあり注意が必要である。

これに対して2005年の改訂では，脊髄病変は脳病変と同等の重要性をもつとされた。すなわち，1個の脊髄病変は1個の脳病変（1個のテント下病変とし，脳室周囲あるいは傍皮質下病変とすることはできない）とみなすことができ，造影される1個の脊髄病変は造影される1個の脳病変とみなすことができるとされた。さらに造影される脊髄病変は，二重にカウントすることが許されている。すなわち，造影される脊髄病変1個は，1個の造影脳病変と同時に1個のテント下病変として評価できることとなった。MS診断において脊髄MRI所見の重要性が認識された形であるが，臨床的に新たな脊髄病変が示唆される患者に対して脊髄MRIを撮影することを推奨し，脊髄炎症候のない患者に対して時間的多発性を証明する手段として脊髄MRIを用いることには注意を促している。しかし一般臨床の場では，脊髄MRIによって無症候性脊髄病巣が初めて証明されることもあり，脊髄炎症候のない患者に対しても脊髄MRI検査は有用であると考えられる。

②**時間的多発性に関するMRI基準**（表3）

2001年の診断基準では，臨床事象の発現から3ヵ月以降に行われたMRIによって時間的多発性を検討することとなっていた。2005年の改訂では，最初の臨床事象の発現から少なくとも30日以上経ってから撮影されたMRIと比較して，新たなT2病変が確認できた場合に空間的多発性が証明できるとされ，さらに早期での診断が可能となった。1ヵ月以上の間隔を開けて増悪した場合を再発と定義するため，最初の臨床事象の発現から1ヵ月以内の撮影で新たなT2病変を認めるだけでは不十分である。

③**PPMSの診断**

2005年の診断基準では，PPMSの診断

が簡素化された．後述するように，髄液異常が必須でなくなり，臨床経過とMRI所見に重点が置かれたものとなっている．

## 2. McDonaldの診断基準による診断の流れ（表1）

以上の改訂の要点を踏まえ，"McDonaldの診断基準"による診断の流れを解説する．

### ①2回以上の増悪と2個以上の臨床的他覚的病変がある場合

2回以上の増悪により時間的多発性は証明され，かつ臨床的に2個以上の病変が確認できていることより空間的多発性も証明されている．十分に他疾患が除外できればMSと診断される．

### ②2回以上の増悪と1個の臨床的他覚的病変がある場合

時間的多発性は証明されているが，臨床的に確認できる病変が1ヵ所であるため，空間的多発性を満たしていない．空間的多発性に関するMRIの基準（表2）により病変の多発性が確認できれば，MSと診断される．髄液所見が陽性（OB陽性もしくはIgG indexの上昇）の場合はMRIの基準が緩和され，MSに合致するMRI上の病変が2ヵ所以上確認できればMSと診断して良い．あるいは，空間的多発性が証明できるような新たな再発があった時点でMSと診断される．

### ③1回の増悪と2個以上の臨床的他覚的病変がある場合

この場合，臨床的に2個以上の病変が確認できていることより空間的多発性は証明されている．時間的多発性に関するMRI基準（表3）を満たす，もしくは他の部位の病変による再発が認められた時点でMSと診断される．

### ④1回の増悪と1個の臨床的他覚的病変がある場合

CISと呼ばれる臨床像であり，臨床的に時間的・空間的多発性をともに満たしていないため，MSと診断するためには，まずMRI基準により空間的多発性を満たす必要がある（髄液所見が陽性の場合は，その基準が緩和される）．その上で，病変の時間的多発性に関するMRI基準（表3）を満たす必要がある．あるいは，他の部位の病変による再発が認められた時点でMSと診断される．

### ⑤MSを示唆する慢性進行性の神経学的増悪がみられる場合（PPMS）

PPMSの場合は明らかな急性増悪はなく，臨床的に時間的・空間的多発性を証明することが困難である．2001年の診断基準では髄液所見やMRI所見にPPMS独自の診断基準が設けられていた．しかし2005年の改訂では，髄液所見は必須項目でなくなり，臨床経過とMRI所見に重点が置かれたものになっている．改定された基準では，(1)1年以上の進行性の増悪があることが必須で，(2)以下の3項目中2項目を満たせばPPMSと診断して良いこととなっている．1) 9個以上の脳T2病変，もしくはVEP異常がある場合は4個以上の脳T2病変，2) 2個の脊髄T2病変，3) 髄液OB陽性またはIgG indexの上昇，もしくはその両者が証明される．なお，本病型の診断基準に関しては，その特異度と感度について更なる検討が必要であるとされている．

表3 MRIによる時間的多発性に関する基準（文献2を改変）

| 2001年の基準 | 2005年の改定基準 |
| --- | --- |
| 1. 最初の撮影が臨床事象の発現から3ヵ月以降に行われた場合，ガドリニウム増強病変が存在し，それが最初の臨床事象の責任病変でないなら，時間的多発性の証拠となる。この時点でガドリニウム増強病変が存在しない場合は追跡撮影が必要である。追跡撮影の時期は3ヵ月後が推奨される。この時点での新たなT2病変またはガドリニウム増強病変が存在すれば，時間的多発性の証拠となる。<br>2. 最初の撮影が臨床事象の発現から3ヵ月未満で行われた場合，臨床事象の発現から3ヵ月以降に行われた2回目の撮像で，新たなガドリニウム増強病変が存在すれば時間的多発性の証拠となる。しかし，この2回目の撮影でガドリニウム増強病変が見られない場合でも，最初の撮影から3ヵ月以降の撮影で新たなT2病変またはガドリニウム増強病変が存在すれば時間的多発性の証拠となる。 | 1. 最初の臨床事象の発現から3ヵ月以降に行われた撮影でガドリニウム増強病変が存在し，それが最初の臨床事象の責任病変でないなら，時間的多発性の証拠となる。<br>2. 最初の臨床事象の発現から30日以降に行われた撮影と比較して，新たなT2病変が存在すれば時間的多発性の証拠となる。 |

以上，McDonaldの診断基準を解説した。この基準はMSの早期診断を目的とし，臨床的に時間的・空間的多発性を証明できない場合でも，MRIを用いることでMSの時間的・空間的多発性の証明を可能にした点に特長がある。したがって，臨床的に時間的・空間的多発性を証明できる場合にはこのMRI基準を満たす必要はないので，注意が必要である。とくに，空間的多発性に関するMRI基準を満たさないからといってMSを否定する根拠とはならない。

## わが国の診断基準（表4）

欧米白人の成人に，McDonaldの診断基準を適切な補助検査（MRI検査や髄液検査，誘発電位）と組み合わせて適用した場合，その感度や特異度，そして診断の正確さはきわめて高く，いずれも83％との報告がある[7]。しかし日本人MSでは，病巣が視神経と脊髄に限局するOSMSが多く，脳病変をもたないか，あっても"McDonaldの診断基準（BarkhofらのMRI診断基準）"を満たさない例が多い。また欧米のMSでは髄液OBの陽性率が90％以上と高く，診断的意義の高い検査であるのに比べ，日本人MSではCMSであっても60〜70％と陽性率は低く，OSMSにいたっては約10％である。"McDonaldの診断基準"によれば例外とされる，髄液細胞数が50/mlを超える例や脊髄腫脹を伴い3椎体以上にわたる長い脊髄病

### 表4 わが国の多発性硬化症診断基準(厚生労働省免疫性神経疾患調査研究班)

**主要項目**
(1) 中枢神経内の2つ以上の病巣に由来する症状がある(空間的多発性)。
(2) 症状の寛解や再発がある(時間的多発性)。
(3) 他の疾患(腫瘍,梅毒,脳血管障害,頸椎症性ミエロパチー,スモン,脊髄空洞症,脊髄小脳変性症,HTLV-1-associated myelopathy,膠原病,シェーングレン症候群,神経ベーチェット病,神経サイコイドーシス,ミトコンドリア脳筋症,進行性多巣性白質脳症など)による神経症状を鑑別しうる。

**検査所見**
髄液のOB(等電点電気泳動法による)が陽性となることがある。ただし陽性率は低く,視神経脊髄型で約10%,それ以外で約60%である。

**参考事項**
(1) 再発とは24時間以上持続する神経症状の増悪で,再発の間には少なくとも1ヵ月以上の安定期が存在する。
(2) 1年以上にわたり持続的な進行を示すものを慢性進行型とする。症状の寛解や再発がないにもかかわらず,発症時より慢性進行型の経過をとるものを一次性慢性進行型とする。再発寛解期に続いて慢性進行型の経過をとるものを二次性慢性進行型とする。
一次性慢性進行型の診断は,McDonaldの基準に準じる。OB陽性あるいはIgG indexの上昇により示される髄液異常は診断に不可欠で,空間的多発性(MRIまたはVEP異常による),および時間的多発性(MRIまたは1年以上の持続的な進行による)の証拠が必要である。
(3) 視神経炎と脊髄炎を数週間以内に相次いで発症し,単相性であるものをDevic病とする。1ヵ月以上の間隔を開けて再発するものは視神経脊髄型とする。
(4) 病理またはMRIにて同心円状病巣が確認できるものをBalo病(同心円硬化症)とする。

変を有する例,横断性脊髄炎をきたす例も少なからず存在する。したがって,"McDonaldの診断基準"をそのまま日本人MSに適用することには無理があると考えられる。そこで2003年度に,厚生労働省免疫性神経疾患調査研究班により我が国のMS診断基準が改定された。この基準では,空間的多発性と時間的多発性の証明,他疾患の除外を主要項目とし,MRI所見や髄液所見などの補助検査を要求していない。また従来の診断基準からはPPMSが漏れていたが,2001年のMcDonaldの診断基準に準拠した形でPPMSをMSの枠内に取り入れたことに大きな特徴がある。その他,再発の定義や,Devic病やBalo病などの特殊病型の定義を明確化している。しかしこの基準は,臨床的に確実なMSの診断には有用であるが,基準を満たさない初期のMS,CISとよばれる初回脱髄発作の段階での診断ができないところに問題がある。早期診断を可能にする,我が国独自の新たな診断基準の確立が望まれる。

視神経と脊髄にほぼ限局した病巣を有するOSMSは日本人MSに多くみられる病型であるが,OSMSと病型診断する場合,neuromyelitis optica(NMO)を考慮する必要がある。NMOはDevic病ともよばれ,わが国のMS診断基準では『視神経炎と脊髄炎を数週間以内に相次いで発症し,単相性で

あるもの』と定義され，1ヵ月以上の間隔を開けて再発するものはOSMSと定義された。しかし欧米では，Mayo Clinicの研究グループを中心に再発性に視神経と脊髄を冒すものも広義のDevic病（再発性Devic病，再発性NMO）として捉えられることが多い。OSMSと欧米から報告されている再発性NMO（再発性Devic病）の病像は重複することも多いが，その異同については結論を出すに至っていない。最近，NMOに特異的に出現する抗体としてNMO-IgGが報告され[8]，その対応抗原がアクアポリン-4（AQP4）であることが明らかとなった[9]。NMO-IgG/抗AQP4抗体の病因的意義は不明であるが，本抗体陽性例は従来のMSとは異なる疾患である可能性もあり，今後の検討が必要である。

## まとめ

我が国にはOSMSという欧米ではまれな病型が多く存在する。今後は病型ごとの病態が解明され，それぞれに応じた診断マーカーとともに治療法が開発されることを期待したい。

## 文献

1) McDonald WI, Compston A, Edan G, et al.: Recommended diagnostic criteria for multiple sclerosis: guidelines from the International Panel on the diagnosis of multiple sclerosis. Ann Neurol. 50: 121-127, 2001.
2) Polman CH, Reingold SC, Edan G, et al.: Diagnostic criteria for multiple sclerosis: 2005 revisions to the "McDonald Criteria". Ann Neurol. 58: 840-846, 2005.
3) Barkhof F, Filippi M, Miller DH, et al.: Comparison of MRI criteria at first presentation to predict conversion to clinically definite multiple sclerosis. Brain. 120: 2059-2069, 1997.
4) Paty DW, Oger JJ, Kastrukoff LF, et al.: MRI in the diagnosis of MS: a prospective study with comparison of clinical evaluation, evoked potentials, oligoclonal banding, and CT. Neurology. 38: 180-185, 1988.
5) Fazekas F, Offenbacher H, Fuchs S, et al.: Criteria for an increased specificity of MRI interpretation in elderly subjects with suspected multiple sclerosis. Neurology. 38: 1822-1825, 1988.
6) Tintoré M, Rovira A, Martínez MJ, et al.: Isolated demyelinating syndromes: comparison of different MR imaging criteria to predict conversion to clinically definite multiple sclerosis. AJNR Am J Neuroradiol. 21: 702-706, 2000.
7) Dalton CM, Brex PA, Miszkiel KA, et al.: Application of the new McDonald criteria to patients with clinically isolated syndromes suggestive of multiple sclerosis. Ann Neurol. 52: 47-53, 2002.
8) Lennon VA, Wingerchuk DM, Kryzer TJ, et al.: A serum autoantibody marker of neuromyelitis optica: distinction from multiple sclerosis. Lancet. 364: 2106-2112, 2004.
9) Lennon VA, Kryzer TJ, Pittock SJ, et al.: IgG marker of optic-spinal multiple sclerosis binds to the aquaporin-4 water channel. J Exp Med. 202: 473-477, 2005.

# G. 多発性硬化症の病型診断

松岡　健（九州大学神経内科）
吉良　潤一（九州大学神経内科）

　多発性硬化症（multiple sclerosis：MS）は，ヒトの中枢神経を侵す炎症性疾患ではもっとも頻度の高い代表的な神経難病である。中枢神経髄鞘を標的とした自己免疫性疾患と考えられているが，その発病機序はいまだ明らかではない。国際的には，臨床経過によって再発寛解型MS（Relapsing-remitting MS：RRMS）と一次進行型MS（Primary progressive MS：PPMS）に分類される。一方，日本人を含むアジア人種RRMSは病変分布で区分される。視神経と脊髄を比較的選択的に侵す視神経脊髄型MS（Opticospinal MS：OSMS）と，大脳，小脳，脳幹を含む中枢神経系全般を広範に侵す通常型MS（Conventional MS：CMS）に大別される。またOSMSは，欧米の再発寛解型Neuromyelitis optica（NMO）との異同が議論されてきた。近年，MRI所見に基づいた診断基準が作成され，中枢神経に広く分布するアクアポリン4（AQP4）への自己抗体が診断マーカーとして注目されるなど，MS診療は変革期にある。本稿ではMRIや抗AQP4抗体も含めた病型診断について概説する。

## 臨床経過による分類～PPMSとは～

　MSは臨床経過より再発寛解型MS（Relapsing-remitting MS：RRMS）と一次進行型MS（Primary progressive MS：PPMS）に分類される。RRMSは急性増悪（Relapse）とそれに続く寛解（Remission）が特徴で，経過中に慢性に進行する二次進行型MS（Secondary progressive MS：SPMS）への移行もみられる。PPMSは発症から慢性に進行することが特徴であるが，ときに進行が停止したり，一次的にわずかに改善することもある。PPMSは全MSの10～15％を占め，RRMSに比べて発症年齢が高く，男性の割合が多い（**表1**）[1]。臨床症状としては80％に痙性不全対麻痺がみられ，15％が小脳性運動失調を呈する。RRMSと違って視神経障害はまれである。PPMSにおいて，脊髄MRIでは頸髄萎縮が特徴で重症度との関連も認められる。通常の脳MRI撮影で指摘される白質病変やガドリニウム増強病巣は少ない。しかし正常にみえる灰白質および白質において，ADC値亢進，

表1 RRMSとPPMSの特徴（文献1）

|  | Relapsing-remitting MS | Primary-progressive MS |
| --- | --- | --- |
| 割合 | 85〜90 % | 10〜15 % |
| 男性：女性 | 1：2〜3 | 1：1 |
| 発症年齢 | 30歳 | 40歳 |
| 症状 | 視神経（25 %）脳幹（20 %）脊髄（45 %，感覚優位） | 脊髄（80 %運動優位）脳幹小脳（15 %） |
| 脳 MRI | 中等度 | 微小 |
| Gd 造影 | 普遍 | ほとんどなし |
| 早期脊髄萎縮 | なし | あり |
| 髄液 OCB | 90 % | 80 % |
| IFNβ | 効果あり | 効果なし |

Magnetisation transfer ratio 低下，MR spectroscopy で N-acetyl aspartate 低下や myoinositol 増加が報告されている。これは軸索脱落とアストロサイト増加を反映している。病理学的にも，RRMSにおいて白質に多巣性に炎症性細胞浸潤と脱髄をみるのに対して，PPMSとSPMSにおいては皮質まで拡がる脱髄巣と白質への広範なミクログリアの出現と軸索脱落がみられている[2]。PPMSの治療には経験的に大量メチルプレドニソロンが投与されるが，それによる悪化の報告もあり注意を要する[3]。インターフェロン（Interferon：IFNα/β）なども無効である[4]。PPMSはRRMSとは別スペクトラムとも思われるが，両群ともHLA-DRB1*1501への関連が認められている[5]。診断にはMcDonald基準（2001）が提唱されたが[6]，煩雑なためあまり受け入れられず，McDonald基準（2005）と改訂されている[7]。これは1年以上の慢性進行性の経過と，①9個以上の脳病巣もしくは4個以上の脳病巣と視覚誘発電位（Visual evoked potential：VEP）異常，②2個以上の脊髄病巣，③髄液オリゴクローナルバンド（CSF oligoclonal IgG bands：OCB）もしくは髄液 IgG index 増加（CSF IgG：serum IgG/CSF albumin：serum albumin），といった3項目の2つを満たすことを要求する（表2）。臨床現場で用いやすく，OCBを呈さない患者も診断できるため，広く受け入れられている。

## 臨床病型による分類 ～OSMSとCMS～

RRMSの診断には臨床的に時間的空間的多発性を認めることが要求されていた（Poser 診断基準）[8]。日本では臨床症状に基づいて視神経脊髄型MS（OSMS）と通常型MS（CMS）に分類され，OSMSはKiraらの基準（1996）で定義されてきた（表3）[9]。著者らの検討では，CMSに比べてOSMSは女性優位で，発症年齢や再発率が有意に高く，重篤な視神経炎や横断性脊髄炎を発症して重症な臨床像を呈する（表4）[10]。髄液OCBを呈することは少ないが，細胞増多を伴う割合は有意に高い。OSMSにおいては，

表2　PPMSの診断基準の変遷（文献6, 7を改変）

| McDonald 診断基準（2001） |
| --- |
| 下記3項目を満たすこと<br>1. 髄液 OCB 陽性もしくは IgG index 上昇<br>2. 以下のいずれかを満たし空間的多発性が証明される<br>　　a）9個以上の脳病変<br>　　b）2個以上の脊髄病変<br>　　c）4〜8個の脳病変＋1個の脊髄病変<br>　　d）4〜8個の脳病変または4個未満の脳病変＋1個の脊髄病変を伴う VEP 異常<br>3. 1年間の持続的進行または発症3ヵ月以後の MRI 新規病巣または Gd 増強 |
| McDonald 診断基準（2005） |
| 下記2項目を満たすこと<br>1. 1年間の持続的進行<br>2. 下記3項目のうち2項目を満たす<br>　　a）9個以上の脳病巣もしくは4個以上＋VEP 異常<br>　　b）2個以上の脊髄病巣を有する<br>　　c）髄液 OCB 陽性もしくは IgG index 上昇 |

表3　OSMS の診断基準（文献9を改変）

| |
| --- |
| 1. 視神経炎と脊髄炎を呈する<br>2. 眼振・複視など微細な脳幹徴候は許容される<br>3. 小脳・大脳症状は含まない<br>4. 再発あり |

前述の McDonald 基準（2001）で用いられる脳 MRI 診断基準[11]を満たす例は約20％であり，半数以上は脳病巣はみられず，むしろ側脳室に沿った線状の病巣を特徴とする[12]（図1）。また脊髄 MRI では3椎体以上の長大な脊髄病巣（Longitudinally extensive spinal cord lesions：LESCL）が多く出現する。病理学的にも，CMS では側脳室周囲の境界明瞭な脱髄巣が特徴であるが，OSMSでは視神経と脊髄に，とくに視交叉と下部頸髄から胸髄にかけて，選択的に壊死性，破壊性の病巣がみられる[13]。我々の施設では末梢血および髄液細胞内サイトカインを測定して，CMS では再発に Th1 細胞の関与が大きいこと，OSMS では Th1 に加えて Th2 細胞も再発に何らかの役割を果たしている免疫学的機序の違いを見出している[14,15]。さらにOSMS では髄液中の IL-17，IL-8 が有意に増加しており，CSF/serum albumin ratio と有意な正の相関をもつことから血液脳関門の破綻に寄与していると考えられた。また脊髄病巣の長さや総合障害度（EDSS）とも正の相関を示した（図2）。IL-17 は自己免疫をおこすメモリーT細胞（Th17）が産生するサイトカインで，IL-8 はこの下流に位置し，好中球やT細胞の炎症局所への遊走を

表4 OSMSとCMSの比較（文献10を改変）

|  | OSMS (n=57) | CMS (n=67) |
| --- | --- | --- |
| 男性：女性 | 9/48 (1：5.3) | 21/46 (1：2.2) |
| 発症年齢（歳） | 35.5±15.9* | 29.3±11.7* |
| 罹病期間（年） | 10.9±9.5 | 9.6±9.6 |
| 再発回数 | 7.5±6.2* | 5.7±6.2* |
| EDSS score | 4.8±2.7* | 3.7±2.5* |
| 重度の視神経炎（≥FS 5） | 41/57 (71.9%)* | 18/67 (26.9%)* |
| 横断性脊髄炎 | 31/57 (54.4%)* | 10/67 (14.9%)* |
| 二次性進行型 | 3/57 (5.3%) | 6/67 (9.0%) |
| 髄液細胞増多（≥50/$\mu l$） | 8/50 (16.0%)* | 2/59 (3.4%)* |
| OB | 8/45 (17.8%)* | 24/55 (43.6%)* |
| IgG index（≥0.658） | 15/37 (40.5%) | 28/48 (58.3%) |
| Barkhof MRI 診断基準 | 14/57 (24.6%)* | 49/67 (73.1%)* |
| Anterior rim-like 病巣 | 28/39 (71.8%)* | 21/49 (42.9%)* |
| 側脳室 ovoid 病巣 | 23/39 (59.0%)* | 47/49 (95.9%)* |
| LESCLs | 33/57 (57.9%)* | 20/67 (29.9%)* |

*$p<0.05$

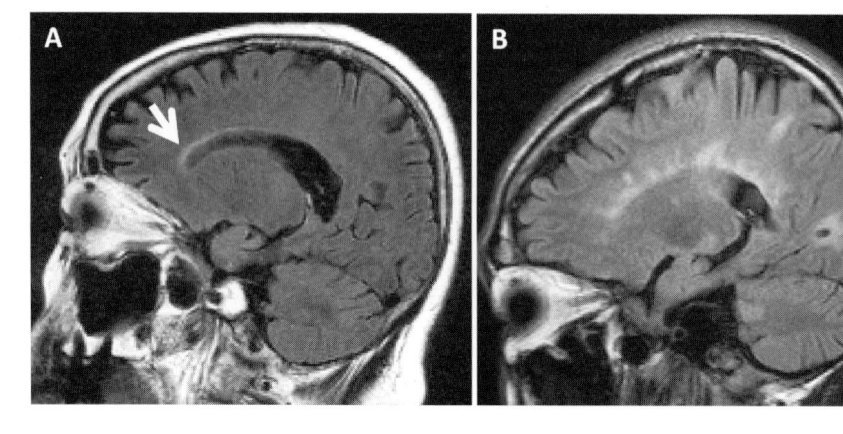

図1 OSMSとCMSの脳MRI比較
(A)脳MRI FLAIR画像矢状断。
　　75歳女性OSMS。罹病期間9年，EDSS 6.0。
　　側脳室に沿った線状の病巣（矢印）以外に脳病巣なし。
(B)脳MRI FLAIR画像矢状断。
　　29歳男性CMS。罹病期間12年，EDSS 2.0。
　　側脳室周囲に多数の ovoid lesion を認める。

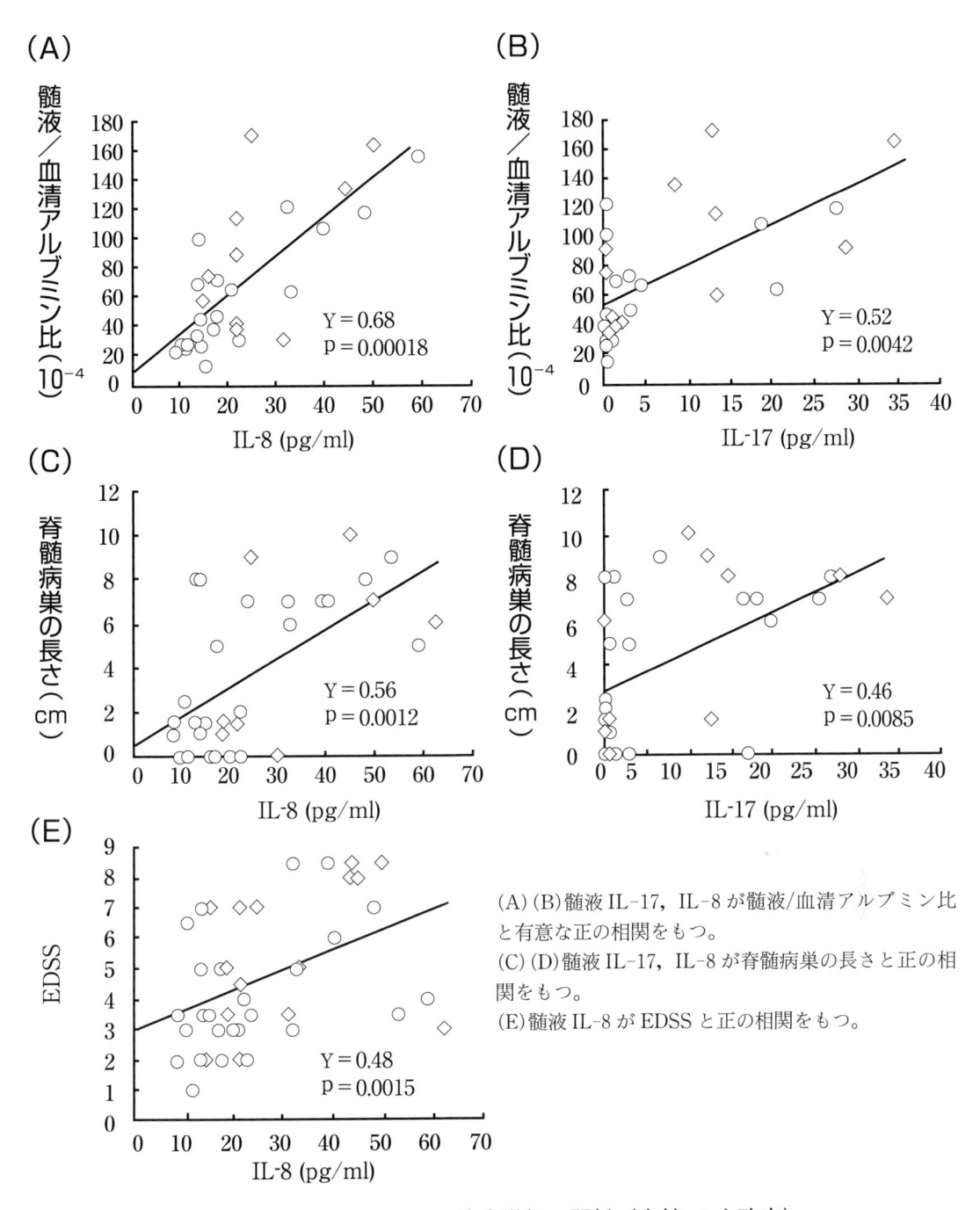

図2 髄液サイトカインと臨床徴候の関係（文献15を改変）

(A)(B)髄液IL-17，IL-8が髄液/血清アルブミン比と有意な正の相関をもつ。
(C)(D)髄液IL-17，IL-8が脊髄病巣の長さと正の相関をもつ。
(E)髄液IL-8がEDSSと正の相関をもつ。

誘導する働きがある。OSMSでは髄液細胞増多を伴い，病理学的にも高度な組織破壊病巣に一致して好中球の集簇もみられている。OSMSの機序として，IL-17産生性自己反応性メモリーT細胞の活性化が髄腔内で生じて，このIL-17/IL-8系の活性化が組織へ

の好中球の動員を促し，高度の脊髄破壊に寄与している可能性が考えられる．

　以上述べてきたように，OSMSとCMSは臨床的にも画像・病理学的にも，免疫学的にも異なった疾患に思われる．しかしながら，我々はOSMSからCMSへの移行症例も経験する．無症候性に脳MRI病巣を持つ症例もあり，MSに特徴的所見とされる側脳室周囲のovoid lesionはOSMSの約半数にみられる（表4）．病理学的にも両者の特徴を併せ持つ症例群が報告されている[16]．詳細は別稿に述べるが，第4回MS全国調査において，日本では北緯37°以北でCMSの割合が高く，近年の西洋化に伴いOSMSからCMSへの病像の変化が示唆された[17]．また日本における多施設解析でIFNβ-1bはCMSのみでなく，OSMSにも同程度に有効と報告された[18]．OSMSとCMSは同一スペクトラムに存在する疾患が環境因子に修飾されている可能性も考えられる．

## MSにおける抗アクアポリン4（AQP4）抗体の位置づけ～AQP4 autoimmune syndrome～

　欧米では，MSとは別に数週間の経過で相次いで両側視神経と脊髄を侵すものとしてDevic病（Neuromyelitis optica：NMO）が19世紀より定義されてきた．単相性と再発性の臨床像の違いも論じられていたが，1985年頃より再発性の病像が多くなり，NMOは視神経炎と脊髄炎を繰り返すものと再定義された[19]．21世紀になり，NMOに特異的なIgG抗体，NMO-IgGが報告され[20]，それがアクアポリン4（AQP4）を対応抗原とすることが明らかになった[21]．NMOの60％に無症候性の脳病巣がみられることも注目され[22]，この2点を踏まえてさらにNMOという概念は拡がった（表5）[23]．

　日本ではDevicの原著に忠実にDevic病は単相性疾患とし，再発性のものをOSMSとしてきた．そのためOSMSとNMOの異同が論じられてきており，LESCLを有するなど病像の重なりも多い[19]．しかし，LESCLに関しては自験例（表4）およびアジア他地域においてCMSの20～30％に存在する[24]．またNMO-IgGがOSMSに多くみられたことからNMOとOSMSが同一疾患であるとする見解もある[25]．

　著者らの九州大学連続例の検討では，抗AQP4抗体はOSMSにおいて27.1％，さらにCMSにも5.6％に存在し，両者ともLESCLsを伴わない群にも少数ながら抗体陽性症例を認めた[26]．前述したNMO診断基準（2006）を満たす抗AQP4抗体陽性例とそれにもっとも近い臨床像をもつLESCLを伴う抗AQP4抗体陰性OSMS群の比較をまとめた（表6）．抗AQP4抗体陽性MS群は全例が女性で，高い再発率を示した．抗AQP4抗体陰性CMS群に比べて重度の視神経炎や横断性脊髄炎が多く，臨床的には重症であることが共通していた．しかし抗AQP4抗体陽性MS群においてはSSA/SSBなどの自己抗体が多くみられ，IFNβの治療効果が乏しい点が異なった．またMRI所見においても脳病巣の頻度や脊髄病巣の分布に違いがみられた．抗AQP4抗体陽性MS群は抗AQP4抗体陰性OSMS群と臨床的に似通っているものの完全には一致しなかった．むしろAQP4 autoimmune syndrome of the

表5 NMO 診断基準の変遷（文献 19, 23 を改変）

| NMO 診断基準（1999） |
|---|
| 3つの絶対基準＋補助基準（1主基準あるいは2副基準） |
| 絶対基準　1．視神経炎 |
| 　　　　　2．脊髄炎 |
| 　　　　　3．視神経脊髄以外の症候なし |
| 補助基準　主基準 |
| 　　　　　1．発症時脳 MRI 正常 |
| 　　　　　　　または Paty の脳 MRI 診断基準を満たさない |
| 　　　　　2．3 椎体以上の長さを持つ脊髄病巣 |
| 　　　　　3．50 個以上の髄液細胞増多 |
| 　　　　　　　または 5 個以上の好中球増加 |
| 　　　　　副基準 |
| 　　　　　1．両側視神経炎 |
| 　　　　　2．重度の視神経炎（視力 20/200 以下） |
| 　　　　　3．重度の脊髄炎（MMT 2 以下が 1 肢以上） |

| NMO 診断基準（2006） |
|---|
| 1．視神経炎 |
| 2．脊髄炎 |
| 3．以下の 3 項目のうち 2 つを満たす |
| 　a）3 椎体以上の長さを持つ脊髄病巣 |
| 　b）発症時に Paty の脳 MRI 診断基準を満たさない) |
| 　c）NMO-IgG が陽性 |

CNS とでも名付けるべき病態の違いが示唆された（図3）。欧米においても改訂 NMO 診断基準（2006）は視神経脊髄以外の中枢神経病変を許容し，また MS の脳 MRI 診断基準を満たす NMO 診断基準（1999）を満たす症例も指摘されている。再発性視神経炎や再発性脊髄炎を呈するのみで NMO 診断基準（2006）を満たさない抗 AQP4 抗体陽性症例も存在し，古典的 NMO に完全に一致しない "NMO spectrum disorder" が提唱されている[27]。

## 抗 AQP4 抗体の意義
### ～病因？　修飾因子？～

Aquaporin は水分子のみを選択的に通過させる膜蛋白で，10 種類以上のファミリーメンバーが知られている。AQP4 は脳室周囲，脈絡膜叢，軟膜など広範囲に分布し，血液脳関門（Blood brain barrier：BBB）を形成する脳毛細血管内皮細胞周囲のアストロサイトの足突起におもに発現している。BBB における水の移動調節に関与していると考えられている。腎臓や胃などにも分布しているが，その詳細については不明である。

表6 NMO診断基準（2006）を満たす抗AQP4抗体陽性MSとLESCLsを伴う抗AQP4抗体陰性OSMSの比較（文献26を改変）

|  | 抗AQP4抗体陽性 MS/NMO (n=14) | 抗AQP4抗体陰性 OSMS/LESCLs (n=18) |
| --- | --- | --- |
| 男性：女性 | 0/14 | 4/14 (1:3.5) |
| 発症年齢（歳） | 38.0±14.6 | 33.9±15.4 |
| 罹病期間（年） | 14.8±9.2 | 14.0±9.4 |
| 再発率（回数/年） | 1.2±0.6* | 0.8±0.5* |
| EDSS score | 5.6±2.7 | 6.4±2.3 |
| 重度の視神経炎（≥FS 5） | 11/14 (78.6%) | 15/18 (83.3%) |
| 横断性脊髄炎 | 9/14 (64.3%) | 15/18 (83.3%) |
| 2次性進行型 | 0/14 (0.0%) | 1/18 (5.6%) |
| 髄液細胞増多（≥50/μl） | 2/14 (14.3%) | 5/15 (33.3%) |
| OB | 1/9 (11.1%) | 2/16 (12.5%) |
| SSA/SSB | 4/14 (28.6%) | 2/12 (16.7%) |
| BarkhofのMRI診断基準 | 7/14 (50.0%) | 4/18 (22.2%) |
| LESCLs | 13/14 (92.9%) | 18/18 (100.0%) |
| IFNβ前後の再発率 |  |  |
| 　IFNβ-1b導入前 | 1.8±0.6 | 1.4±0.8 ⎤* |
| 　IFNβ-1b導入後 | 2.3±1.9 | 0.6±0.7 ⎦ |
| 　変化（%） | +39.3±122.0 | −58.2±49.8 |
| 　再発率50%以上の減少 | 1/7* | 8/11* |

$*p<0.05$

　NMOやOSMSの病理像の詳細は別稿に譲るが，ともに視神経および脊髄灰白質と白質の壊死，空洞形成を伴う高度な破壊性病変を特徴とする。NMOにおいて血管周囲に補体や免疫グロブリンが沈着していることから，何らかの抗原抗体反応を契機とする発症機序が考えられていた[28]。その後，抗AQP4抗体が発見され，NMOの急性期病巣では髄鞘が保たれるがAQP4とアストロサイトが脱落し，逆にMSの脱髄病巣ではAQP4は比較的保たれていることが報告された[29]。これにより典型的なMSの脱髄とは異なる病態，すなわちAQP4の脱落に関連するアストロサイトの機能不全や液性免疫が関わる病態が提唱されている。また抗AQP4抗体がAQP4の細胞外部分に結合することで，補体が活性化し，BBBの透過性が亢進すること，同時に急激なAQP4の発現低下が生じるが，抗AQP4抗体を除去することでAQP4は再合成されることが明らかになった[30]。これはNMOに血漿交換療法などが有効であることに一致する所見である。

　しかし抗AQP4抗体ですべてを説明するには慎重であらねばならない。抗AQP4抗体がアストロサイト足突起に発現するAQP4に結合するためには，まず血管内皮細胞が障害されていなければならない。血管周囲に沈着した免疫グロブリンはIgM主体

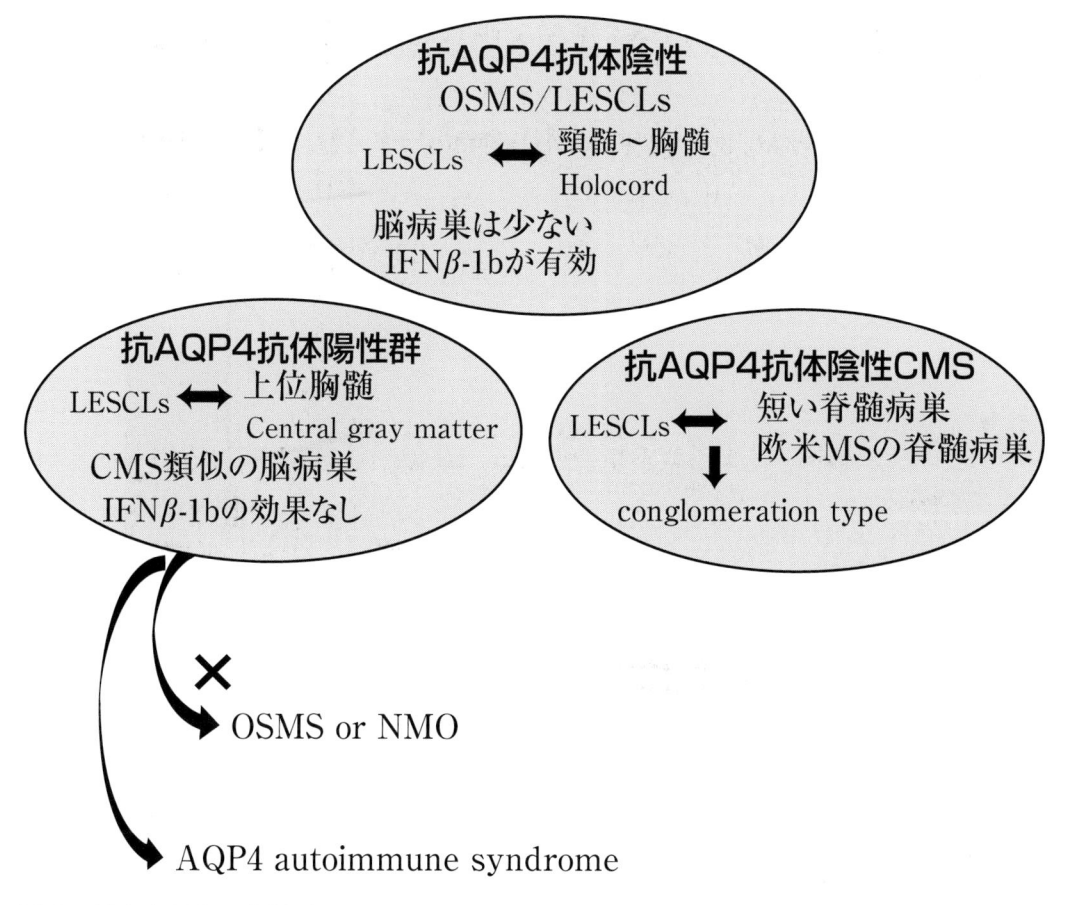

**図3 日本人 MS における heterogeneity**

LESCLs は抗 AQP4 抗体陽性群では上位〜中位胸髄の灰白質を主座とした。一方，抗 AQP4 抗体陰性 OSMS 群では上位頸髄から中位胸髄に拡がり，軸位では中心灰白質から辺縁白質にまたがった。抗 AQP4 抗体陰性 CMS 群では LESCL は頸髄の辺縁白質に限局することが多く，欧米の MS 脊髄病巣とその分布が一致した。抗 AQP4 抗体陽性群はしばしば CMS に類似する脳病巣を伴い，IFNβ は無効であった。日本人 MS においては，抗 AQP4 抗体陽性例の病態は，OSMS と完全には一致せず。むしろ AQP4 autoimmune syndrome と言える。

であったが[28]，抗 AQP4-IgM 抗体は同定されておらず，最初に血管内皮細胞を障害する未知の抗体の存在が示唆される[31]。事実，抗 AQP4 抗体による NMO 実験モデルは作成されていない。病理所見での AQP4 脱落もそもそも破壊性が強くアストロサイト自体存在しない以上，AQP4 も発現し得ない。臨床像に目を向けると，NMO において抗 AQP4 抗体の感度は 70％に過ぎないこと，中枢神経系で AQP4 がもっとも発現する間脳などに病巣を持つ NMO は 10％程度に過ぎないこと，腎臓や胃への影響が明らかでないことなど，抗 AQP4 抗体を一次的な要因とするには多くの疑問が残る[32]。著者らは経過中に抗 AQP4 抗体が陽性となった症例や，MS としては非典型的な vasogenic edema

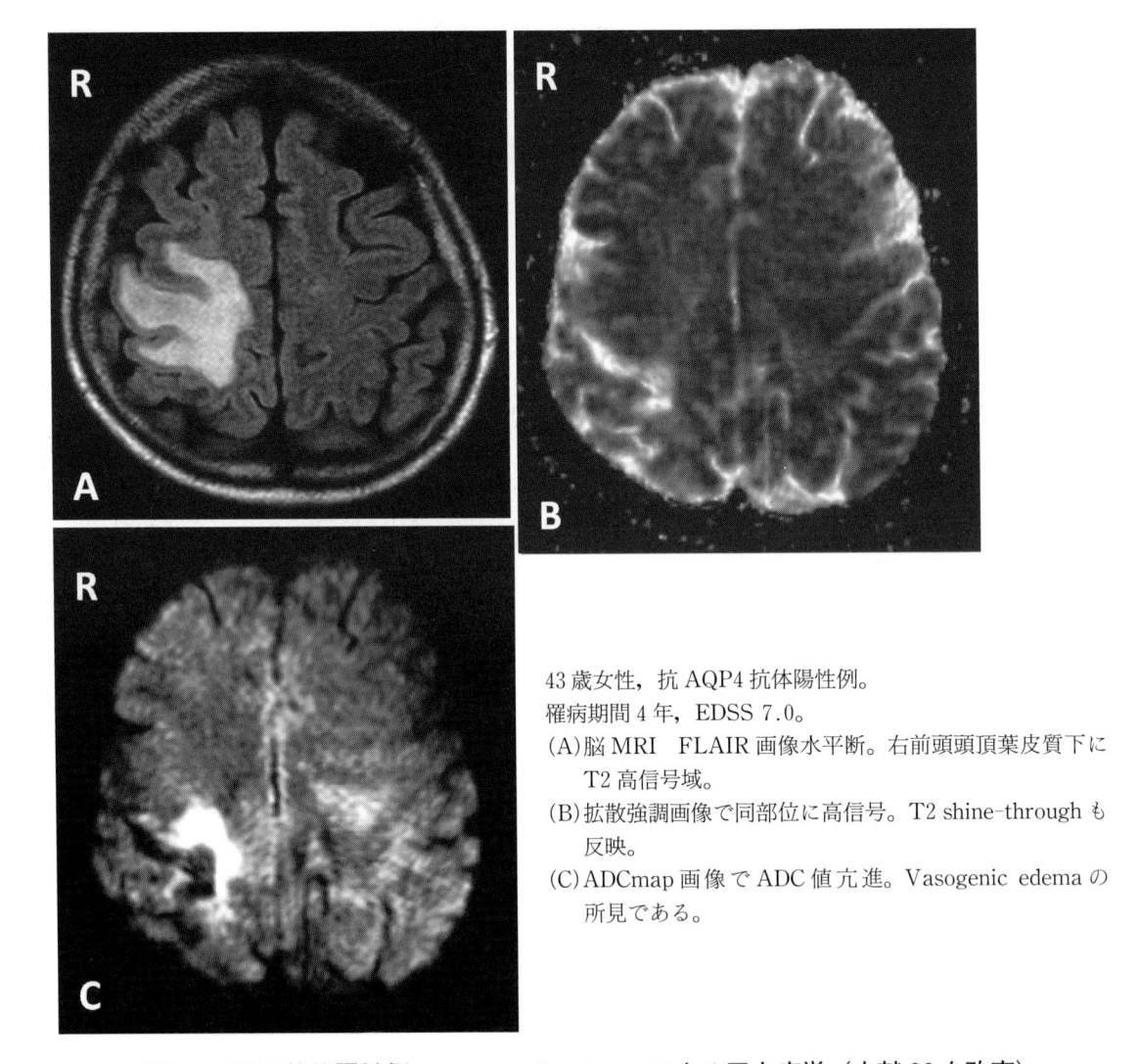

**図4　AQP4抗体陽性例のvasogenic edemaによる巨大病巣（文献26を改変）**

43歳女性，抗AQP4抗体陽性例。
罹病期間4年，EDSS 7.0。
(A)脳MRI　FLAIR画像水平断。右前頭頭頂葉皮質下にT2高信号域。
(B)拡散強調画像で同部位に高信号。T2 shine-throughも反映。
(C)ADCmap画像でADC値亢進。Vasogenic edemaの所見である。

による巨大脳病巣を抗AQP4抗体陽性症例として経験している（図4）。AQP4ノックアウトマウスで脳のvasogenic edemaの遷延が示されている[33]。抗AQP4抗体は2次的に産生され，修飾因子として働いている可能性も考えられる。

## まとめ

抗AQP4抗体の発見によりMS病型診断はさらに多様性を増している。治療方針の決定のためにも，免疫学的背景によって病型分類はなされる必要がある。その意味でも抗AQP4抗体の意義は大変重要であり，今後

のさらなる研究が必要である。

## 文　献

1) Miller DH, Leary SM : Primary-progressive multiple sclerosis. Lancet Neurol. 10 : 903-912, 2007.
2) Kutzelnigg A, Lucchinetti CF, Stadelmann C, et al. : Cortical demyelination and diffuse white matter injury in multiple sclerosis. Brain. 128 : 2705-2712, 2005.
3) Koch M, De Keyser J : Irreversible neurological worsening following high-dose corticosteroids in advanced progressive multiple sclerosis. Clin Neuropharmacol. 29 : 18-19, 2006.
4) Leary SM, Thompson AJ : Primary progressive multiple sclerosis : current and future treatment options. CNS Drugs. 19 : 369-376, 2005.
5) Barcellos LF, Sawcer S, Ramsay PP, et al. : Heterogeneity at the HLA-DRB1 locus and risk for multiple sclerosis. Hum Mol Genet. 15 : 2813-2824, 2006.
6) McDonald WI, Compston A, Edan G, et al. : Recommended diagnostic criteria for multiple sclerosis : guidelines from the International Panel on the diagnosis of multiple sclerosis. Ann Neurol. 50 : 121-127, 2001.
7) Polman CH, Reingold SC, Edan G, et al. : Diagnostic criteria for multiple sclerosis : 2005 revisions to the "McDonald Criteria". Ann Neurol. 58 : 840-846, 2005.
8) Poser CM, Paty DW, Scheinberg L, et al. : New diagnostic criteria for multiple sclerosis : guidelines for research protocols. Ann Neurol. 13 : 227-231, 1983.
9) Kira J, Kanai T, Nishimura Y, et al. : Western versus Asian types of multiple sclerosis : immunogenetically and clinically distinct disorders. Ann Neurol. 40 : 569-574, 1996.
10) Matsuoka T, Matsushita T, Osoegawa M, et al. : Heterogeneity and continuum of multiple sclerosis in Japanese according to magnetic resonance imaging findings. J Neurol Sci. 266 : 115-125, 2008.
11) Barkhof F, Filippi M, Miller DH, et al. : Comparison of MRI criteria at first presentation to predict conversion to clinically definite multiple sclerosis. Brain. 120 : 2059-2069, 1997.
12) Matsushita T, Matsuoka T, Ishizu T, et al. : Anterior periventricular linear lesions in optic-spinal multiple sclerosis : a combined neuroimaging and neuropathological study. Mult Scler. 2008 (in press).
13) Shiraki H : Neuropathological findings of demyelinating encephalomyelitides of unknown etiology in Japan. Saishin Igaku. 20 : 1036-1052, 1965.
14) Ochi H, Wu XM, Osoegawa M, et al. : Tc1/Tc2 and Th1/Th2 balance in Asian and Western types of multiple sclerosis, HTLV-I-associated myelopathy/tropical spastic paraparesis and hyperIgEaemic myelitis. J Neuroimmunol. 119 : 297-305, 2001.
15) Ishizu T, Osoegawa M, Mei FJ, et al. : Intrathecal activation of the IL-17/IL-8 axis in opticospinal multiple sclerosis. Brain. 128 : 988-1002, 2005.
16) Tabira T, Tateishi J : Neuropathological features of MS in Japan. In Multiple sclerosis east and west, eds by Kuroiwa Y, Kurland LT, Kyushu University Press. Fukuoka, pp 273-295, 1982.
17) Osoegawa M, Fukazawa T, Fujihara K, et al. : The fourth nationwide survey of multiple sclerosis in Japan discloses anticipation of age at onset in multiple sclerosis. J Neurol Sci. 238 (suppl1) : 568-569, 2005.
18) Saida T, Tashiro K, Itoyama Y, et al. : Interferon beta-1b is effective in Japanese RRMS patients. A randomised, multicenter study. Neurology. 64 : 621-630, 2005.
19) Wingerchuk DM, Hogancamp WF, O'Brien PC, et al. : The clinical course of neuromyelitis optica (Devic's syndrome). Neurology. 53 : 1107-1114, 1999.
20) Lennon VA, Wingerchuk DM, Kryzer TJ, et

21) Lennon VA, Kryzer TJ, Pittock SJ, et al.: A serum autoantibody marker of neuromyelitis optica: distinction from multiple sclerosis. Lancet. 364: 2106-2112, 2004.
21) Lennon VA, Kryzer TJ, Pittock SJ, et al.: IgG marker of optic-spinal multiple sclerosis binds to the aquaporin-4 water channel. J Exp Med. 202: 473-477, 2005.
22) Pittock SJ, Lennon VA, Wingerchuk DM, et al.: Brain abnormalities in neuromyelitis optica (NMO). Arch Neurol. 63: 390-396, 2006.
23) Wingerchuk DM, Lennon VA, Pittock SJ, et al.: Revised diagnostic criteria for neuromyelitis optica. Neurology. 66: 1485-1489, 2006.
24) Chong HT, Ramli N, Lee KH, et al.: Magnetic resonance imaging of Asians with multiple sclerosis was similar to that of the West. Neurol Asia. 9: 47-53, 2004.
25) Weinshenker BG, Wingerchuk DM, Nakashima I, et al: OSMS is NMO, but not MS: proven clinically and pathologically. Lancet Neurol. 5: 110-111, 2006.
26) Matsuoka T, Matsushita T, Kawano Y, et al: Heterogeneity of aquaporin-4 autoimmunity and spinal cord lesions in multiple sclerosis in Japanese. Brain. 130: 1206-1223, 2007.
27) Weinshenker BG: Neuromyelitis Optica Is Distinct From Multiple Sclerosis. Arch Neurol. 64: 899-901, 2007.
28) Lucchinetti CF, Mandler RN, McGavern D, et al.: A role for humoral mechanisms in the pathogenesis of Devic's neuromyelitis optica. Brain. 125: 1450-1461, 2002.
29) Misu T, Fujihara K, Kakita A, et al.: Loss of aquaporin 4 in lesions of neuromyelitis optica: distinction from multiple sclerosis. Brain. 130: 1224-1234, 2007.
30) Hinson SR, Pittock SJ, Lucchinetti CF, et al.: Pathogenic potential of IgG binding to water channel extracellular domain in neuromyelitis optica. Neurology. 69: 2221-2231, 2007.
31) Galetta SL, Bennett J: Neuromyelitis Optica Is a Variant of Multiple Sclerosis. Arch Neurol. 64: 901-903, 2007.
32) Wingerchuk DM, Lennon VA, Lucchinetti CF, et al.: The spectrum of neuromyelitis optica. Lancet Neurol. 6: 805-815, 2007.
33) Papadopoulos MC, Manley GT, Krishna S, et al.: Aquaporin-4 facilitates reabsorption of excess fluid in vasogenic brain edema. FASEB J. 18: 1291-1293, 2004.

# H. 多発性硬化症の鑑別診断

田中　優司（岐阜大学神経内科・老年学分野）
犬塚　貴（岐阜大学神経内科・老年学分野）

多発性硬化症（Multiple Sclerosis：MS）には，特異的な診断マーカーは存在せず，現在においても，臨床症候と補助検査をもとに臨床診断が行われる。本邦ではおもに，厚生労働省免疫性神経疾患調査研究班による多発性硬化症診断基準（2003），国際的にはPoserの診断基準（1983）[1]やMcDonaldの基準（2001）[2]が用いられている。これらの診断基準は，補助検査を活用しているが，基本的には，時間的・空間的多発性を示すこと，他の疾患を十分に除外することが重要である。

本稿では，除外すべき鑑別診断について述べる。

## 鑑別疾患（表1，表2）

MSの確定診断には，表1に挙げた疾患を除外するため，鑑別診断を進めることが重要である。

また，表2に挙げたような類縁疾患の鑑別を行うことも重要である。わが国の診断基準では，Devic病，Balo病は参考事項に含まれている。しかし，Devic病の位置づけ（Devic病については，本紙別稿を参照のこと）をはじめMSの疾患概念，病型分類は，検査法の開発とともに変化しつつある。

## 臨床症候・検査所見による鑑別疾患（表3～表7）

臨床症候や検査所見により留意すべき鑑別疾患[4]を示す。

視神経炎が疑われる場合，脊髄症候を示す場合，進行性の失調・脳幹症候を示す場合，頭部MRIの異常所見を伴う認知障害・行動障害を示す場合，髄液中のoligoclonal band陽性やIgGの増加を示す場合において，鑑別すべき疾患[5]を示す。

## 鑑別のポイント

MSの類縁疾患については，他稿を参照のこと。

### 1．視神経炎

MSは視神経炎を高率に合併する。また視神経炎の10～40％はMSに移行するとされる。視神経炎のみの症候であっても，潜在的

### 表1 多発性硬化症と鑑別すべき疾患（文献4より一部改変）

1. 脳血管障害
   脳梗塞，脊髄梗塞，動静脈奇形，血管腫，抗リン脂質抗体症候群など
2. 脳腫瘍・脊髄腫瘍
   原発性腫瘍，転移性腫瘍，悪性リンパ腫など
3. 感染性疾患
   脳膿瘍，脳炎，神経梅毒，結核腫，硬膜外膿瘍，HTLV-1 associated myelopathy (HAM)，HIV 感染症，Lyme 病，進行性多巣性白質脳症，Whipple 病など
4. 非感染性炎症性疾患
   急性小脳炎，横断性脊髄炎，神経サルコイドーシス，神経ベーチェット病，神経 Sweet 病，アトピー性脊髄炎，傍腫瘍性脳脊髄炎，抗好中球細胞質抗体 (ANCA) 関連症候群，Isolated angitis of the CNS など
5. 代謝性疾患
   Wernicke 脳症，亜急性連合性脊髄変性症（ビタミン $B_{12}$ 欠乏症），Leigh 脳症，Mitochondrial myopathy, encephalopathy, lactic acidosis and stroke-like episodes (MELAS)，Leber 病などのミトコンドリア病，Lysosomal 病など
6. 内科疾患に伴う神経障害
   全身性エリテマトーデス，シェーグレン症候群，抗リン脂質抗体症候群，結節性多発動脈炎などの膠原病
7. 変性疾患
   脊髄小脳変性症，運動ニューロン疾患，家族性痙性対麻痺，各種の白質ジストロフィーなど
8. 脊椎疾患
   変形性頸椎症，後縦靱帯骨化症，椎体椎間板炎など
9. 中毒性疾患
   Subacute myelooptic neuropathy (SMON)，5-FU，サイクロスポリン，FK-506 による脳症など
10. その他
    脊髄空洞症など

### 表2 多発性硬化症の類縁疾患 （文献6より一部改変）

Balō 同心円硬化症
Devic 病（視神経脊髄炎）
Marburg 病
Schilder 病
単巣性の症候群
　視神経炎
　炎症性脳幹症候群
　横断性脊髄炎
　急性散在性脳脊髄炎

### 表3 視神経炎が疑われる場合

視神経炎（再発性，特発性）
サルコイドーシス
全身性エリテマトーデス
シェーグレン症候群
抗リン脂質抗体症候群
神経ベーチェット病
感染症（HIV, Varicella-zoster virus, Cryptococcus, Toxoplasmosis, Syphilis, Histoplasmosis）
ビタミン $B_{12}$ 欠乏
網膜動脈閉塞
網膜剥離
急性緑内障

### 表4　脊髄症候を示す場合

**急性**
- 特発性横断性脊髄炎
- 硬膜外膿瘍
- 脊髄動静脈奇形
- 感染症（Mycoplasma）
- 膠原病
- 脊髄硬膜外血腫

**進行性**
- 脊柱管狭窄症
- 脊髄空洞症
- 感染症（HTLV-1, HIV）
- 銅欠乏症
- ビタミン $B_{12}$ 欠乏症
- 脊髄動静脈奇形
- 家族性痙性対麻痺
- 副腎脊髄ニューロパチー
- 硬膜外腫瘍
- 脊髄静脈瘻

### 表5　進行性の失調・脳幹症候を示す場合

**急性**
- 脊髄小脳失調症
- Wernicke脳症
- ビタミンE欠乏症
- ウイルス性もしくは感染後（自己免疫性）の脳炎

**脳幹症候を示す場合**
- 脳血管障害
- Cerebral autosomal dominant arteriopathy with subcortical infarcts and leukoencephalopathy（CADASIL）
- 重症筋無力症
- 脳幹腫瘍

### 表6　頭部MRIの異常所見を伴う認知障害・行動障害を示す場合

- 異染性白質ジストロフィー
- 副腎白質ジストロフィー
- ウイルス性脳炎（単純ヘルペスなど）
- 感染後の（自己免疫性）脳炎
- HIV感染症
- 全身性エリテマトーデスに伴う中枢神経病変（CNS lupus）
- 進行性多巣性白質脳症
- Cerebral autosomal dominant arteriopathy with subcortical infarcts and leukoencephalopathy（CADASIL）

### 表7　髄液中のoligoclonal band陽性やIgGの増加を示す場合

**感染症**
- 亜急性硬化性全脳炎
- ウイルス性脳炎（一時的）
- HIV脳症

**自己免疫性炎症性疾患**
- 全身性エリテマトーデスに伴う中枢神経病変（CNS lupus）

**変性疾患**
- 副腎白質ジストロフィー

なMSの病巣の存在についての検索が必要である。脳脊髄MRI，電気生理学的検査，髄液検査などを行う。

## 2．脳血管障害

脳梗塞は，高齢者に多く，単巣性で急性発症であり，病変が脳血管支配領域に一致する。脳梗塞では，急性期の頭部MRIの拡散強調画像でのApparent Diffusion Coefficient（ADC）値の低下を示し，髄液検査では異常所見を示さない。一方，MSの脱髄巣は，脳室の長軸に対して垂直な卵円形であることが多い。さらに，通常の脳血管障害では，皮質直下や脳梁などの病変はほとんど認めることが少ない。頭部MRIなどで矢状断，前額断の撮像が参考になる。

## 3．脳腫瘍・脊髄腫瘍

脳腫瘍や脊髄腫瘍は，進行性の経過，単巣性の病変を示すことで鑑別される。しかし，MSでもMRIで腫瘍類似の画像所見を呈し，tumefactive MS lesionの型をとることがある[6]。tumefactive MSでは腫瘍性疾患が疑われ，脳生検ではじめて診断されることがある。脳生検はMSを増悪させる可能性もあり，SPECTやPETなどの機能画像も参考にされている。

また，腫瘍性疾患の中でも，脳原発の悪性リンパ腫は，多発性病変を呈しうること，自然経過で寛解する可能性があること，ステロイド反応性があることから，鑑別上，きわめて重要である。MSの脊髄病変においても浮腫性変化が強いときは，腫瘍性疾患との鑑別が重要である。

## 4．感染性疾患

感染性疾患の中では，脳膿瘍，神経梅毒，結核腫，クリプトコッカス髄膜脳炎，HTLV-1関連脊髄症（HTLV-1 associated myelopathy：HAM），進行性多巣性白質脳症（Progressive multifocal leuko-encephalopathy：PML）などが鑑別の対象になる。感染性疾患では，一般に発熱，頭痛などの臨床症状に加え，髄液細胞数の増加などの検査所見を示すが，これらの所見を強く認めない症例や自然経過でも再発・寛解を繰り返す症例があり，鑑別に注意を要する。

脳膿瘍では，化膿性病巣から炎症が波及し，脳実質内に膿貯留をきたしたものであり，原因疾患として耳鼻科疾患や心疾患が多い。画像診断で，頭部MRIにてリング状の造影効果を認めることがある[9]。MSでは，リング状の増強効果が灰白質に面した部分で欠けている特徴があり，"open-ring imaging sign"と呼ばれ，鑑別に有用とされる。

神経梅毒では，MSとの鑑別に血清・髄液の梅毒反応が有用である。

HAMでは，臨床症状として，進行性痙性対麻痺，排尿障害などを呈する。MSとの鑑別に血清・髄液のHTLV-1抗体価が有用であるが，HTLV-1ウイルスの浸淫地では鑑別に難渋することが多い。

PMLは，宿主の免疫機能低下（悪性腫瘍，自己免疫疾患，ステロイドの投与など）状態で，JC virusの感染により発症する疾患である。JC virusには成人の70％以上が感染しており，腎臓に無症候性に持続感染しているが，免疫能の低下で活性化されPMLを発症する。画像診断で，頭部MRIにて白質に多巣性病変をきたし，MSとの鑑別に難渋す

ることがある．MS との鑑別には，髄液の JC virus（PCR），脳生検が施行される．

## 5. 神経ベーチェット病

　ベーチェット病は，口腔内アフタ，ぶどう膜炎，外陰部潰瘍などを特徴とする再発性炎症性疾患である．本邦では，3：1と男性に多い．ベーチェット病の約11％に中枢神経病変を合併する．眼の症候は，前眼部病変・ぶどう膜炎・網膜血管炎による霧視・視覚障害を特徴とする．神経ベーチェット病では，中枢神経症状の再発と寛解を繰り返し，MS と類似した経過をたどることが多い．ベーチェット病の中枢神経病変は，脳実質に起因する実質性中枢神経系障害（約80％）と血管病変などに起因する非実質性中枢神経系障害（約20％）に大別される．実質性中枢神経系障害は，発症が発作的で数日続くものが多いが，緩徐進行性のものがある．また1回以上発作を繰り返す症例が30％認められる．部位としては，脳幹，とくに中脳を中心とする病変がよく認められる．また，活動性と一致して，髄液の好中球増加，髄液 IL-6 活性の上昇がみられる．MS との鑑別には，身体症候（粘膜潰瘍，アフタ，眼病変）などの確認，HLA-B51，血中 Von Willebrand 因子，IgD 測定などが参考になる．また，神経ベーチェット病では，神経症候の出現時期に眼症状や他の特徴的な症候を伴っていないことが多いとされ，鑑別が困難な場合がある．

## 6. 神経 Sweet 病

　神経 Sweet 病は，浮腫性紅斑，発熱，全身倦怠感などを主徴とする，全身性炎症性疾患である．紅斑は有痛性で境界明瞭であり，生検で好中球の浸潤を認め，ステロイド反応性である．Sweet 病には神経合併症の報告が散見されるようになり，久永らにより診断基準[7]が作成されている．神経症候はステロイドまたは非ステロイド系抗炎症薬が有効であり，皮膚症候は境界明瞭な有痛性隆起性紅斑をきたし，血管炎を伴わない好中球浸潤を特徴とする．ベーチェット病にみられる血管炎や皮膚症候，ぶどう膜炎はみられない．検査所見では，HLA-Cw1 または B54 を示し，B51 は示さない．画像所見では，ベーチェット病では基底核，脳幹に好発するのに対し，中枢神経系のさまざまな部位に散在性に出現する．MS との鑑別には，皮膚症候，皮膚生検所見などの確認，HLA-Cw1 または B54 などが参考になる．とくに HLA-Cw1 は，神経症候のない Sweet 病，神経ベーチェット病に比して，神経 Sweet 病に有意に高率に出現するとされる．

## 7. 神経サルコイドーシス

　サルコイドーシスは，全身性の肉芽腫性疾患である．サルコイドーシスの約5％に神経系合併症がみられる．眼の症候は，ぶどう膜炎やサルコイド結節による視力・視野障害である．神経サルコイドーシスは脳底部を障害することが多く，視床下部，下垂体に好発し，尿崩症や下垂体機能低下症を呈することがある．脳実質以外にも，髄膜や血管周囲に肉芽腫性病変をしばしば認める．脊髄病変は頸髄・胸髄領域に好発する．神経サルコイドーシスは，脊髄 MRI の造影画像で，髄膜から Virchow-Robin 腔に沿って髄内に広がる三日月形の造影効果が特徴的とされる[8]．MS との鑑別には，全身性の所見（とくに肺病

変）の検索，血液の Angiotensin-converting enzyme（ACE），リゾチーム，髄液 ACE の測定などが参考になる．

## 8. 膠原病

全身性の炎症性疾患である．全身性エリテマトーデスやシェーグレン症候群などでは，中枢神経系においても，血管炎や液性因子による炎症をきたし多彩な神経合併症を引き起こす．全身の炎症の活動性と一致して中枢神経症候を合併することが多く，中枢神経系内に多発性の病変をしばしば認める．MS との鑑別で，とくに日本に多い視神経脊髄型の病変の組み合わせは，全身性エリテマトーデス，シェーグレン症候群，抗リン脂質抗体症候群（Antiphospholipid syndrome：APS）などでみられ注意を要する．MS との鑑別には，発熱，関節痛，皮膚症状といった臨床症状や，赤沈，CRP，γグロブリン，抗核抗体などの自己抗体などの検査所見が参考になる．

シェーグレン症候群では，その活動性の判断が困難な場合や，MS 類似の多発性の病変が大脳・脊髄・視神経にみられる場合があり，MS（とくに一次進行型）ではシェーグレン症候群の診断基準を満たす症例が多いなど，鑑別がときに困難である．

APS は，リン脂質に対する抗体が持続的に検出され，動・静脈血栓症，習慣性流産，血小板減少症などの血栓症を呈する疾患である．さらに基礎疾患の明らかでない一次性と，全身性エリテマトーデスなどの自己免疫性疾患を合併する二次性に分類される．抗リン脂質抗体としては，ループスアンチコアグラント，抗カルジオリピン抗体，抗カルジオリピン・β2 グリコプロテイン I 複合体抗体などが測定されている．Cervera らにより診断基準[9]が作成されている．臨床的基準として血栓症もしくは妊娠状態での異常，検査基準として抗リン脂質抗体が持続性に検出されることがあげられている．Cuadrado らは，APS の診断基準を満たし MS 様の神経所見・MRI 画像所見を呈した症例を検討し，全例女性であり，27 例中 19 例が SLE または APS に関連した症候がみられ，臨床的には MS と APS を鑑別することが困難であると報告している[10]．一方，MS における抗リン脂質抗体の陽性頻度は高くないとも報告されている[11]．

## 9. 中毒性疾患

薬剤では，5-fluorouracil（5-FU），carmofur, cyclosporin, FK-506 などでは，びまん性もしくは多巣性の白質脳症をきたすことが報告されている．これらの薬剤使用の既往がないか，確認することが重要である．

## まとめ

以上，代表的な鑑別疾患を挙げた．

MS の特異的な診断マーカーは存在せず，現在においても，臨床症候と補助検査をもとに臨床診断が行われる．臨床では鑑別診断に苦慮する症例にときに遭遇する．有効な検査法の確立が望まれる．

Devic 病（視神経脊髄炎）については，MS との異同について検討がすすめられている．

## 文　献

1) Poser CM, Paty DW, Scheinberg L, et al.: New diagnostic criteria for multiple sclerosis: guidelines for research protocols. Ann Neurol. 13, 227-231, 1983.
2) McDonald WI, Compston A, Edan G, et al.: Recommended diagnostic criteria for multiple sclerosis: guidelines from the international panel on the diagnosis of multiple sclerosis. Ann Neurol. 50, 121-127, 2001.
3) 石橋　哲, 神田　隆：多発性硬化症の鑑別診断. Modern Physician. 24, 1856-1859, 2004.
4) Miller AE, Coyle PK: Clinical features of multiple sclerosis. Continuum Lifelong Learning Neurol. 10, 38-73, 2004.
5) Rinker JR, Cross AH: Diagnosis and differential diagnosis of multiple sclerosis. Continuum Lifelong Learning Neurol. 13, 13-34, 2007.
6) Ernst T, Chang L, Walot I, et al.: Physiologic MRI of a tumefactive multiple sclerosis lesion. Neurol. 51, 1486-1488, 1998.
7) 久永欣哉, 糸山泰人, 岩崎祐三：神経Sweet病の臨床的特徴と診断基準. 厚生労働省免疫性神経疾患に関する調査研究平成15年度総括・分担研究報告書. 176-179. 2003.
8) 石橋　哲, 神田　隆：多発性硬化症の画像診断. Clinical Neuroscience. 22, 806-808, 2004.
9) Cervena R, Piette JC, Front J, et al.: Antiphospholipid syndrome: clinical and immunologic manifestations and patterns of disease expression in a cohort of 1,000 patients. Arthritis Rheum. 46, 1019-1027, 2002.
10) Cuadrado MJ, Khamashta MA, Ballesteros A, et al.: Can neurological manifestations of Huges (antiphospholipid) syndrome be distinguished from multiple sclerosis?: analysis of 27 patients with review of the literature. Medicine. 79, 57-68, 2000.
11) Sastre-Garriga J, Reverter JC, Font J, et al.: Anticardiolipin antibodies are not a useful screening tool in a nonselected large group of patients with multiple sclerosis. Ann Neurol. 49, 408-411, 2001.

# I. 多発性硬化症の特殊型と類縁疾患
## ① Baló病とtumefactive MS

小副川 学（九州大学神経内科，現 小副川外科）

　Baló病（同心円硬化症）は，その病巣内で脱髄層と非脱髄層が交互に同心円状に配列する特徴的な病理所見を呈する，中枢神経の脱髄疾患である。1927年と1928年にハンガリーの神経病理学者Balóがleucoencephalitis periaxialis concentricaとして報告したことが最初である[1]。当初は予後不良の致死的疾患であったが，MRIの普及とともに生前診断が可能となり，初期からステロイド療法などの免疫抑制療法が行われるようになり，比較的よく回復するようになってきている。本疾患はフィリピンおよび中国に多く[2,3]，本邦ではまれであるが，早期診断することにより予後の改善が認められる疾患であるため，ここにその臨床的特徴を概説する[2〜4]。

　また，多発性硬化症（multiple sclerosis：MS）においてもmass effectを有し，辺縁が増強効果を示す，一見したところ脳腫瘍様にみえる非典型例があり（tumefactive MS），それも含めて概説する。

## Baló病

### 1. 疫学

　有病率などの詳細なデータはないが，本症はまれな疾患である。その発症に明らかな地域差が存在しており，欧米や本邦での報告はきわめてまれである。また男女差は明らかでない。発症年齢は20〜50歳の間の発病が大半を占めるが，小児にもみられ，Murakamiら[5]は4歳児の報告をしている。通常家族内発症は認められず，感染性，遺伝性は認められない。

### 2. 臨床的特徴

　発症前に発熱，頭痛，倦怠感などの前駆症状を伴う場合もある。初発症状としては意識障害，精神障害，言語障害，運動麻痺，歩行障害などが多く，症状は1〜3週間程度でピークに達し，除脳硬直，除皮質姿勢，全失語，痙性四肢麻痺，失禁などの重篤な大脳障害へと進行する。感染症を引き起こさない限り，高熱を発することはなく，髄膜刺激症状もきたさない。その多くは急性単相性の経過で，

再発寛解する例は少ない。以前は予後不良であり，数ヵ月以内に死亡することが多いとされ，1/3が死亡，1/3が後遺症を残して回復，1/3が完全に回復するとされていた。しかし，早期診断がなされるようになり，ステロイド療法，免疫吸着療法にて改善する症例の報告が多くなっており，予後は着実に改善している。また死因としてはフィリピン人15人の剖検例の検索では，感染症10例，脳ヘルニア4例，窒息1例であった[3]。

### 3．臨床検査

末梢血上異常所見を示すことはなく，血液生化学や血清学検査も異常がみられないことが多い。また髄液検査も炎症所見に乏しく，細胞数および蛋白に関しては正常または軽度上昇にとどまる。IgG，ミエリン塩基性蛋白が高値であることが多い。オリゴクローナルバンドは陰性であることが多い。MRIでは両側大脳半球白質の広範な病巣あるいは多巣性融合性病変を示し，T1強調画像で低信号，プロトン画像で高信号，T2強調画像で高信号を示し，しばしば層状構造を示し，中心部に壊死と思われる異常信号を示すことがある。またガドリニウムによる増強効果は一定しないとされている。病変分布としては大脳白質とくに半卵円中心に多く，MSにみられる脳室周囲好性はない。脳梁や視神経，小脳，脳幹の病変は少なく，脊髄が侵されることはない。図1は代表症例（江西省人民医院神経内科）の頭部MRIであり，典型的な同心円層状病変を呈している。

### 4．病理

Balô病は同心円層状の軟化巣様病変が通常多発性にみられる。MSではU線維が侵され，病変が皮質に及ぶことがあるが，本疾患ではU線維を残すことが多く，病変がほぼ白質に限局している。またBalô病の脱髄病変はMSに比べて，浮腫や小出血を伴った壊死性の変化が強くみられる。

### 5．鑑別診断

本疾患と鑑別を要する疾患としては，脳炎（とくにヘルペス脳炎），脳膿瘍，脳腫瘍，MSや急性散在性脳脊髄炎（Acute disseminated encephalomyelitis：ADEM）などの急性脱髄性疾患が挙げられる。前3者はその臨床経過，MRI所見から鑑別は可能であるが，後2者は鑑別に苦慮する場合がある。MSにおいてもその病巣の一部が同心円層状となることがあり[6]，このような場合Balô病との鑑別が困難となる。しかしこの場合にも重要なことは，同心円層状病変をみたときは急性脱髄性疾患を考え，速やかに治療を開始すべき点である。

### 6．治療

Balô病の治療は基本的にMS，ADEMなどの中枢神経の急性脱髄疾患の治療に準ずる。とくにステロイド剤投与，免疫吸着療法が著効を示す例が多く報告されており，早期の治療開始が必要である。

## tumefactive MS

MS病変の特徴としては，長軸が側脳室壁に垂直なovoid lesionの存在，脳幹・小脳白質・脳梁病巣の存在などが挙げられるが，

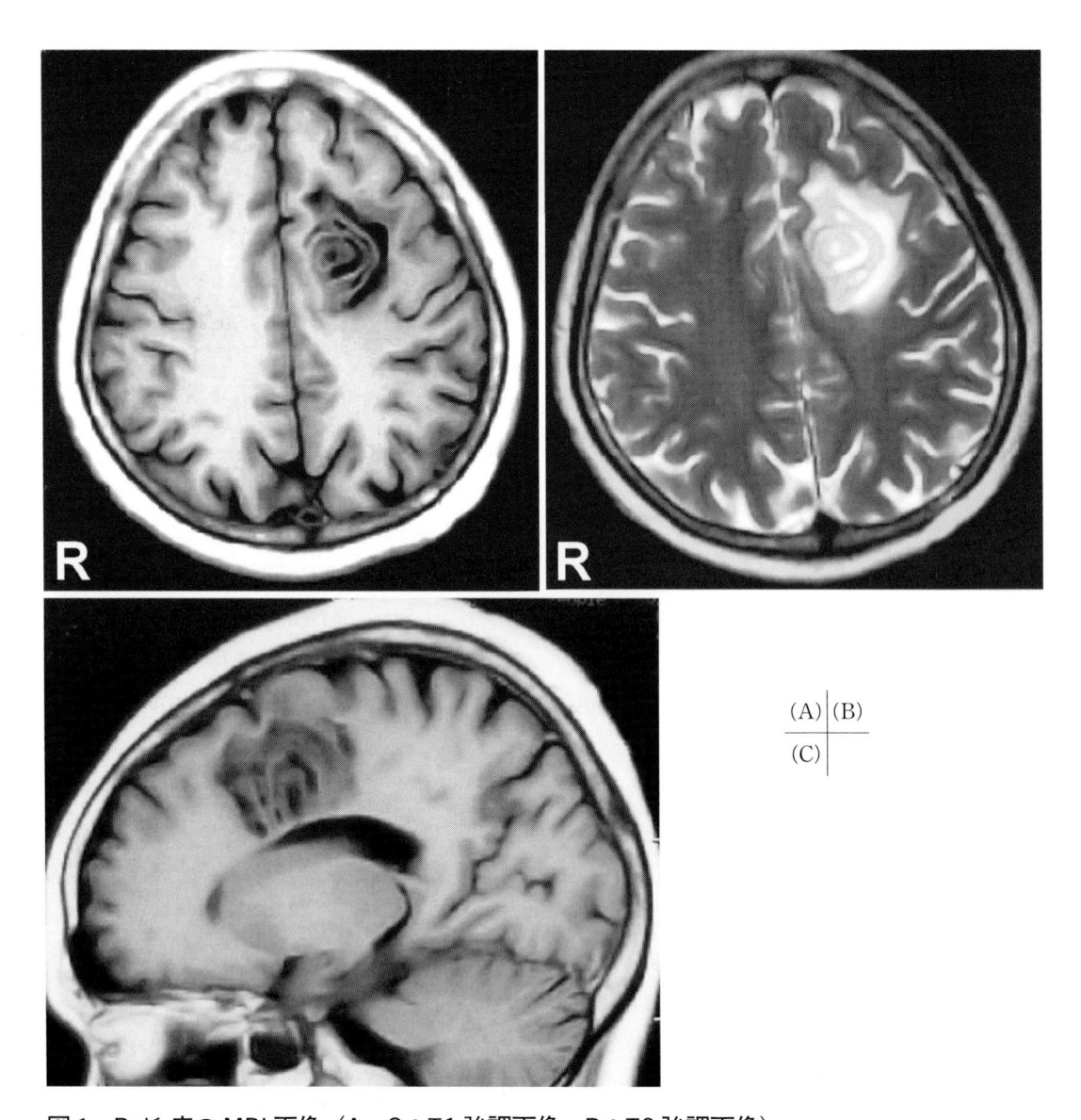

**図1 Balό病のMRI画像（A, C：T1強調画像, B：T2強調画像）**
52歳，女性（江西省人民医院神経内科症例）。2003年3月1日，右片麻痺にて発症。2003年3月20日入院し，MRI検査でBalό病と診断。ステロイド投与を開始し，現在症状はほぼ消失。

一方非特異的画像として皮質病変のほかに腫瘍性病変を経験することがある。頭部CTやMRIにおいて脳腫瘍と鑑別困難な脱髄性病変の頻度は，脳実質内の腫瘍性病変の0.1～0.2％と報告されている[7]。

### 1. 臨床検査および鑑別診断

頭部MRIにおける腫瘍病変の特徴として，著明な周辺脳浮腫を伴うものの病変の割に圧排効果が少ないことが挙げられる。またリング状増強効果を示す場合にも，一部でリング

がとぎれていることがある（open-ring sign）[8]。MSの炎症は髄質静脈に沿って生じるため，病変の内部を貫通する静脈がMR venographyをすることによって観察されることがあり[9]，静脈を偏位させる脳腫瘍との鑑別に有用な場合があると報告されている。さらにtumefactive MSにおいて灌流画像（perfusion imaging）を行い，glioblastomaや悪性リンパ腫に比べ脳血流量（rCBV）が有意に少ないことが報告されている[10]。また最近ではMR spectroscopyによる脱髄病変と神経膠腫との鑑別が試みられている。脱髄疾患ではN-アセチル-アスパラギン酸（NAA）値およびクレアチニン（Cr）値の低下，コリン（Cho）値および乳酸（Lac）値の上昇がみられ，NAA/Cho比の低下，Cho/Cr比の上昇，あるいはCr/Cho比の低下をきたす。神経膠腫においても同様の変化がみられるが，NAAの低下がより著明であり，Cho，乳酸の上昇がより持続的である点で脱髄病変と異なるとされている[11]。

MSにおいて腫瘍性病変を呈した報告がなされているが，その中においてNeuromyelitis Optica/視神経脊髄型多発性硬化症（NMO/OSMS）においても腫瘍性病変の報告がなされている。Nakamuraら[12]は43歳時に発熱，意識障害を呈し，右前頭葉に腫瘍性病変を認めた症例を報告している。この症例においてはその後，44歳時に2度の両側視神経炎，54歳時に横断性脊髄炎を呈し，脊髄MRI上C3からC7にcavityを伴う3椎体以上の長大な脊髄病変を認めている。本症例は腫瘍性病変を呈した後に両側視神経炎，横断性脊髄炎などの典型的なOSMS/NMOの所見を呈しており，腫瘍性病変を呈した症例においては常に鑑別にあげていなければならないと考える。またPittockら[13]は60例のNMO症例において脳病変の存在を検討し，巨大脳病変の存在を報告している。現在，OSMS/NMOに関してはインターフェロンβ（IFNβ）の使用により増悪する症例が報告されており，その使用には注意を要する状況であるため，腫瘍性病変を呈するMSにおいてもOSMS/NMOに特異的なアクアポリン4抗体の測定を行うことは必要であると考えられる。

## まとめ

Balό病は日本においてまれな疾患であるが，MRI検査などにより早期診断が可能な疾患であり，ステロイド治療が著効を示すことが多いため，本疾患についてはその鑑別が重要であると思われる。

## 文　献

1) Balό J: Leucoencephalitis periaxialis concentrica. Magy Nevosi Arch. 28: 108-124, 1927.
2) 黒岩義五郎, 立石　潤, 田平　武: 同心円硬化症（Balό）―フィリピンで多発した急性脱髄炎特殊型―. 臨床神経. 24: 1217-1220, 1984.
3) 田平　武: 同心円硬化症（Balό）. 別冊日本臨床　領域別症候群II. 27: 423-426, 1999.
4) 関島良樹, 徳田隆彦, 柳澤信夫: Balό病の臨床. 神経内科. 40: 233-241, 1994.
5) Murakami Y, Matsuishi T, Shimizu T, et al.: Balό's concentric sclerosis in a 4-year-old

Japanese infant. Brain Dev. 20 : 250-252, 1998.
6) Itoyama Y, Tateishi J, Kuroiwa Y : Atypical multiple sclerosis with concentric or lamellar demyelinated lesions : Two Japanese patients studied post mortem. Ann Neurol. 17 : 481-487, 1985.
7) 岡本浩昌, 高瀬幸徳, 吉田光一, 他：悪性脳腫瘍との鑑別を要した急性限局性脱髄病変の1例. 脳外誌. 13 : 54-59, 2004.
8) Metafratzi Z, Argyropoulou MI, Tzoufi M, et al. : Conventional MRI and magnetization transfer imaging of tumour-like multiple sclerosis in a child. Neuroradiology. 44 : 97-99, 2002.
9) Tan IL, van Schijndel RA, Pouwels PJ, et al. : MR venography of multiple sclerosis. AJNR. 21 : 1039-1042, 2000.
10) Cha S, Pierce S, Knopp EA, et al. : Dynamic contrast-enhanced T2*-weighted MR imaging of tumefactive demyelinating lesions. AJNR. 22 : 1109-1116, 2001.
11) Butteriss DJ, Ismail A, Ellison DW, et al. : Use of serial proton magnetic resonance spectroscopy to differentiate low grade glioma from tumefactive plaque in a patient with multiple sclerosis. Br J Radiol. 76 : 662-665, 2003.
12) Nakamura M, Endo M, Murakami K, et al. : An autopsied case of neuromyelitis optica with a large cavitary cerebral lesion. Mult scler. 11 : 735-738, 2005.
13) Pittock SJ, Lennon VA, Krecke K, et al. : Brain abnormalities in neuromyelitis optica. Arch Neurol. 63 : 390-396, 2006.

# I. 多発性硬化症の特殊型と類縁疾患
## ② Neuromyelitis optica (NMO) とアクアポリン4抗体

三須　建郎・藤原　一男（東北大学神経内科・多発性硬化症治療学）
糸山　泰人（東北大学神経内科）

　視神経脊髄炎（Neuromyelitis optica：NMO）は，視神経と脊髄を病変の首座とする炎症性疾患であり，多発性硬化症（MS）の亜型と考えられてきた。Devicによって1894年に急性脊髄炎と視神経炎をきたした剖検例が初めて報告され，その弟子Gaultによってそれまでの類似症例がまとめられた。本邦では，Devic病は単相性に両側視神経炎と脊髄炎をきたす症例と捉え，再発例は視神経脊髄型多発性硬化症（OSMS）と呼んできた歴史的背景があるが，その臨床的特異性から両者は長い間古典的MSとの相違が議論されてきた。2004年，Mayo Clinicと東北大学との共同研究によって，欧米人NMOと日本人OSMSの血清中に中枢神経系の軟膜や血管周囲に特異的に反応するNMO-IgGが見い出され，2005年にその対応抗原がアストログリアの足突起に発現するアクアポリン4（AQP4）であることが報告されたことから，NMO研究は大きな転換期を迎えたと言える。我々は，免疫組織学的検討により，NMOの剖検脳の脊髄病変においては，本来AQP4の豊富な脊髄灰白質や白質の血管周囲においてAQP4は欠落し，また同部位でグリア線維酸性蛋白（GFAP）も低下しており，アストログリア障害が関連すること，AQP4・GFAPの欠落とは対比的に，髄鞘は比較的保存されることを初めて報告し，NMO病変はMSの脱髄病変とは異なった病態を有することを明らかにした。当科で行ったAQP4抗体の検討では，AQP4抗体はNMOと診断された患者の91％，再発性視神経炎や横断性脊髄炎を呈した高危険群症例の85％で陽性であり，MSや対照群では0％であった。さらに，近年次々と多施設からAQP4抗体に関する最新の知見が報告されるに至り，もはやこの抗体がNMOの病態に関わっていることは疑いようのない状況である。

　NMOとOSMSの長年にわたる研究により，事実上初めてMS症候群から明確に区別されうる疾患が見出された。本稿ではできる限りNMOの研究史に触れながら，AQP4抗体の発見に至る研究の道程から最新知見までに焦点を当ててみたいと思う。

## 歴史的背景

### 1. NMOの概念の変遷

　NMOは，視神経と脊髄を首座とする炎症

表1 DevicとGaultによる17症例の臨床的な特徴（文献1，2より）

| | | |
|---|---|---|
| 発症年齢 | 平均30.6歳（12～52歳） | |
| 初発症状 | 視神経炎 | 9例 |
| | 脊髄炎 | 6例 |
| | 視神経脊髄炎 | 1例 |
| | | （不明1例） |
| 視神経炎と脊髄炎の間隔 | 1週間以内 | 4例 |
| | 8～30日 | 6例 |
| | 1～6ヵ月 | 4例 |
| | 1年 | 1例 |
| | | （不明2例） |
| 視神経炎 | 両側 | 15例（同時期発症は11例） |
| | 片側 | 1例 |
| | | （不明1例） |
| 脊髄炎 | 急性横断性 | 4例 |
| | 非横断性 | 4例 |
| | 急性非横断性 | 2例 |
| | 亜急性 | 3例 |
| | | （不明3例） |
| 他の症状 | 脳幹症状 | 3例 |
| | 脳症状 | 3例 |
| | 精神症状 | 2例 |
| | 頭痛 | 2例 |
| 経過 | 単発性（予後不良8例を含む，2年経過観察） | 14例 |
| | 再発性（5年の経過観察） | 3例 |
| 予後 | 呼吸不全で死亡（発症3週～6ヵ月） | 5例 |
| | 完全臥床状態 | 3例 |
| | 全盲 | 1例 |
| | 軽度までの後遺障害 | 8例 |

性疾患であり，1894年のDevicの自検例を元にDevicの弟子Gaultがそれまでの報告例（17例）をまとめたことに端を発する[1,2]。20世紀初頭以降，Devic病と呼ばれるようになり，1958年以前に既に300例以上が報告され[3,4]，1958年以降にもさらに200例以上が報告された疾患であるが[5]，欧米人の多くは，その疾患の希少性・特異性から，いわゆる古典的なMSとは明確に区別されるべき疾患として長年捉えてきた。とくにDevicの報告した単相性に重度の両側視神経炎と横断性脊髄炎を呈する疾患を起源として考える人が比較的多かった。しかし，実際にはGaultによる17例の検討（表1）では，14例の単発例（最大2年の経過観察）を認めた一方で5年経過を追えた再発例3例があるほか，単発例のうち8例は死亡または完全臥床状態であり，また一方で8例は軽度の障害を残して生存されている点など，比較的軽症の経過，再発・寛解型，単眼性視神経炎などの症例を含めた多様な疾患群である[2]。そのためDevic症候群としてより広義に捉える報

告も相次いだ[3]。視神経炎と脊髄炎の発症間隔（数週～数年以内），視神経炎が急性両側性か片側性か，再発性か単発性か等々，数多くの診断基準が繰り返し MS との対比から議論されてきたが[3,5]，近年の Mandler[6]，Wingerchuk[7] らの功績によって再発性・単発性の視神経脊髄炎で3椎体以上に及ぶ脊髄炎を伴う疾患として体系的にまとめられ，ようやく NMO が一疾患単位として再認識されたといっても過言ではない。その困難な歴史的背景には，NMO の診断基準が多様でさまざまな解釈がされたことに加え，急性散在性脳脊髄炎や急性 MS など他の類縁疾患との異同が問題となったことなどがあったと思われる[3,8]。欧米においては，それによって NMO の一部を MS として誤診することにつながった可能性も欧米の立場から指摘された点は評価に値する[9]。

## 2. 本邦での NMO と OSMS

本邦では，戦後まで MS は存在しないとされた時代が続いたが，その後，沖中，黒岩らによる MS の報告とともに NMO 類縁の視神経炎と脊髄炎を呈する患者が比較的多く経験されることが明らかとなり[10,11]，日本およびアジアの特徴とされてきた。その中でも視神経と脊髄（とくに両者の間隔が1ヵ月以上ある症例）の再発を繰り返す症例を経験的に OS-MS と呼称し古典的 MS や Devic 病（単相性の両側視神経炎と横断性脊髄炎と定義）と区別してきた歴史的背景がある[12]。アジア人に割合が多いという人種的な違いから HLA が検討され，欧米の MS でみられる HLA-DR2 を有する割合が低く，HLA-DP5 を有する割合が高いことなどが議論された

が[13,14]，今や NMO は欧米やブラジルなどさまざまな人種から数多く報告されるに至っている。日本の MS は，時代が近年になるほど横断性脊髄炎をきたす症例の割合が少なくなり，古典的 MS が急激に増加しているなど，生活の欧米化など環境要因が関連して病像が変化してきたことが明らかとなったが[15,16]，MS 全体からの割合は減ったものの NMO の症例数はそれ程大きくは変っていないとも推察される。深澤らは，早くから OSMS の血清自己抗体を検索し，古典的 MS と比較して有意に自己抗体を有する割合が多いことを報告し，液性因子が関与する NMO の概念に大きく貢献した[17,18]。このように日本の OSMS 研究は，この疾患概念を築く上で大きな貢献がなされてきたことは間違いない。一方で，視神経と脊髄のみに病変を認める純粋な OSMS の検討によっても，NMO 様の重度の経過で亡くなる症例から良性 MS と言える程経過の良い症例もあるなど，heterogeneous な疾患群であることが示唆されており，病変分布のみで分類することには免疫病態を理解する上では問題もあった[19]。後述するが，2004年の NMO-IgG の発見により NMO と OSMS が血清学的に同じ自己抗体を有する疾患群であることが判明し，MS と NMO は病因論として明確に区別されるべき疾患となった[20]。

# NMO の疾患概念の確立

## 1. 臨床的特徴

MS の代表的な診断基準を提唱した Poser は，基本的には NMO は非常にまれな播種

表2　視神経脊髄炎（NMO）の診断基準（文献22，文献28より一部改変）

確定的NMO
　視神経炎
　急性脊髄炎
　補助的基準……以下の3項目のうち2つ以上を満たす
　　　　①3椎体レベル以上にわたって連続的に拡がる脊髄病変
　　　　②脳MRI所見がMS診断基準（McDonald）を満たさない
　　　　③NMO-IgG（抗アクアポリン4抗体）陽性
ハイリスク群
　以下の3項目のうち1つ以上を満たす
　　　　①視神経炎あるいは脊髄炎がありMS診断基準を満たさない脳病変
　　　　②3椎体以上に及ぶ脊髄炎
　　　　③再発性視神経炎
　　［NMO-IgG（抗アクアポリン4抗体）陽性］

性疾患（disseminated encephalomyelitis：DEM）の範疇でありMSと区別すべきとの立場をとりながら，疾病分類上は議論が残されていると指摘していた[8]。そんな中，1993年Mandlerらは剖検5例を含む自験NMO 8症例に文献的考察を含めて報告し，MSと厳密に区別しうる概念として4点を提唱している[6]。それらは，①臨床的には，視神経（両眼と限定しない）と脊髄（横断性と限定しない）に限局した症候が同時もしくは数ヵ月〜数年の間隔で生じ，他の大脳，小脳，脳幹による症候を認めない，②画像上，頭部MRIは正常で脊髄MRIにて脊髄の腫大や空洞形成を認める，③髄液所見として，髄液の蛋白上昇と髄内IgG産生の欠如，④病理学的に，脊髄の壊死性変化と空洞形成を認め血管の変化と浸潤細胞の欠如，を特徴とするとした[6]。

1996年，O'Riordanら[21]は，12例の臨床的，画像的特徴をまとめ，①高度の横断性脊髄炎，②急性片側性または両側性視神経炎，③視神経，脊髄以外の中枢神経症状を伴わない，④単発性もしくは再発性とし，視神経炎と脊髄炎の発症間隔には基準は設けていない。

1999年にWingerchukら[7]はNMOの臨床的特徴を明らかにした。Mayo Clinicにおける1950〜1997年までの71症例のNMO患者（単発性23例，再発性48例）の臨床的特徴をまとめ，典型的MSとは異なり，①髄液細胞数が50/mm$^3$以上，②初めの脳MRIが正常，③脊髄MRIにて3椎体レベル以上に及ぶ長い脊髄病変，を特徴とすることを報告し，日本のOSMSと臨床的に類似した特徴を有することを報告した。欧米人にとっては，報告こそされてはきたが再発性NMOを改めて認識するきっかけになったとも推察され，また病態の違いを認識することが，後述するAQP4抗体の発見につながったことは言うまでもない。Wingerchuk's criteria（revised）は（表2）[22]，現在標準的に用いられるところとなった。

## 2．血管性変化と液性免疫の関与

2002年，LucchinettiはMandlerらの症

例を含む剖検8例について，液性因子の詳細な検討を報告した[23]。NMO病変においては，肥厚化・硝子化した血管変化が多数認められることを特徴とし，血管壁に免疫グロブリンおよび補体の沈着が全例で認められ，MSとはまったく異なるパターンであったとした。補体の沈着パターンは血管周囲にrosette状あるいはrim状に認められMSとは異なるNMOの特徴としたが，そのパターンの意味までは言及されなかった。NMOは免疫グロブリンや補体を介する血管壁の変化を特徴としMSとは明確に異なる液性免疫を中心とする疾患群とした点で非常に重要であった[23]。血管壁の変化と液性因子の関与については，我々が日本人NMO症例でも同様に認められることを報告している[24]。

## アクアポリン4抗体の発見と意義

### 1. NMO-IgGの発見とアクアポリン4抗体

Lucchinettiの報告を受けて，Lennonらのグループは血清中に自己抗体の存在を予想し検討を行った[20]。マウスの脳切片に患者血清を一次抗体として反応させる古典的方法を用いてNMOの患者血清には脳の軟膜や血管周囲に反応するヒトIgGを発見し，NMO-IgGと命名した。NMO患者における感度は73％，特異度は91％という驚くべき結果であった。NMO-IgGと日本人OSMSとの関連が問題となり東北大学グループとの共同研究に発展し，日本人の純粋型OSMS[19]患者血清を盲検下で検索したところ，感度66％，特異度100％という確信的な結果であり，NMOとOSMSは同じ免疫学的背景を持った疾患群であることが証明された[20]。NMO-IgGの免疫染色パターンはlamininと共染色される部分を認めたことから，NMO-IgGは軟膜下やVirchow-Robin腔にあるグリア限界膜か微小血管の細胞外マトリックスに存在する蛋白に対する抗体であることが示唆されていた。翌年，NMO-IgGはアストログリアにおもに発現するアクアポリン4であることが明らかにされたことは記憶に新しいが[25]，彼らは『視神経脊髄型MSに対するIgGマーカーはアクアポリン4水分子に結合した』とあえて欧米人が長年まったく使わなかったOptic-Spinal MSという言葉をタイトルのみに使い，MSとNMOの混沌とした研究史を終わらせたいという意気込みを伝えている[25]。

AQP4抗体検査は，現在日本を含む10数施設で各々の方法で検討が行われ，国際学会などで発表されている。検査法・感度が施設によってさまざまである問題はあるものの，各施設でのNMO患者の陽性率はおおむね50～70％を越え，AQP4抗体陽性者の特徴は脳MRIにMS様病変が乏しく，圧倒的女性優位で（6～9：1），急性の長い脊髄病変を呈するNMOの特徴をおおむね捉えている[26~29]。

当科で開発したヒトAQP4をHEK293細胞に発現させた系での抗AQP4抗体の検討（計148症例）（図1）では，NMOでは91％，ハイリスク群（表2）（両側視神経炎あるいは横断性脊髄炎）では85％が陽性であり，MSや他の対照群ではまったく検出されなかった[28,30]。21例のAQP4抗体陽性例中，NMO-IgG陽性は15例に留まり，LennonらのラットDNAを用いた系よりヒトAQP4を

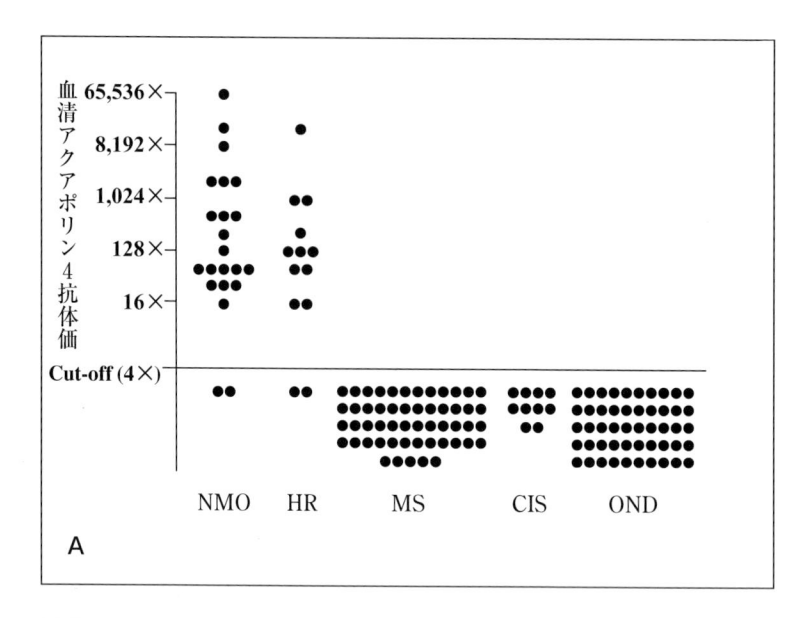

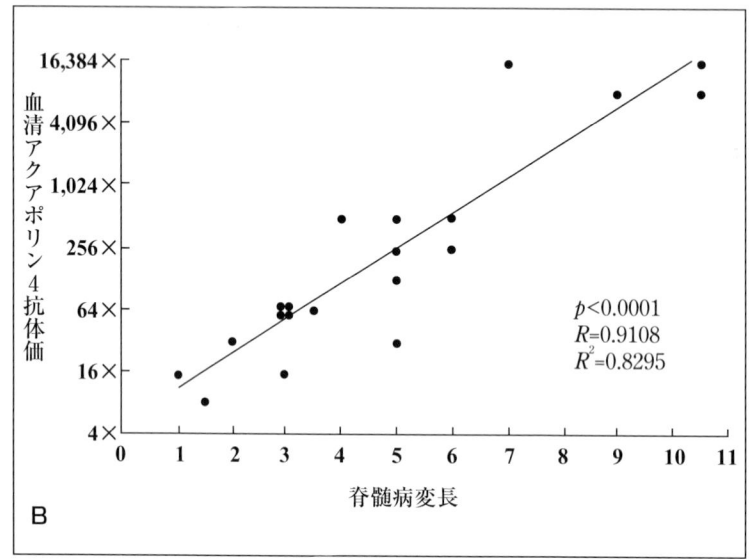

**図1 当科におけるアクアポリン4（AQP4）抗体価と脊髄病変との関連（文献27より）**
（A） 視神経脊髄炎（NMO）およびハイリスク群（HR）において，それぞれ91％，85％でAQP4抗体が陽性であったが，多発性硬化症（MS）や他の神経疾患（OND）ではすべて陰性であった。
（B） AQP4抗体価は，急性期NMOの脊髄病変長と強い正の相関が認められた。

用いた系の方が高い感度を有してることが示された。AQP4抗体価は，脊髄炎の病変長と正の相関を示し，ステロイドや免疫抑制剤の治療により抗体価は有意に下がることが示された。血清と髄液での抗体価の比較では，一様に血清抗体価が512倍以上の症例でのみ髄液中の抗体が検出され，それらはほぼIgGの血清/髄液比に相当することから，中枢神

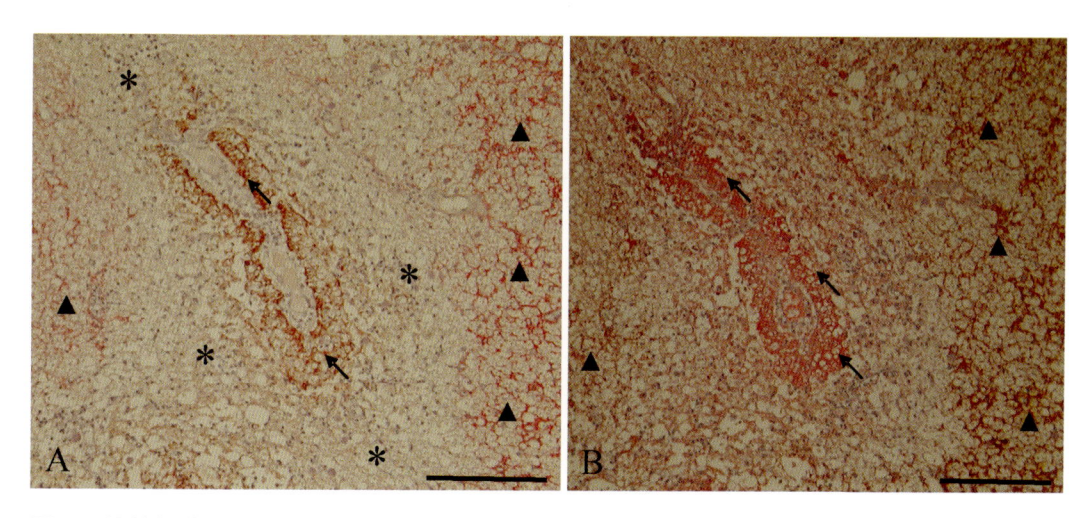

**図2 視神経脊髄炎患者の脊髄の血管周囲病巣におけるアクアポリン4（AQP4）およびGFAP発現パターン**

（A） 急性期NMO病変でのAQP4と補体の検討。補体（C9neo）の沈着（茶色，矢印）する拡張した血管周囲において，AQP4（ピンク）は欠落しており（＊），その病変周囲で網目状の反応性グリアにAQP4は発現している（矢頭）。急性期NMO病変では，本来AQP4が豊富に発現する血管周囲で特異的にAQP4が欠落することが証明された。

（B） Aと同じ切片でのIgMとGFAPの検討。同様にIgM（ピンク，矢印）は血管に優位に沈着しており，一方で反応性グリアは血管周囲（＊相当部分）では認められず。病変周囲でGFAP陽性のグリア（矢頭）が認められた。（Scale bar＝50μm）。炎症の中心部では，AQP4の欠落に一致してGFAP陽性のアストロサイトも認められず，グリオーシスが起きないことが示唆された。

経系内での産生はほとんどなく血中から髄液に移行していると推測され，オリゴクローナルバンドが検出されないことと関連していると思われた[28]。AQP4抗体の有無は，視神経炎あるいは横断性脊髄炎のみを有する患者（ハイリスク群）がその後NMOの確定診断に至ることを予想できることが示されており[28,31]，今後AQP4抗体検査がMSの日常診療で必須となることは間違いない。

## 2. 病理学的検討—アクアポリン4の欠落とグリオーシスの欠如

AQPはPeter Agreによって初めて明らかにされた水チャンネルで，水を効率的に通すNPAボックス（アスパラギン・プロリン・アラニンによる配列）と呼ばれる特徴的な配列を持つ膜6回貫通型蛋白質を持ったスーパーファミリーを形成している。その中でAQP4は，とくに脳に多く発現することが知られ，中でもアストログリアの足突起（軟膜下や血管足など）に選択的に発現することが知られている。脳内分布としては，おもに脳室周囲器官（下垂体，視交叉上核，最後野など），灰白質（大脳皮質や脊髄灰白質など）や白質などの血管周囲にとくに発現することが知られている[32,33]。

2006年，我々はNMOの急性炎症病巣にてAQP4の発現が欠損していることを，免疫組織学的手法を用いて検討し世界で初めて報告した[34]。NMOの病変においては，補体

表3 視神経脊髄炎の病変における AQP 4, GFAP, MBP の染色パターン

| 病変パターン | | | | 病変活動期 | | | |
|---|---|---|---|---|---|---|---|
| | AQP 4 | GFAP | MBP | 急性炎症性 (n=22) | 活動期脱髄性 (n=25) | 慢性活動性 (n=8) | 慢性非活動性 (n=12) |
| パターンA | (−) | (−) | (+) | 16 | 7 | 3 | 0 |
| パターンB | (−) | (−) | (−) | 3 | 7 | 0 | 1 |
| パターンC | (−) | (+) | (+) | 2 | 4 | 0 | 0 |
| パターンD | (−) | (+) | (−) | 1 | 6 | 4 | 6 |
| パターンE | (+) | (+) | (−) | 0 | 1 | 1 | 3 |
| パターンF | (+) | (+) | (+) | 0 | 0 | 0 | 2 |

AQP 4＝アクアポリン 4，GFAP＝グリア線維性酸性蛋白，MBP＝ミエリン塩基性蛋白
(−)＝病変部における免疫染色性の完全な欠落，(+)＝病変部における染色性の部分的維持

である C9neo の沈着する拡張した血管周囲で AQP 4 は欠落し，同部位では GFAP の染色も低下および消失していた。一方その周囲では逆に反応性グリアに AQP 4 が強発現していた（図2）。さらに興味深いことには急性期 NMO 病巣では AQP 4 の欠落に比較して，髄鞘蛋白であるミエリン塩基性蛋白（MBP）の免疫染色性は保たれていた[34,35]。さらに我々は，NMO 12 例，MS 6 例の延髄および脊髄における検討を行い（表3），とくに血管周囲に著明な単核球や多核球の浸潤を伴い比較的マクロファージの浸潤が少ない早期炎症性病巣（n=22）において，16 病巣では AQP 4 やアストログリアの染色は完全に欠落する一方，ミエリンは保たれる傾向が認められた（パターンA）[35]。一方，脱髄に関わるマクロファージが病変を占める活動性脱髄期では，AQP 4 は一貫して欠落するものの，GFAP や MBP の免疫染色性の程度はさまざまであり，グリオーシスや脱髄が heterogeneous に起こると思われる病期であった（パターン A〜D）[35]。慢性期では，アストログリアが認められる一方脱髄は完成して壊死を伴った嚢胞状病変を呈していた（パターンD）[35]。一方，古典的 MS の病変においては，MS 病巣では明瞭にミエリンの免疫染色性の脱落を認め，AQP 4 が反応性アストログリアとともに発現が亢進しており，NMO とはまったく逆のパターンを示していた[35]。これらの結果から，NMO の病巣においては，AQP 4 に対する自己抗体によって，AQP 4 やアストログリアの何らかの障害が，脱髄に先行して生じている可能性が高いと推察され，従来の古典的 MS とは免疫病態上まったく異なる疾患群であることが示唆された。

### 3. AQP 4 の局在と脳室周囲器官との関わり

AQP4 抗体は細胞外ドメインに接着することが既に判明しているが[28,30,43]，どのようにして BBB を通って病巣に到達し，その病態を起こしうるのか。それについてはいまだに解っていないことばかりと言ってよい。NMO では視床下部や延髄背側（最後野）など BBB がなく AQP 4 が豊富に発現する部

分に病巣が多い傾向が指摘されている[36]。我々は2005年に難治性のしゃっくりを繰り返すNMO症例では，ガドリニウムで造影されずに治療で縮小する最後野の浮腫性病変が生じることを報告し，BBBのない解剖学的な特徴が病態に関連する可能性を示した[37]。Roemerらは欧米人NMOの病変におけるAQP4の発現を検討した中で，我々の結果と同様にNMO病巣においてAQP4が欠落することを報告し，さらに最後野に生じた炎症性で浮腫状でありながら壊死や脱髄を伴わない病変が認められた病理所見を提示して，我々の報告例との類似性を考察している[38]。これらの事実は，血液脳関門がなくAQP4が豊富に発現することが知られている最後野などの脳室周囲器官がAQP4抗体を介して病態に関わる可能性を示唆したものと思われる。

## 今後の展開―治療へ

2004年のNMO-IgGの発見により，MSとNMOは病因論として明確に区別されるべき疾患となったが，治療に関する知見はいまだ発展途上である。治療の詳細は他稿に譲るが，急性期にメチルプレドニゾロンパルス療法（1g/3日間を2クール）を施行した後，無効例には血漿交換を行うことが推奨されている[39]。予防としては，インターフェロン療法は使用後早期に播種性脳病変などで再発を起こす例が相次いで報告され，慎重に検討する必要がある[40]。現在のところでは，低用量プレドニン（5〜20 mg/日）での予防効果が報告されている他[41]，アザチオプリン（50〜100 mg/日）の内服（時にプレドニンとの併用）が推奨されている[42]。最近，AQP4抗体がIgG1特異的であり補体の活性を介してAQP4の凝集を起こして病態に関わることが報告され[43]，また2007年10月のECTRIMS（ヨーロッパMS学会）では，AQP4抗体は補体を介してアストロサイトを障害し血液脳関門の透過性が上昇する機序に関連すると報告されるなど，今後の治療法を考える上で興味深い報告が相次いでいる。さらにB細胞の表面抗原CD20に対する抗体（Rituximab）がNMO患者において有効であることがアメリカ神経学会（2007年5月）で報告されている。今後は，疾患の病態の違いに根ざした治療法を選択・開発することが求められており，今後も多くの症例を経験してきた本邦の果すべき役割は大きいと言える。

## 文献

1) Devic E : Myélite subaiguë compliquée de néurite optique. Bull Med. 8 : 1033-1034, 1894.
2) Gault F : De la neuromyélite optique aiguë [Thesis]. Lyon. 1894.
3) Cloys DE, Netsky MG : Neuromyelitis optica. In : Vinken PJ, Bruyn GW, editors. Handbook of clinical Neurology, Vol. 9. Amsterdam : North-Holland. p. 426-36, 1970.
4) Peters G : Neuromyelitis optica. In : O Lubarsch, F Henke, R Rosse, eds. Handbuch der speziellen pathologischen anatomie und histologie, XIII, 11A. Erkrankungen des zentralen nervensystems. Berlin, Springer. 630-644, 1958.
5) 宮澤イザベル, 藤原一男, 糸山泰人 : Neuromyelitis optica (Devic病) と視神経脊髄型

MS. 脳神経. 53(10)：901-910, 2001.
6) Mandler RN, Davis LE, Jeffery DR, et al.： Devic's neuromyelitis optica：a clinicopathological study of 8 patients. Ann Neurol. 34： 162-168, 1993.
7) Wingerchuk DM, Hogancamp WF, O'Brien PC, et al.：The clinical course of neuromyelitis optica (Devic's syndrome). Neurology. 53：1107-1114, 1999.
8) Poser CM：The epidemiology of multiple sclerosis：a general overview. Ann Neurol. 36 Suppl 2：S180-193, 1994.
9) Weinshenker BG, Wingerchuk DM, Nakashima I, et al.：OSMS is NMO, but not MS： proven clinically and pathologically. Lancet Neurol. 5：110-111, 2006.
10) Okinaka S, Reese HH, Katsuki S, et al.：The prevalence of multiple sclerosis and other neurological diseases in Japan. Acta Neurol Scand. 42：Suppl 19:68-76, 1966.
11) Kuroiwa Y, Igata A, Itahara K, et al.：Nationwide survey of multiple sclerosis in Japan. Clinical analysis of 1,084 cases. Neurology. 25：845-851, 1975.
12) Kuroiwa Y：Neuromyelitis optica (Devic's disease, Devic's syndrome). In：Koetsier JC, editor. Handbook of clinical neurology, Vol. 47. Demyelinating disease：Elsevier Science Publishers. p. 397-408, 1985.
13) Kira J, Kanai T, Nishimura Y, et al.：Western versus Asian types of multiple sclerosis： immunogenetically and clinically distinct disorders. Ann Neurol. 40：569-574, 1996.
14) Fukazawa T, Kikuchi S, Miyagishi R, et al.： HLA-dPB1* 0501 is not uniquely associated with opticospinal multiple sclerosis in Japanese patients. Important role of DPB1* 0301. Mult Scler. 12：19-23, 2006.
15) Kira J, Yamasaki K, Horiuchi I, et al.： Changes in the clinical phenotypes of multiple sclerosis during the past 50 years in Japan. J Neurol Sci. 166：53-57, 1999.
16) Nakashima I, Fujihara K, Takase S, et al.： Decrease in multiple sclerosis with acute transverse myelitis in Japan. Tohoku J Exp Med. 188：89-94, 1999.
17) Fukazawa T, Moriwaka F, Mukai M, et al.： Anticardiolipin antibodies in Japanese patients with multiple sclerosis. Acta Neurol Scand. 88：184-189, 1993.
18) Fukazawa T, Kikuchi S, Sasaki H, et al.： Anti-nuclear antibodies and the optic-spinal form of multiple sclerosis. J Neurol. 244： 483-488, 1997.
19) Misu T, Fujihara K, Nakashima I, et al.： Pure optic-spinal form of multiple sclerosis in Japan. Brain. 125：2460-2468, 2002.
20) Lennon VA, Wingerchuk DM, Kryzer TJ, et al.：A serum autoantibody marker of neuromyelitis optica：distinction from multiple sclerosis. Lancet. 364：2106-2112, 2004.
21) O'Riordan JI, Gallagher HL, Thompson AJ, et al.：Clinical, CSF and MRI findings in Devic's neurouyelitis optica. J Nevrol Neurosurg Psychiatry. 60：382-387, 1996.
22) Wingerchuk DM, Lennon VA, Pittock SJ, et al.：Revised diagnostic criteria for neuromyelitis optica. Neurology. 66：1485-1489, 2006.
23) Lucchinetti CF, Mandler RN, McGavern D, et al.：A role for humoral mechanisms in the pathogenesis of Devic's neuromyelitis optica. Brain. 125：1450-1461, 2002.
24) Misu T, Kakita A, Fujihara K, et al.：A comparative neuropathological analysis of Japanese cases of neuromyelitis optica and multiple sclerosis. Neurology. 64：A39, 2005.
25) Lennon VA, Kryzer TJ, Pittock SJ, et al.： IgG marker of optic-spinal multiple sclerosis binds to the aquaporin-4 water channel. J Exp Med. 202：473-477, 2005.
26) Tanaka K, Tani T, Tanaka M, et al.：Anti-aquaporin 4 antibody in selected Japanese multiple sclerosis patients with long spinal cord lesions. Mult Scler. 13：850-855, 2007.
27) Paul F, Jarius S, Aktas O, et al.：Antibody to aquaporin 4 in the diagnosis of neuromyelitis optica. Plos Med. 4：e133, 2007.
28) Takahashi T, Fujihara K, Nakashima I, et al.：Anti-aquaporin-4 antibody is involved in the pathogenesis of NMO：a study on antibody titre. Brain. 130：1235-1243, 2007.

29) Matsuoka T, Matsushita T, Kawano Y, et al.: Heterogeneity of aquaporin-4 autoimmunity and spinal cord lesions in multiple sclerosis in Japanese. Brain. 130: 1206-1223, 2007.
30) Takahashi T, Fujihara K, Nakashima I, et al.: Establishment of a new sensitive assay for anti-human aquaporin-4 antibody in neuromyelitis optica. Tohoku J Exp Med. 210: 307-313, 2006.
31) Weinshenker BG, Wingerchuk DM, Vukusic S, et al.: Neuromyelitis optica IgG predicts relapse after longitudinally extensive transverse myelitis. Ann Neurol. 59: 566-569, 2006.
32) Oshio K, Binder DK, Yang B, et al.: Expression of aquaporin water channels in mouse spinal cord. Neuroscience. 127: 685-693, 2004.
33) Jung J, Bhat R, Preston G, et al.: Molecular Characterization of an Aquaporin cDNA from Brain: Candidate Osmoreceptor and Regulator of Water Balance. PNAS. 91: 13052-13056, 1994.
34) Misu T, Fujihara K, Nakamura M, et al.: Loss of aquaporin-4 in active perivascular lesions in neuromyelitis optica: a case report. Tohoku J Exp Med. 209: 269-275, 2006.
35) Misu T, Fujihara K, Kakita A, et al.: Loss of aquaporin 4 in lesions of neuromyelitis optica: distinction from multiple sclerosis. Brain. 130: 1224-1234, 2007.
36) Pittock SJ, Weinshenker BG, Lucchinetti CF, et al.: Neuromyelitis optica brain lesions localized at sites of high aquaporin 4 expression. Arch Neurol. 63: 964-968, 2006.
37) Misu T, Fujihara K, Nakashima I, et al.: Intractable hiccup and nausea with periaqueductal lesions in neuromyelitis optica. Neurology. 65: 1479-1482, 2005.
38) Roemer SF, Parisi JE, Lennon VA, et al.: Pattern-specific loss of aquaporin-4 immunoreactivity distinguishes neuromyelitis optica from multiple sclerosis. Brain. 130: 1194-1205, 2007.
39) Watanabe S, Nakashima I, Misu T, et al.: Therapeutic efficacy of plasma exchange in NMO-IgG-positive patients with neuromyelitis optica. Mult Scler. 13: 128-132, 2007.
40) Shimizu Y, Yokoyama K, Misu T, et al.: Development of extensive brain lesions following interferon beta therapy in relapsing neuromyelitis optica and longitudinally extensive myelitis. J Neurol, Epub ahead of print, 2007.
41) Watanabe S, Misu T, Miyazawa I, et al.: Low-dose corticosteroids reduce relapses in neuromyelitis optica: a retrospective analysis. Multiple Sclerosis. 13: 968-974, 2007.
42) Mandler RN, Ahmed W, Dencoff JE: Devic's neuromyelitis optica: a prospective study of seven patients treated with prednisone and azathioprine. Neurology. 51: 1219-1220, 1998.
43) Hinson SR, Pittock SJ, Lucchinetti CF, et al.: Pathogenic potential of IgG binding to water channel extracellular domain in neuromyelitis optica. Neurology, Oct, Epub ahead of print, 2007.

# I. 多発性硬化症の特殊型と類縁疾患
## ③小児の急性散在性脳脊髄炎

吉良　龍太郎（九州大学小児科）

急性散在性脳脊髄炎（ADEM：Acute disseminated encephalomyelitis）は，急性に発症し脳脊髄に散在性の脱髄性病変を来たす疾患である[1,2]。何らかの感染症または予防接種後に発症することが多く，発熱に続いて意識障害，麻痺，失調，けいれん，行動異常などの多彩な神経症候を呈し，大部分は単相性の経過をとる。発症には多発性硬化症（MS）と同様に免疫的機序が考えられている。まれな疾患ではあるが，MRI の普及に伴って，これまでに考えられていたよりも多くの患者が正確に診断されるようになりつつある[3]。

## 定義・病型分類

広く認められている ADEM の定義はない。最近，International Pediatric MS Study Group（Study Group）[2,4]では小児の ADEM と類縁疾患を以下のように定義，病型分類している。

### 1. ADEM

急性または亜急性に発症し，主に白質の多巣性の病変を示す，臨床的に初回発症の多症候性脳症である。先行する破壊性白質変化の証拠がなく，脱髄の特徴を示す以前の臨床的エピソードの病歴がない。またその事象を説明する他の疾患がない。ステロイド減量中 4 週以内に再発，または初回発症から 3 ヵ月以内に発症した場合は，急性単相性経過に関連した状態として，それぞれステロイド依存性 ADEM，偽再発性 ADEM とする。

### 2. 再発性 ADEM（recurrent ADEM）

初回発症の少なくとも 3 ヵ月以降，かつステロイド中止後少なくとも 4 週以降に起こり，初回 ADEM と同じ場所の病変で同じ症状を示す，ADEM の診断基準を満たす新たな脱髄現象である。

### 3. 多相性 ADEM（multiphasic ADEM）

初回発症の少なくとも 3 ヵ月以降，かつステロイド中止後少なくとも 4 週以降に起こり，初回 ADEM と異なる新たな場所の病変と神経学的所見を示す，ADEM の診断基準を満たす新たな脱髄現象。MS が進行する脱髄過程で特徴づけられる生涯にわたる疾患であるのに対し，脱髄は多相性に起こるが自然寛解

し一過性である。

### 4. Clinically isolated syndrome（CIS）

急性に発症し，原因として炎症性脱髄が推定される中枢神経症状を示す，臨床的に初回発症の事象であり，先行する脱髄疾患やその事象を説明する他の疾患がない。臨床症状は単巣性でも多巣性でもよいが，普通は行動変化や意識変容などを示す'脳症'を含まない（脳幹関連の一群を除く）。具体的には，①視神経炎（片側または両側），②横断性脊髄炎，あるいは③脳幹，小脳，and/or 片側大脳半球異常などが含まれる。

## 疫　学

ADEM はすべての年齢で起こりえるが，小児（特に 3～9 歳）に多い。明らかな男女差はないが，やや男性に多い。季節性を認める[5,6]。罹患率は米国（San Diego 地方）で年間小児 10 万人当たり 0.4 人と報告され[7]，日本においても同程度であるが，ドイツからの報告では 0.07 人と少ない[8]。

## 病因・病態

ADEM はウイルス感染や予防接種後に一定の期間を経て発症し，脳脊髄液や脳組織からウイルスが分離されないため，自己免疫的な機序により脳脊髄炎が発症すると考えられている。また，病理学的にも中枢神経の血管周囲の単核細胞浸潤，浮腫と静脈周囲性脱髄を特徴とし，実験的自己免疫性脳脊髄炎に類似する。先行感染の病原体と髄鞘構成蛋白の抗原分子との分子相同性に起因して，髄鞘構成蛋白特異的自己免疫 T 細胞が感作・誘導され脱髄が引き起こされるのではないかと考えられている。

先行感染としては，ウイルス感染症（麻疹，インフルエンザなど），細菌感染症（溶連菌など），マイコプラズマ，レプトスピラ感染症，マラリアなどが知られている。一般的には気道・消化器感染症などの後に ADEM が起こることが多く，病原体を同定できない場合が多い。予防接種後 ADEM としては，三種混合，麻疹，日本脳炎，インフルエンザワクチンなどによるものがあるが，最近のワクチン改良によりその頻度は非常に低い。23～30％は先行する感染症や予防接種のない特発性である[2]。

## 臨床症候

先行感染および予防接種による免疫学的反応が成立する数日から 8 週後（多くは 1～3 週間後）に症状が出現する。発熱に伴い頭痛・嘔吐で発症することが多い。病初期は症状が不定で風邪症状として見過ごされることもある。続いて，髄膜刺激症状や意識障害，けいれんなどの神経症状が現れ，多発性巣症状として視力障害などの脳神経症状，麻痺など錐体路症状，失語，失調，感覚障害や排尿障害などの脊髄症状，精神症状がみられる。性格変化のみが認められる症例や，重症で呼吸障害がみられる症例もある。まれに多発性末梢神経炎を合併する。症状は数日で極期となり，一般的には数週間で改善する。

ADEMの重症型として急性出血性白質脳炎（Hurst脳炎），特殊型として溶連菌感染後ADEMがある。

急性出血性白質脳炎は，壊死性血管炎が特徴で血管周囲の出血を伴う。発症後1週間以内に脳浮腫により死亡するが，早期の集中治療により良好な転帰が得られた例がある。

溶連菌感染後ADEMは3～14歳に多くみられる。症状として，50％に錐体外路症状，70％に行動異常がみられ，血液検査では抗基底核抗体，MRI検査では基底核の高信号が80％に認められる。

## 臨床検査

血液検査では白血球数増多，血沈・CRP値の上昇などの全身性炎症反応がみられるが，軽度のことが多く[5,6]，大部分の症例で初診時のCRPは1.5 mg/dL未満である。髄液は単核球優位の細胞数増多（10～100/μL），蛋白増加（35～150 mg/dL）を示すが，正常のこともしばしばある。糖は正常。脱髄のためmyelin basic protein（MBP）など高値が認められる。数％でオリゴクローナルバンドが出現する。PCR法により先行感染のウイルスDNAが検出されることもある。

### 画像検査（図1）

MRIが診断上極めて有用である。病変はT2強調画像で境界不鮮明な斑状の高信号域として認められる。両側大脳半球・脳幹・小脳・脊髄に，左右非対称性に多発する病変が，主に皮質下・中心部白質，ならびに皮質の灰白質―白質境界部にみられる。しばしば基底核，視床の灰白質にも，典型例では左右対称性に，病変がみられる。30～60％で脳室周囲白質にも病変がみられる。脳梁の病変はむしろMSに特徴的である[1]。病変はガドリニウムにより増強されることがある。時に腫瘍のように見え，周囲に浮腫を伴うこともある。初回の画像検査では病変を認めないことがあり注意を要する。症状消失後も画像所見は残ることがあり，完全に消失するのは37～75％である。MRIが正常化した後も再評価を行う。多相性ADEMの経時的MRIでは，再発の後も病変が完全もしくは部分的に消失するのに対して，MSでは症状を呈さない病変が自然に増加していく。

## 鑑別診断

ADEMが単相性の経過をとるのに対して，MSは寛解増悪を繰り返すが，ADEMとMSの初発（またはCIS）との鑑別は，実際には困難なことが多い（表1）[1,4,5]。ADEMがMSのスペクトラムの一部かどうか議論のあるところである。Study Groupでは，CIS・MSとの違いとして，脳症（意識の変容and/or行動の変化として定義される）がADEM（再発性，多相性を含む）に特徴的であることを強調しているが，典型的なADEMでも後にMSと診断されることがある。経時的なMRI検査を行うことが大切である。その他感染性脳炎，ベーチェット病，中枢神経ループス，神経サルコイドーシス，代謝性白質脳症，悪性新生物などが鑑別の対象になる。

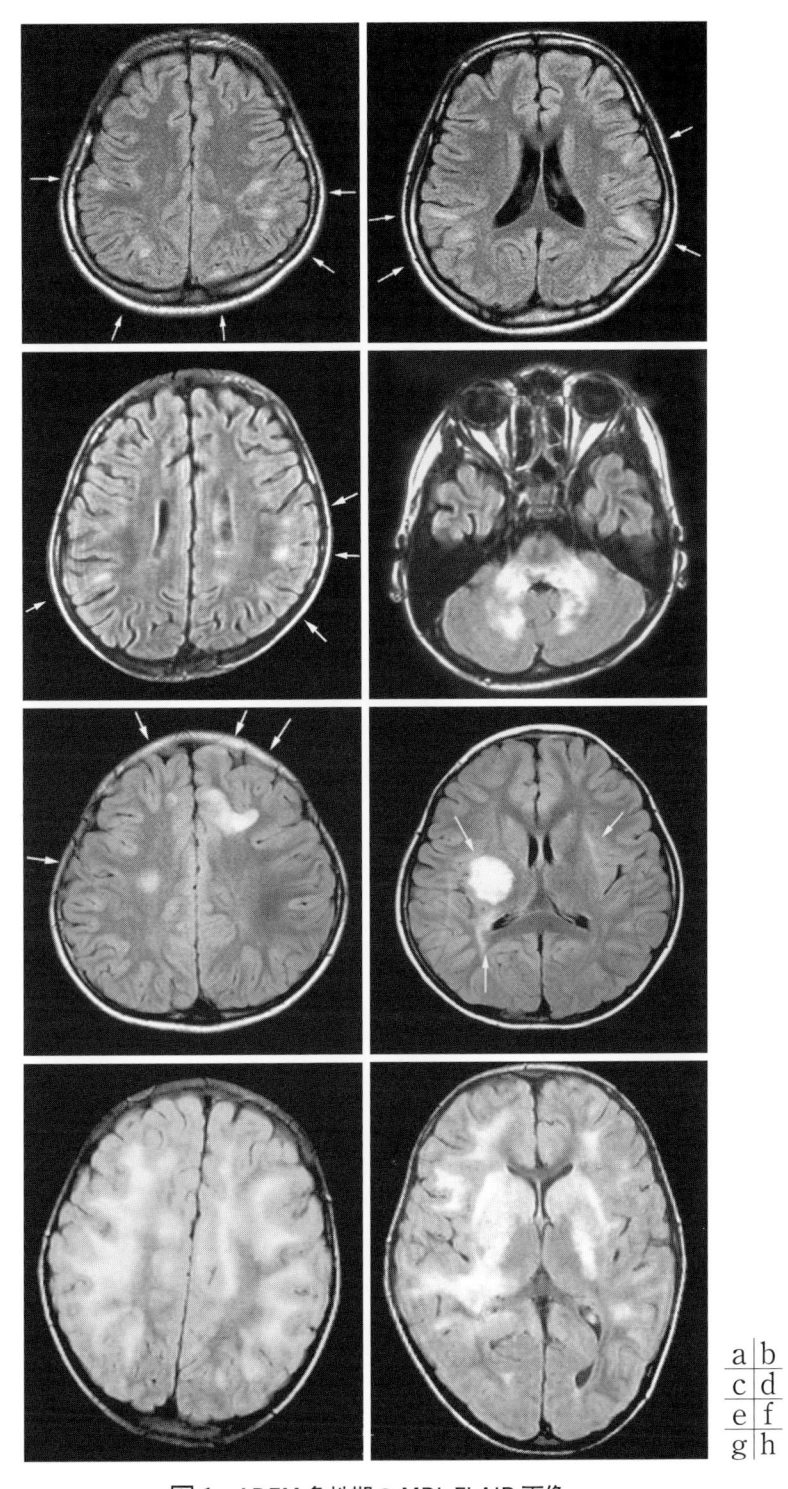

**図1 ADEM 急性期の MRI FLAIR 画像**

aとb, cとd, eとf, gとhはそれぞれ同一小児例（gとhは福岡市立こども病院の症例）。5 mm 未満の小病変（a-e）を伴う ADEM や大病変（f-h）を伴う ADEM がある。大病変は周辺に浮腫や圧迫を示すことがある。

表1 ADEMとMSの鑑別

|  |  | ADEM | MS |
|---|---|---|---|
| 発症・経過 |  | 急性発症，単相性経過 | 亜急性発症，多相性 |
| 先行感染 |  | 多い（74％） | ありうる |
| 好発年齢 |  | 1〜20歳，5〜9歳にピーク | 思春期以降に多い |
| 性差 |  | やや男性に多い | 女性に多い |
| 症状 |  | 発熱，髄膜刺激症状，意識障害，けいれん，失調，錘体路症状など多彩な症状（91％） | 巣症状。意識障害，けいれん，髄膜刺激症状はまれ。 |
|  |  | 両視神経炎 | 片側視神経炎 |
| 検査所見 | 末梢血 | 64％で白血球増加。CRP，血沈など炎症反応あり。 | 22％で白血球増加。炎症反応はまれ。 |
|  | CSF | オリゴクローナルバンド陽性はまれ（数％）。MBP高値。リンパ球増多（64％）。 | オリゴクローナルバンド陽性は高頻度。MBP高値。リンパ球増多（42％）。 |
|  | MRI | 皮質下白質と視床を含む深部白質，灰白質に比較的対称な病変。44％は脳室周囲白質に病変。均一な造影効果。 | 皮質下白質と脳室周囲白質（92％）に左右非対称な病変。視床病変は少ない。不均一な造影効果。経過中に新病変。 |

## 治　療

　疾患がまれであるため，前方視的コントロールスタディは行われていないが，その病態から一般的にステロイドが用いられる。急性期にはメチルプレドニゾロンによるパルス療法[9]（例，20〜30 mg/kg/日×3日間を3クール）が行われることが多い。症状に応じて，パルス終了後に経口プレドニゾロン投与を行い漸減していくこともある（例，1〜2 mg/kg/日から開始し4〜6週間かけて漸減）。速やかに症状の改善が認められることが多いが，ステロイド療法に不応である場合や，ステロイドの副作用が大きい症例ではガンマグロブリン療法（0.4 g/kg 静注×5日間），血漿交換，免疫吸着療法やシクロフォスファミドなどの免疫抑制剤投与を行う場合もある。急性期では体温・輸液管理，呼吸・循環管理，けいれん抑制などの対症療法を，回復期ではリハビリテーション療法を行う。

## 経過・予後・再発

　麻疹後ADEMでは死亡率が10〜20％に上り，重篤な神経学的後遺症が多いとされていた。近年では予防接種の普及に伴う麻疹の減少，MRIの普及によるADEMの早期診断，ステロイド治療などのためか，ADEM全体としての予後は比較的良く50〜80％は

完全に回復する。数日で回復することもあるが，数週〜数ヵ月の経過で回復する例も多い。急性出血性白質脳炎のように発症からきわめて重篤で死亡する例もある。神経学的後遺症には運動障害，視覚障害，認知障害，行動異常，てんかんなどがあり，その程度は軽度から重度までさまざまである。横断性脊髄炎と2歳未満での発症は一般的に長期の運動障害や知的障害を呈する。発症時の臨床症状の重症度と無欲度は予後不良と関係する。また，小児では，一般的に単相性で良性の経過をとる場合が多いが，ステロイドに対する反応不良のものや成人に多い特発性ADEMは進行性で予後が悪いといわれている。

ADEMの後にMSを発症するリスクは報告により0〜28％と差がある[2]。再発の頻度は調査研究に用いたADEMの定義や病型分類により変わる可能性がある。ADEMの初発から2〜3ヵ月以内のみに再発する例は多く，最近では偽再発性ADEMに分類されている。CISの後にMSを発症するリスクはADEMの後に比べ高い。

## 文　献

1) Garg RK : Acute disseminated encephalomyelitis. Postgrad Med J. 79 : 11-17, 2003.
2) Tenembaum S, Chitnis T, Ness J, et al. : Acute disseminated encephalomyelitis. Neurology. 68 (Suppl 2) : S23-S36, 2007.
3) Stonehouse M, Gupte G, Wassmer E, et al. : Acute disseminated encephalomyelitis : recognition in the hands of general paediatricians. Arch Dis Child. 88 : 122-124, 2003.
4) Krupp LB, Banwell B, Tenembaum S, et al. : Consensus definitions proposed for pediatric multiple sclerosis and related disorders. Neurology. 68 (Suppl 2) : S7-S12, 2007.
5) Hynson JL, Kornberg AJ, Coleman LT, et al. : Clinical and neuroradiologic features of acute disseminated encephalomyelitis in children. Neurology. 56 : 1308-1312, 2001.
6) Dale RC, de Sousa C, Chong WK, et al. : Acute disseminated encephalomyelitis, multiphasic disseminated encephalomyelitis and multiple sclerosis in children. Brain. 123 : 2407-2422, 2000.
7) Leake JA, Albani S, Kao AS, et al. : Acute disseminated encephalomyelitis in childhood : epidemiologic, clinical and laboratory features. Pediatr Infect Dis J. 23 : 756-764, 2004.
8) Pohl D, Hennemuth I, von Kries R, et al. : Paediatric multiple sclerosis and acute disseminated encephalomyelitis in Germany : results of a nationwide survey. Eur J Pediatr. 166 : 405-412, 2007.
9) Straub J, Chofflon M, Delavelle J : Early high-dose intravenous methylprednisolone in acute disseminated encephalomyelitis : A successful recovery. Neurology. 49 : 1145-1147, 1997.

# I. 多発性硬化症の特殊型と類縁疾患
## ④アトピー性脊髄炎

磯部　紀子・河野　祐治・吉良　潤一（九州大学神経内科）

アトピーとは，ダニやスギ花粉などの環境中に普遍的に存在する抗原に対して高IgE応答を呈する状態をいう。われわれは，アトピー性皮膚炎と高IgE血症をもつ成人で，四肢の異常感覚（ジンジン感）を主徴とする頸髄炎症例を相次いで経験し，アトピー性脊髄炎（Atopic myelitis）として報告し[1]，アトピー性疾患と脊髄炎との関連性をはじめて指摘した。その後，他施設からも同様の症例が報告され，2000年に全国疫学調査を行い[2]，国内に広く存在することがわかった。その後，海外においても症例が報告されている[3~5]。症例が蓄積するにつれ，先行・合併するアトピー性疾患により病態に特徴があることがわかってきた[6]。

### 定　義

われわれは，アトピー性脊髄炎を原因不明の脊髄炎で，以下の①あるいは②をみたすものと定義している[2]。

①アトピー性疾患を有する（アトピー性疾患：気管支喘息，アレルギー性鼻炎，アトピー性皮膚炎，食物アレルギー，アレルギー性結膜炎など）

②高IgE血症を有し，かつ抗原特異的IgEが陽性

一方，海外では，血清IgE値は正常であるが，抗原特異的IgEが陽性で，アトピー性疾患が存在しないものの，本疾患と同様の臨床経過をとるものも報告されている[6]。

### 臨床的特徴

上記の定義のもと，全国における症例数の把握およびその臨床像の検討を行うため，2000年に全国臨床疫学調査を行い[2]，定義をみたす79例（九大例49例，全国調査例30例）を分析した。男女比は1：0.65と男性にやや多く，平均発症年齢は35.8歳（12～75歳）であった。臨床的には，①症例の約7割でアトピー性疾患が先行し，その増悪後に発症することが多い，②発症は急性ないし亜急性で階段状であることが多いが，その後，症状は慢性動揺性の長い経過をとる，③四肢遠位部の異常感覚（ジンジン感）を主徴とする，④四肢腱反射の軽度亢進を伴うことが多いが，明らかな運動麻痺や病的反射の出現は少ない，

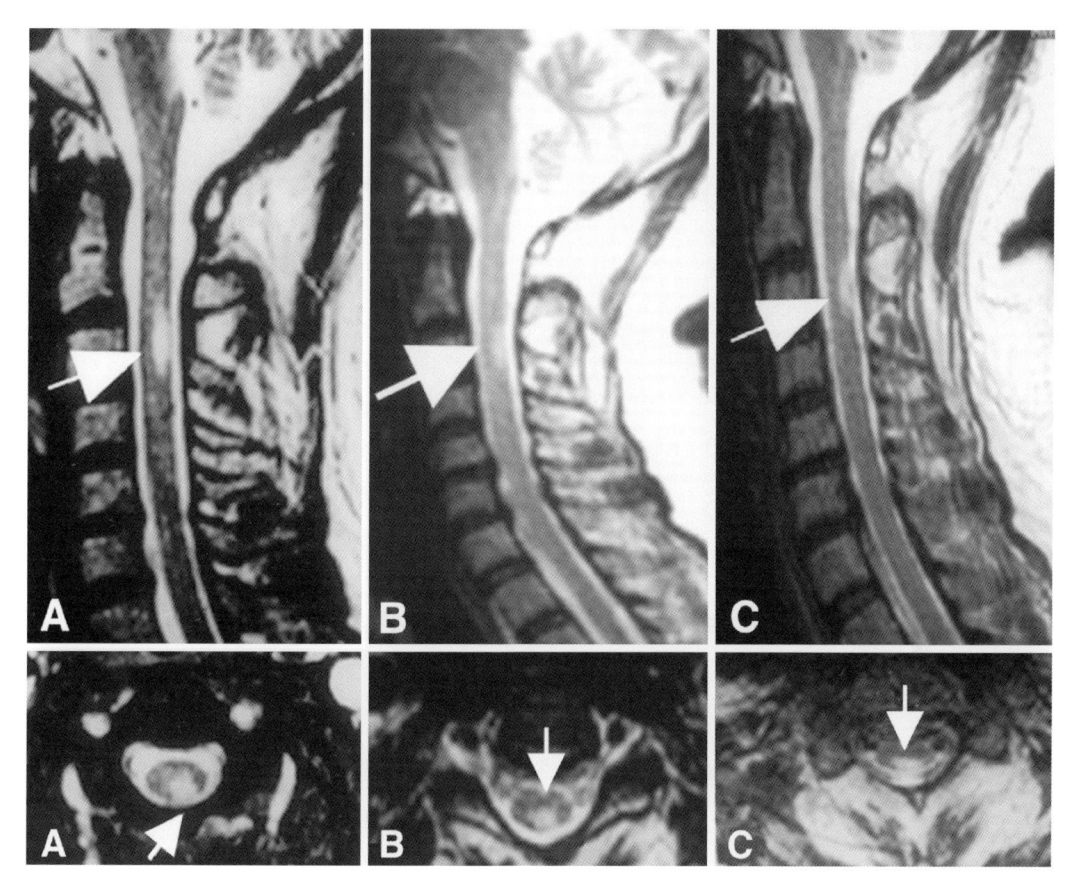

**図1 アトピー性脊髄炎　頸髄 MRI　T2 強調画像**
A；発症2週間後，B；発症6ヵ月後，C；発症3年後（矢印；病変）

⑤臨床症候からみた病巣は頸髄が多い，などの特徴があった。

## 検査所見

全国疫学調査[2]において，血液検査では，88.2％で高 IgE 血症を認め，ヤケヒョウヒダニやコナヒョウヒダニに対する抗原特異的 IgE を 85％ 以上の症例で高率に有した。また，約半数の 57.1％ で末梢血中の好酸球増多を認めた。髄液では，細胞数は正常であることが多く，1/4 の症例で軽度（50 個/μl 以下）の細胞増多を認めるのみであった。髄液における好酸球の出現は 10％ 未満と低率であった。髄液蛋白においても細胞数と同様に 1/4 の症例で軽度（100 mg/dl 以下）の増加を認める程度であった。また，脊髄 MRI では，全体の約 6 割で病変が認められ，その 7 割が頸髄に異常を有し，とくに頸髄後索寄りに多かった（図1）。また，末梢神経伝導検査にて，約 4 割の症例で潜在的な末梢神経病変の合併がみられている[7]。

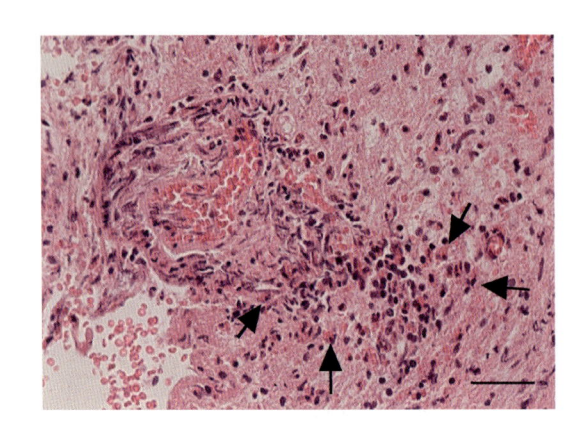

**図2　HE染色　Bar=50 μm**
血管周囲および実質への単核球および好酸球の浸潤（矢印）と著明なグリオーシスを認める。

## 組織所見

　画像上病変が認められる場合，病巣はほぼ同じ大きさで長く存在するため，脊髄腫瘍を疑われることも多い。そのため，脊髄生検を施行される場合もある。その組織像は，さまざまな程度の好酸球浸潤を伴う炎症性病巣であり（図2），髄鞘・軸索ともに脱落し[8]，活性化好酸球の産物である eosinophil cationic protein の沈着を認めた[9]。免疫染色を施行した症例では，血管周囲性には CD8 陽性 T 細胞が優位に浸潤しているものの CD4 陽性 T 細胞や B 細胞の浸潤もみられ，脊髄実質内には CD8 陽性 T 細胞のみが浸潤していた。アトピー性脊髄炎の脊髄病巣は，その他のアトピー性疾患同様に好酸球性炎症であり，アレルギー性の機序が主体であると考えられる。

## 診断および鑑別疾患

　原因不明の脊髄炎症例に遭遇した際，問診でアトピー性疾患の有無を確認し，血液中の好酸球増多，血清総 IgE 値の上昇の有無をチェックする必要がある。ここで何らかの異常がある場合，また，臨床症状が本疾患に類似している場合には，血清の抗原特異的 IgE の測定を追加することが望ましい。

　多発性硬化症の初回発作との鑑別がしばしば問題となる。MRI にて McDonald の多発性硬化症診断基準[10]を満たす多発性の白質病変を有するものは，アトピー性脊髄炎には含めない。鑑別のポイントとしては，アトピー性脊髄炎では脊髄以外に再発を認めないこと，病変は脊髄後索寄りに存在することが多いこと，Oligoclonal band や IgG index の上昇がみられないこと，抗アクアポリン4抗体が陰性であること，4割の症例で末梢神経障害の合併がみられること，も参考となる。

　前述のように病巣はほぼ同じ大きさで長く存在するため，脊髄腫瘍との鑑別が問題となる。腫瘍では進行性に悪化するが，炎症では免疫療法に多少なりとも画像所見が反応することが参考となる。

　アトピー性脊髄炎と同様に末梢血で高 IgE 血症や好酸球増多を伴う，寄生虫性脊髄炎の鑑別も必要である。寄生虫性脊髄炎の中には明らかな全身症状を欠くものも多く，また，髄液中の好酸球増多を伴わないものもあり[11]，しばしば鑑別が困難である。まずは疑って暴露歴の有無について詳細に問診し，血清，髄液の抗寄生虫抗体の測定を行う必要がある。

## 免疫学的特徴

免疫学的には，アトピー性脊髄炎では末梢血CD4陽性T細胞の細胞内サイトカインの測定において，INFγ/IL-4比が健常対象より有意に低く，発症時にTh2優位であることがわかった。これは，多発性硬化症において再発時にTh1優位となることと対照的である[12]。また，最近，髄液上清において，IL-9やeotaxinなどのTh2サイトカイン・ケモカインの上昇がみられることが確認されている[13]。しかし，アトピー性脊髄炎においてoptic neuritisを合併することがあり[4]，また，同じく脊髄と視神経を侵すNeuromyelitis optica（NMO）において，生検上好酸球の浸潤がみられたとの報告[14]もあり，一部の多発性硬化症類縁疾患とアトピー性脊髄炎との鑑別が困難な症例もあると思われる。

## 治　療

アトピー性脊髄炎自験26例における42回の各種免疫療法の治療効果を神経学的所見および臨床検査所見の観点より評価し，比較検討を行った[15]。その結果，KurtzkeのExpanded disability status scale（EDSS）スコアではステロイド治療（パルス療法を含む）および血漿交換ともに同等の有効性を認めたが，Scrippsのneurological rating scale（NRS）による神経学的所見の改善度評価においてはステロイド治療よりも血漿交換が有意に有効であった。臨床検査所見の結果においても免疫グロブリン静注療法の有効性はもっとも低かった。以上より，アトピー性脊髄炎の治療においてステロイド治療の反応性が低いものがあること，ステロイド治療よりも血漿交換が有効である症例があることが判明した。臨床においては，血漿交換における侵襲性，感染症のリスクを考慮し，まずはステロイド治療を行った後，症例に応じて，十分なインフォームド・コンセントに基づき，血漿交換の実施について検討・決定する必要がある。

## ま　と　め

アトピーと中枢神経系の炎症との関連はほとんど注目されておらず，アトピー性脊髄炎の症状が主観的な手足のジンジン感であることから見逃されていた可能性も考えられる。アトピー性皮膚炎の患者において四肢遠位部のジンジン感を訴える患者では頸髄MRIや中枢および末梢神経伝導検査が必要であると考えられる。現在，2006年度から2007年度にかけて，アトピー性脊髄炎に加え，アレルギーを伴う末梢神経障害にも対象を広げ，全国疫学調査を施行した。現在，解析中であるが，先行するアトピー疾患により病態に特徴があることが明らかとなりつつある。

## 文　献

1) Kira J, Yamasaki K, Kawano Y, et al.: Acute myelitis associated with hyper IgEemia and atopic dermatitis. J Neurol Sci.

148 : 199-203, 1997.
2) Osoegawa M, Ochi H, Minohara M, et al. : Myelitis with atopic diathesis : a nationwide survey of 79 cases in Japan. J Neurol Sci. 209 : 5-11, 2003
3) Zoli A, Mariano M, Fusari A, et al. : Atopic myelitis : first case report outside Japan? Allergy. 60 : 410-411, 2005.
4) Constantinescu CS, Thomas M, Zaman AG : Atopic optic neuritis. Ocul Immunol Inflamm. 14 : 125-127, 2006.
5) Gregoire SM, Mormont E, Laloux P, et al. : Atopic myelitis : a clinical, biological, radiological and histopathological diagnosis. J Neurol Sci. 247 : 231-235, 2006.
6) Kira J, Horiuchi I, Suzuki J, et al. : Myeitis associated with atopic disorders in Japan : a retrospective clinical study of the past 20 years. Internal Medicine. 40 : 613-619, 2001.
7) Osoegawa M, Ochi H, Yamada T, et al. : High incidence of subclinical peripheral neuropathy in myelitis with hyperIgEaemia and mite antigen-specific IgE (atopic myelitis) ; An electrophysiolocal study. Intern Med. 41 : 684-691, 2002.
8) Kikuchi H, Osoegawa M, Ochi H, et al. : Spinal cord lesions of myelitis with hyper-IgEmia and mite antigen specific IgE (atopic myelitis) manifest eosinophic inflammation. J Neurol Sci. 183 : 73-78, 2000.
9) Osoegawa M, Ochi H, Kikuchi H, et al. : Eosinophilic myelitis associated with atopic diathesis : a combined neuroimaging and hitopathological study. Acta Neuropathol. 105 : 289-295, 2003.
10) McDonald WI, et al. : Recommended diagnostic criteria for multiple sclerosis : guidelines from the International Panel on the diagnosis of multiple sclerosis. Ann Neurol. 50 : 121-127, 2001.
11) 小副川学，石津尚明，梅 風君，他：アトピー性脊髄炎と寄生虫性脊髄炎：とくに髄液における免疫動態の差異について．神経免疫学．13 : 89, 2005.
12) Horiuchi I, Yamasaki K, Minohara M, et al. : Th1 dominance in HAM/TSP and the optico-spinal form of multiple sclerosis versus Th2 dominance in mite antigen-specific IgE myelitis. J Neurol Sci. 172 : 17-24, 2000.
13) 吉良潤一，田中正人，立石貴久，他：多発性硬化症をはじめとする脊髄炎症性疾患のサイトカイン・ケモカインプロフィール，厚生労働科学研究費補助金（難治性疾患克服研究事業）免疫性神経疾患に関する調査研究　平成19年度　総括・分担研究報告書, 2008.
14) Lucchinetti CF, Mandler RN, McGavern D, et al. : A role for humoral mechanisms in the pathogenesis of Devic's neuromyelitis optica. Brain : 125, 1450-1461, 2002.
15) Murai H, Arahata H, Osoegawa M, et al. : Effect of immunotherapy in myelitis with atopic diathesis. J Neurol Sci. 227 : 39-47, 2004.

# J. 多発性硬化症と脱髄性ニューロパチー

桑原　聡（千葉大学神経内科）

多発性硬化症（multiple sclerosis：MS）は代表的な中枢神経系の脱髄疾患であり，多くの患者は再発・寛解を繰り返す慢性経過をとる。それに対して急性散在性脳脊髄炎（acute disseminated encephalo-myelitis：ADEM）は先行感染やワクチン接種後に発症する急性の中枢神経脱髄疾患である。一方，末梢神経系にも自己免疫性脱髄を起こすいくつかの疾患が存在する。表1に示すように，脱髄性ニューロパチーの代表的なものとして，急性型はギラン・バレー症候群（Guillain-Barré syndrome：GBS）が挙げられ，慢性型としては慢性炎症性脱髄性多発ニューロパチー（chronic inflammatory demyelinating polyneuropathy：CIDP）が重要である。これらの中枢神経と末梢神経の脱髄は時として合併することがある[1,2]。

頻度の高いパターンとしてはそれぞれの急性型，慢性型同士が合併することが多く，「ADEMとGBS」，「MSとCIDP」合併の頻度が高い。中枢神経のミエリンはoligodendrocyte，末梢性ミエリンはSchwann細胞に由来するが，ミエリン構成蛋白として共通の分子を含んでいるために，中枢と末梢ミエリンに共通する分子が免疫学的標的になる場合に，両者に脱髄が起こる可能性があり，これが中枢・末梢神経の脱髄性疾患が合併しやすい理由として古くから提唱されているが，共通抗原に関する詳細はまだ確定されていない。したがって多発性硬化症患者をみる際には末梢神経の脱髄，すなわちCIDPを合併している可能性を念頭におく必要がある。

## 中枢・末梢性ミエリンの構成蛋白

ミエリンはoligodendrocyteあるいはSchwann細胞の細胞膜が分化したものであり，その成分の45％は水である。脱水したヒトのミエリンは約70％が脂質，30％が蛋白から構成される。脂質として重要なのはリン脂質，糖脂質（セレブロシド，サルファタイド，ガングリオシド）とコレステロールであるが，自己免疫性脱髄性疾患における自己抗原として重要なのはやはり蛋白である。表2に示すように，代表的なミエリン構成蛋白は中枢のみに発現するもの，末梢のみに発現するもの，両者に発現しているものが存在する。P0，P1，P2蛋白（Pはproteinの

表1　免疫介在性の脱髄性神経疾患

|  | 中枢神経 | 末梢神経 |
|---|---|---|
| 急性 | 急性散在性脳脊髄炎 | **ギラン・バレー症候群（脱髄型）** |
| 慢性・再発性 | **多発性硬化症** | **慢性炎症性脱髄性多発ニューロパチー** |
|  |  | 多巣性運動ニューロパチー |
|  |  | M蛋白を伴う脱髄性ニューロパチー |

中枢神経，末梢神経の疾患に大別され，それぞれ急性型と慢性・再発型が存在する。頻度から太字の3疾患が臨床的に重要である。

表2　中枢神経と末梢神経のミエリン構成蛋白

| 蛋白 | 略号 | 全ミエリン蛋白に対する割合 ||
|---|---|---|---|
|  |  | 中枢 | 末梢 |
| P0蛋白 | P0 | なし | 50％ |
| ミエリン塩基性蛋白（P1蛋白） | MBP | 30～40％ | 5～15％ |
| P2蛋白 | P2 | なし | 5～20％ |
| プロテオリピッド蛋白 | PLP | 50％ | なし |
| ミエリン関連糖蛋白 | MAG | 1％ | 1％ |
| ミエリン・オリゴデンドロサイト糖蛋白 | MOG | 不明 | なし |
| 末梢ミエリン22蛋白 | PMP22 | なし | 2～5％ |

P）は発見・同定された順に命名されたが，P1は後にミエリン塩基性蛋白（myelin basic protein：MBP）と同一のものであることが判明し，現在はMBPと呼ばれる。P0，P2，末梢ミエリン22蛋白（peripheral myelin protein 22：PMP22；分子量が22Kdであることから命名された）は末梢神経系のみに，プロテオリピッド蛋白（proteo-lipid protein：PLP）とミエリン・オリゴデンドロサイト糖蛋白（myelin-oligodendrocyte glycoprotein：MOG）は中枢神経のみに発現している。末梢，中枢に共通するミエリン蛋白としてはMBPとMAGが挙げられる。しかし，その他にいまだ同定されていない多くの微量なミエリン構成蛋白が存在するものと思われる。

MBP，PLP，MOGを動物に免疫すると，MSの動物モデルである実験的アレルギー性脳脊髄炎が誘導される。この際にMBPは末梢神経にも発現しているため末梢神経炎が同時に起こる[4]。PLPとMOGの免疫は中枢病変のみを惹起する。これらの所見はミエリン構成蛋白と病変部位の対応とよく一致するが，ここで問題なのは，MS患者における自己抗原がMBP，PLP，MOGのいずれかなのか，あるいはその他の蛋白であるのかがいまだ確定されていないことである。MSでは再発と寛解を繰り返すため，経過中に抗原として認識される構造（エピトープ）が拡大していくために単一のエピトープが同定しにくくなる

ことが指摘されている[3]。この現象はepitope-spreadingと呼ばれている。すなわちMSとCIDPが合併した場合に、エピトープはMBPかMAGである、といった単純な対応は現段階では成立しないとされている。

逆にGBSの動物モデルである実験的アレルギー性末梢神経炎を誘導するには、P0, P2, PMP22が用いられる。これらの蛋白は末梢神経炎のみを惹起する。GBSは長い間、脱髄性の末梢神経疾患と考えられてきたが、近年軸索が一次性に障害される軸索型GBSという病型が存在することが確立された。軸索型GBSのエピトープはランビエ絞輪部の軸索膜に発現するガングリオシドGM1とGD1aであることが、ほぼ証明されている。

さらに、自己免疫性脱髄ではないが、ミエリン構成蛋白と遺伝子変異による遺伝性脱髄疾患の分子病態が解明されてきている。PLP遺伝子の変異はPelizaeus-Merzbacher病という小児の中枢神経脱髄疾患の原因である。末梢神経系では、PMP22遺伝子の重複がCharcot-Marie-Tooth病1Aの、P0蛋白遺伝子変異がCharcot-Marie-Tooth病1Bの原因であることが解明されている。

## MSとCIDPの合併

MSとCIDPの合併例については多くの症例報告がある。MSの側からみると年齢や臨床症状、病変部位（大脳、脳幹、脊髄、視神経）などに一定の特徴はないが、ほとんどの症例ではMSが先行し、数年後にCIDPを合併している。もともとMSの症状があるところにCIDPによる多発ニューロパチーが合併する場合に、症状からMSの再発と鑑別することが難しい場合もあるが、①CIDPによる多発ニューロパチーは両側対称性であること、②腱反射は四肢で低下―消失すること、③進行期間が2ヵ月以上とMS再発より長いこと、の3点が臨床的にMSにCIDPが合併しているかを判断するポイントである。MSの経過中に、比較的緩徐に四肢麻痺が進行する場合には頸髄病変の二次性進行型MSと診断されることがあるが、腱反射が消失していれば積極的にCIDPの合併を疑って神経伝導検査で確認を行うべきである。

CIDPの診断は2ヵ月以上進行する多発ニューロパチー症状、末梢神経脱髄の証明、ニューロパチーをきたす他疾患の除外によってなされる。髄液蛋白の上昇も診断を支持する所見である。末梢神経脱髄を検索するために必須なのは神経伝導検査であり、伝導ブロック、伝導速度低下が認められる。伝導ブロック、伝導遅延について脱髄域であると判断するための電気診断基準が設定されている[5]。近年はMRI、超音波による末梢神経肥厚がCIDPの診断を支持する所見として注目されている。神経生検はこれまで行われることが多かったが、通常生検に用いられる腓腹神経における脱髄検出の感度は必ずしも高くないことと、その侵襲性から、神経伝導検査、MRI、髄液検査を行った上で、さらに診断が確定しない症例にのみ行われる傾向となっている。CIDPの除外規定としては、ジフテリア、薬剤性・遺伝性ニューロパチー、膀胱

直腸障害が挙げられている。

　MSとCIDPの合併例の症例報告は多数認められるものの，MS全体を母集団とした場合のCIDP合併の頻度は明らかにされていない。2006年に千葉大学医学部附属病院の連続60名のMS患者で系統的に神経伝導検査を行った結果では，合併率は5％であった（未発表データ）。CIDP合併例の治療はMSに対する治療と異なることもあり，この数字は決して無視できない。より効果的な治療を行うためにMS患者をみた際に，腱反射や症状の進行期間を確認してCIDP合併の有無を正確に診断する必要がある。

　CIDPの治療としては副腎皮質ステロイド，免疫グロブリン静注療法，血漿交換療法の有効性が確立されている。どの治療を第一選択にするかについては議論のあるところであるが，投与の簡便性からステロイドか免疫グロブリンが行われることが多い。典型的CIDPであればこのどちらかの治療には反応する。CIDPでは治療開始が遅れると二次的軸索変性のために治療反応性が低下するため，とくにMS症状にマスクされかねない。

## CIDPの中枢病変

　一方，CIDPを母集団とした場合のMSの合併についてもいくつかの報告がある。CIDPによる多発ニューロパチー症状が重い場合には臨床症状から中枢神経病変の有無を判断することも難しい場合があるため，脳・脊髄のMRI異常を検討した報告が多い。MRIを用いた研究でCIDP患者の40％に脳病変を認めたとの報告がある[6]。一般にCIDPに合併する中枢神経系脱髄病変はMRIでの検出率は比較的高いものの，無症候性であることが多いとされている。CIDP患者において症候性のMS様中枢病変を合併する場合には，末梢神経障害では説明できない脳幹症状，四肢麻痺の左右差，レベルのある感覚障害，排尿障害，Babinski徴候は評価しやすく，これらの症候に注目するのがよい。

## 文　献

1) Di Trapani G, Carnevale A, Cioffi RP, et al.: Multiple sclerosis associated with peripheral demyelinating neuropathy. Clin Neuropathol. 15: 135-138, 1996.
2) Rodriguez-Casero MV, Shield LK, Coleman LT, et al.: Childhood chronic inflammatory demyelinating polyneuropathy with central nervous system demyelination resembling multiple sclerosis. Neuromuscul Disord. 13: 158-161, 2003.
3) Falcone M, Scalise A, Minisci C, et al.: Spreading of autoimmunity from central to peripheral myelin: two cases of clinical association between multiple sclerosis and chronic inflammatory demyelinating polyneuropathy. Neurol Sci. 27: 58-62, 2006.
4) Pender MP: The pathophysiology of acute experimental allergic encephalomyelitis induced by whole spinal cord in the Lewis rat. J Neurol Sci. 84: 209-222, 1988.
5) Ad Hoc Subcommittee of the American Academy of Neurology AIDS Task Force. Research criteria for diagnosis of chronic inflammatory demyelinating polyneuropathy (CIDP). Neurology. 41: 617-618, 1991.
6) 小森哲夫, 大竹敏之, 宮崎之男, 他：慢性炎症性脱髄性多発根神経炎における中枢神経障害—多発性硬化症との対比—. 臨床神経. 30: 939-943, 1990.

# IV

# 多発性硬化症の治療の進め方

A．多発性硬化症患者へのインフォームドコンセントとQOL
B．急性増悪期の治療の進め方
　① 副腎皮質ステロイド薬
　② 多発性硬化症とアフェレシス
C．再発・進行防止の治療の進め方
　① インターフェロンベータ
　② シクロフォスファミド
　③ アザチオプリン
　④ メソトレキセート・ミトキサントロン
D．免疫グロブリン大量静注療法の位置づけ
E．多発性硬化症における対症療法と生活指導の進め方
F．妊娠したとき・出産を希望するときの治療の進め方
G．日本人多発性硬化症の特性からみた治療上の問題点
　① 抗アクアポリン抗体陽性者
　② 視神経脊髄型多発性硬化症
　③ 膠原病合併例：シェーグレン症候群を中心として
H．わが国における多発性硬化症特定疾患治療研究事業と当事者団体・患者会

# A. 多発性硬化症患者へのインフォームドコンセントとQOL

菊地　誠志（札幌南病院）
深澤　俊行（さっぽろ神経内科クリニック）
菊地　ひろみ（札幌市立大学看護学部）

## 多発性硬化症患者へのインフォームドコンセント[1]

多発性硬化症（multiple sclerosis：MS）は，慢性再発性・進行性の疾患である。20～30歳という若年に発症するという特徴から，患者の就学，就労などに困難を生じたり，さらに女性に多いという特徴から，妊娠，出産などで悩みをかかえる患者も少なくない。患者・家族の長い人生の全体を意識したインフォームドコンセントが求められる。

### 1. 病名告知（表1）

多発性硬化症の病名告知と疾患の説明には十分な慎重さが要求される。初診時の丁寧な病歴聴取は，診断に必要なだけでなく，「担当医は自分の病気をそのはじめから熟知していてくれている」という患者の信頼感を得るためにも欠くことの出来ない条件である。病名告知と疾患の説明を行う時には，時間をかけて何度も面談し質問を受けながら患者・家族の疾患理解に努める。その際，「わたしたちは，いつでもあなたの側にいて，ずっとサポートし続けます」という姿勢を真摯に伝えることが重要である。さらに，神経難病を告知された患者の心理的ダメージに共感し，告知後の心理的サポートに努力を怠ってはならない。

初発時には原理的に多発性硬化症と診断することはできず，「多発性硬化症の疑い」と告知せざるを得ない。しかし，「多発性硬化症疑い」という言葉は，患者と医師では随分と捉えかたが異なる。患者が，「診断をはっきりして欲しい」との思いをもつのは当然であり，また，「診断されなければ適切な治療は受けられないのでは」という焦りと不安を感じていることも容易に推察できる。しかし，医師にとって，「多発性硬化症疑い」とは「中枢神経内で脱髄という病変がおこっているが，今後再発するかしないかをはっきり言えない」ということである。疾患を診断できないから経過を観察するのではなく，現在の状況と今後の可能性を十分に理解したうえで経過観察すべき状態・時期であることをしっかりと説明しなければならない。

### 2. 情報の収集と説明（表1）

①病期・病型

病期・病型の違いによってインフォーム

## 表1 多発性硬化症患者へのインフォームドコンセント ～おもな項目～

I. 病名告知
II. 情報の収集と説明
  1) 病期・病型
      通常型・視神経脊髄型
      再発寛解型・二次進行型・一次進行型
      後遺障害
  2) MRI
      ガドリニウム造影病変
      T2病変・T1病変
  3) 治療
      再発時
      再発予防
         インターフェロン
  4) 妊娠
  5) うつ，認知機能障害
  6) 性格
  7) 家族
  8) 医療環境

ドコンセントは異なる。後遺障害はないが再発を繰り返している再発寛解型の場合と，すでに後遺障害がある場合や徐々に障害が進行している患者では，抱く不安（再発/進行）や治療に対する期待（再発予防/進行抑制）は違っている。患者のこれまでの臨床経過を正確に把握し，その病期・病型について報告されている平均的な臨床経過を丁寧に説明する必要がある。ただし，個人差の大きい疾患であることは，何度強調しても強調しすぎるということはない。さらに，各種の出版物，インターネット上に掲載されているMSの多彩な症状の羅列をみて，すべての症状がいずれ自分にも出現するのでは，と考えてしまう患者がいるのも事実であるが，むしろそのようなケースは「ありえない」ことを知らせる必要がある。

通常型/古典型あるいは視神経脊髄型といったMS病型の理解も重要である。インターフェロン（IFN）の有効性のエビデンスの多くは欧米の古典型MSを対象としたものであり，わが国に多い視神経脊髄型MSでの有用性のエビデンスは不十分である。しかし，「視神経脊髄型には使うべきではない」とのエビデンスがあるわけでもない。また，病変分布のみからの安易な病型分類は，本来は導入されるべき患者から治療の機会を奪うことになりかねない。MSは多様性がそのもっとも大きな特徴であり，臨床像と治療効果の関連を念頭においた今後のエビデンスの蓄積が重要である。そして，現時点のわが国において「IFN以外には，有用性が確認されている再発抑

制法がない」という事実を忘れてはならない。

　一次進行型であっても，すべての患者にまったく無効であるとは言い切れない。臨床経過が進行性であってもMRIにて造影病巣を繰り返すような場合には積極的な導入を考えるべきである。何を目的にINFを使用するのかを患者に十分に理解してもらうことが必要である。

　また，臨床経過を考える場合には再発の回数だけではなく，再発時の症状の内容を考慮することも重要である。一回の再発で重い障害を遺す患者と，繰り返し再発しても後遺障害を遺さずに寛解する患者とでは，少なくとも患者の感じる治療のメリット，デメリットのバランスは大きく異なる。その違いを認識して説明しなければ必要な情報は患者に適切に伝わらない。

② MRI所見

　ガドリニウム造影像で活動性病変が認められる患者，あるいはT1強調画像やT2強調画像で病巣面積，新病巣数の増加が認められる患者では，障害進行とQOL悪化の可能性が高い。症状が軽くてもMRIで高度の異常が認められる患者も少なくない。MRIは，病勢を視覚的に伝えることができ，患者も理解しやすいという点で有用である。最近，「脊髄縦長病変」の有無など，MRI病変の性状の違いがINFの有効性に関係する可能性が指摘されている。経過の予測と治療法選択，治療の有効性判定に，MRI所見を丁寧に説明することは，良好な医師・患者関係を構築するのに役立つ。

③ 治療[1]

　急性の脊髄炎で原因が特定できていない時点では，臨床症状，検査結果の推移をみながら治療内容を検討しなおす可能性があることを説明する。適切な治療によっても残念ながら後遺障害を遺す可能性があることも知らせる。

　再発症状の改善と再発期間の短縮は患者にとって効果を認識しやすい。しかし，急性期の症状が軽快しても，治療上重要なことは，長期予後の改善である点を退院前までに十分に説明する。再発予防について，INFの説明が必要となる。INF療法は障害が遺っていない初期から開始する必要があるが，「まだ軽い」と拒否したり，逆に「そんなに悪いのか」と悲観的になる患者が少なくない。「悪いから治療するのではなく，良い状態を維持するために必要な治療」という目的の理解が非常に重要である。疾患理解がなければ長期にわたる治療の方針決定と維持は困難であるため，積極的な情報提供が必須である。

　ステロイド剤や免疫抑制剤などの治療をすでに行っている場合，すぐにINFに切り替えるか，それとも併用するかについては慎重な判断が必要である。現在までの治療から感じられたメリットとデメリット，そしてINFによって期待されるメリット，デメリットを個々の患者で整理し，できるだけ正確な情報を患者に伝える必要がある。

④ 妊娠[2]

　MSは若い女性に多い疾患であるため妊娠および挙児希望の有無の確認を忘れてはならない。妊娠中の母体の状況はむしろ安定することが多い。問題は出産後の生活であることの説明が必要である。分娩直後が免疫学的に不安定な状況であること以上に，

もっとも強調すべきは出産後の子育てのストレスおよび疲労である。パートナーはもちろん，家族全体でのバックアップ体制の重要性を十分に説明しておく必要がある。また，患者自身のMSの状態によっては治療を優先すべきだと考えるのが当然の場合でも，一方的な指導的態度はその後の信頼関係にも影響しかねない。まず本人に話をした後，家族とともに話し合ってもらい，少し時間をおいてあらためて本人と話し合うなどの対応が理想的である。

⑤うつ，認知機能障害

うつ，認知機能障害はともに，疾患の理解，治療への取り組みに支障をきたす。さらには，介護者のQOLの低下にもつながるため，これらの症状の有無については，注意深く聞き取りをすることが必要である。うつはその存在を念頭におかなければ診断が困難であるが，早期発見による早期治療は，患者のQOLを明らかに改善する。また，認知機能障害の予防を，INFなどの早期治療開始へのきっかけの一つにすることができる。

⑥性格，家族，医療環境

インフォームドコンセントを実践するにあたり患者の性格を把握することはきわめて重要である。患者の性格によって説明の仕方や内容を変える必要がある。神経質な患者には，家族を含めて時間をかけて不安を取り除くような体制を整えながら話を進めなければならない。

家族の理解，協力は不可欠である。家族構成，家族が患者介護に使える時間，外部医療資源利用への受容性の確認がとくに重要である。本人のみでなく，家族が多発性硬化症に対してどのような認識と価値判断をしているかは患者の精神状態に大きな影響がある。家族の状況を理解した上で，家族に対しても，疾患理解のための情報提供が必要である。

専門医が少ない地域では，地元の医療機関の協力が必要である。その患者のおかれている地域性および医療環境をあらかじめ確認しておくことが必要である。その上で，いろいろな医療資源の利用可能性についての情報提供を行い，退院後の方針を決めておく。

## 多発性硬化症患者のQOL

神経難病患者の療養生活を改善するには，医学的治療に加えて，心理的・社会的支援を含めた総合的なサポートが必要である。このような認識が広がるにしたがい，生活の質（Quality of life：QOL）研究の必要性が認知され，QOL研究への関心が増大してきた[3]。同時に，治療研究におけるアウトカム指標として，QOL評価尺度の開発が盛んに進められている[3]。

本稿では，QOL研究のバックグラウンドと「日本人多発性硬化症（MS）患者のQOL大規模調査（平成19年実施）」に至るまでの経過，そしてその中間解析結果を報告する。

①QOLって何？ なぜQOLを研究するの？（図1）

WHOによれば，「QOLとは，個人が生活している文化・価値体系の中，自分の人生の状況についての認識であり，人生の目

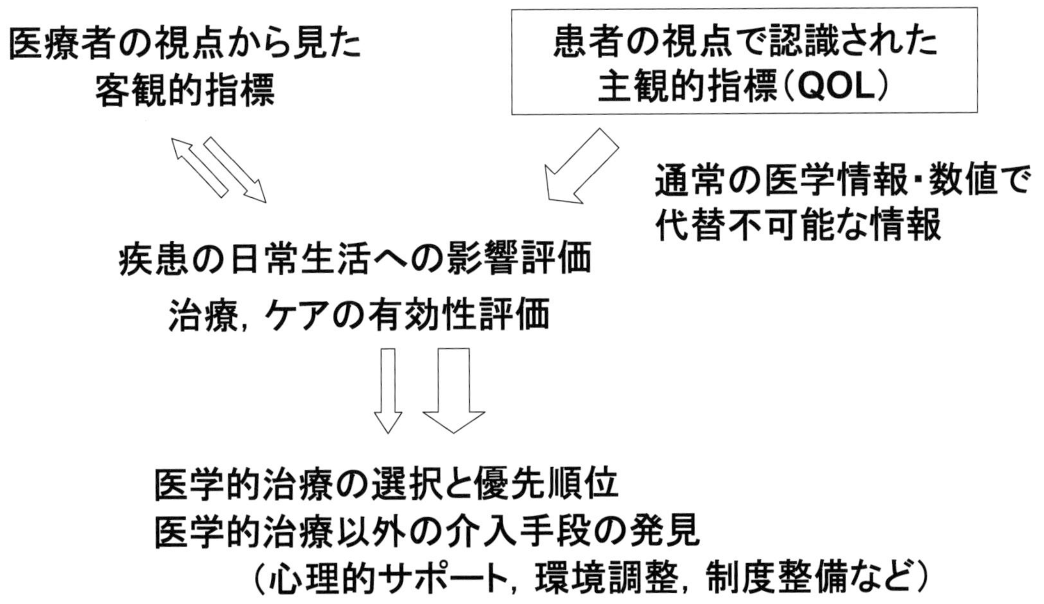

```
医療者の視点から見た         患者の視点で認識された
   客観的指標                主観的指標（QOL）

           ⇖        ⇙    通常の医学情報・数値で
        疾患の日常生活への影響評価   代替不可能な情報
        治療，ケアの有効性評価
                  ⇓⇓
        医学的治療の選択と優先順位
        医学的治療以外の介入手段の発見
         （心理的サポート，環境調整，制度整備など）
```

図1　QOLって何？　なぜQOLを研究するの？

標・期待・基準・関心との関係において認識されるものである」とされている。QOLは，まさに主観的指標である。この定義によれば，QOLは必ずしも病気にのみ関連するものではないが，本稿で扱うのはもちろん，病気関連のQOLである。

従来，疾病の日常生活への影響を評価したり，治療・ケアの有効性評価を行うにあたっては，医療者の視点から見た客観的指標が，もっぱら用いられてきた。しかし，近年，通常の医学情報・数値では代替不可能な情報，つまり，患者の視点で認識された主観的指標（＝QOL）の重要性が認識されるようになってきた。

医学的治療の選択と優先順位決定，医学的治療以外の介入手段の探索（心理的サポート，環境調整，制度整備など）にQOL評価は不可欠である。

QOL評価が有効な場面としては，1）治癒や延命よりも患者のQOLの向上が治療の目標である場合，2）治療の有効性に差がないか僅少な場合，3）治療効果があっても強い副作用が認められる場合，4）治療が長期におよぶ場合，5）ターミナルケアの場合がある。すべてに共通するのは，自己決定権尊重—shared decision makingの精神である。MSのQOLにおいては，1），2），3），4）が関わってくる可能性がある。

②どうやって研究するの？

いろいろな健康関連QOL尺度（ものさし）がある。それらは，選好に基づく尺度（EQ5D，HUI）とプロファイル型尺度に分けられる。後者には，包括的尺度（SF-36，SIP）と疾患特異的尺度がある。MS特異的なものには，FAMS，MSQOL-54，

MSIS，HAQUAMS，RAYSなどがある。

MSのQOL評価に使われている尺度の網羅的検索によれば，1992年に最初の論文が発表されて以来，2002年1月までの論文で，33種類のスケールが使用されていたとの報告がある[4]。QOLが，主観的指標であることは，前述した。したがって，個々人によって，多元的で多様性に富むことが容易に予想される。これを，数値化することは，一元化・単純化することであり，自己矛盾である。はたして数値化は可能か？　数値の変化の意味づけは何か？　など数値化の有用性と危険性について，常に，念頭において研究する態度が必要である。

QOL研究結果の妥当性の根拠は，QOL調査に参加しQOL調査の結果を知って，「あぁそうだ！」「あぁ，なるほどそうだったのか！」と患者が納得することに存在する。

③どんな成果が見込めるの？

多発性硬化症患者のQOL先行研究については，2007年までのMedline検索で，78編の英文論文の発表を確認した。検討されたテーマには，うつ症状[5]，睡眠障害[6]，疲労感[6]，排尿障害[7]，性機能[8]，INF療法[9,10]，就労[11]，介護者のQOL[12]，認知機能障害，運動療法などがある。

## 1. 多発性硬化症患者のQOL構成要素に関する予備研究[13]

多発性硬化症（MS）患者のQOL向上のためには，患者のQOLの現状・実態を把握することが出発点となる。その際用いられるQOL評価尺度は，病期・病型・重症度を広くカバーし，心理的要素・環境条件を含み，患者が妥当と考えるものでなくてはならない。

これらの条件を満たす尺度（尺度セット）選定のためフォーカスグループインタビューとパイロット研究を実施した。

### ①フォーカスグループインタビュー

患者，介護者，質的研究の専門家，神経内科医，看護師からなるフォーカスグループを編成し，患者には実際にいくつかのQOL評価尺度に答えていただいた。そこで，MSのQOL評価のためのQOL評価尺度候補選定，他の尺度［心理適応尺度（NAS-J，SOC）など］の必要性や追加項目（就労状況，収入，医療スタッフとの関係，MSに関する情報源，介護者など）へのアドバイスをいただいた。さらには，調査における潜在的な心理負担についても意見を述べてもらった。QOL調査に限らず，質的研究全般におけるフォーカスグループインタビューの重要性は強調してもしすぎることはない。

### ②パイロット研究

尺度（尺度セット）選定のため，患者20名を対象に，6種類の評価尺度（FAMS，SF-36，NAS-J，SOC，EQ-5D，SEIQoL-DW）を実施し，尺度の適切性・有用性を検討した。

MS特異的QOL尺度のFAMS（Functional Assessment of Multiple Sclerosis）は，従来からMS患者のQOL調査においてもっとも多く用いられている標準的尺度であり，MS患者のQOLを多面的に捉えることができるとされている[14,15]。FAMSは，1) 活動性について，2) 症状について，3) 精神的健康感について，4) 一般的満足度について，5) 思考と疲労について，6)

社会・家族との関係について，7) その他心配な点についての7領域58問からなる自記式質問表である。

一般健康関連尺度のSF-36（The 36-item short form health survey）は，各種疾患の患者に加えて，一般健康人に対しても用いられるQOL尺度で，汎用性が極めて高く，多数の研究により標準値も報告されている[16,17]。SF-36とFAMSを比較し，FAMSの構成要素の過不足やFAMSの疾患特異性について検討した。

心理的要素の評価については，NAS-J (The Nottingham Adjustment Scale Japanese Version), SOC (Sense of Coherence) を用いた（日本語版標準化が済んでいる）[18,19]。

効用値評価のためのEQ-5D (EuroQOL) は，簡便であり補助的なアウトカム評価項目として用いられることがあるので，FAMSとの関連性を調べた。

パイロット研究の結果，FAMSの内的整合性（Cronbach α係数）は良好で，評価尺度としての適切性が確認された。Cronbach α係数による信頼性評価では，MSQoL-54（SF-36にMS特異的項目18を追加した尺度で，FAMSに次いで広く使用されている）に比べてFAMSで良好な成績が報告されている。また，MSQoL-54では"性"に関する質問項目で欠損データ（missing data）が多く，回答が肯定・否定の両端に偏る天井効果（ceiling effect）・床効果（flooring effect）があるなどの問題点が指摘されているが，FAMSにはこれら問題点に関する指摘がない[4,20,21]。本研究においてもそれは確認された。FAMSとSF-36は大部分の項目で関連があったが，FAMSの方が，MS患者で低下しやすいQOL項目をより多く含んでおり，SF-36に優ると考えた。

心理的適応尺度のNAS-JとSOCの結果からは，障害への態度や問題解決能力など，QOLに影響を及ぼす心理的要因の詳細が示された。

効用値EQ5Dスコアは，FAMSトータル点数と有意に相関した。EQ5Dは治療によるQOLの対費用効果などを一元的に捉えるには簡便で有効な指標とされている[22]。しかし，5項目3段階評価を，換算表を用いて変換した点数で評価するため，患者の多様なQOLを捉えるには限界がある。したがって点数の意味づけは慎重でなければならず，補助的評価として用いるのが妥当と考える。

以上より，FAMSの適切性・有用性が確認され，これにNAS-Jを加えることで，MS患者のQOLを多面的に評価し得ると考えた。簡便さからEQ5Dを追加して，大規模調査を実施することにした。

## 2. 多発性硬化症患者のQOLに関する大規模調査研究

### ①方法（表2）

多数例・全国規模で患者QOLの実態を調査した。対象数を120〜180例（有効回答数），調査期間を平成19年3月〜8月とし，九州大学神経内科，徳島大学神経内科，広島大学脳神経内科，国立病院機構宇多野病院神経内科，名古屋大学神経内科，東京女子医科大学神経内科，新潟大学神経内科，北海道大学神経内科，国立病院機構札幌南

### 表2 大規模調査で使用した尺度

|  | 概要 | 項目総数 | 方法 | 所要時間（分） |
|---|---|---|---|---|
| FAMS（Functional Assessment of Multiple Sclerosis） | 疾患特異的尺度 | 58 | 質問紙 | 12〜25 |
| NAS-J（The Nottingham Adjustment Scale Japanese Version） | 心理適応尺度 | 27 | 質問紙 | 8〜15 |
| EQ5D（Euro Qol） | 効用値 | 6 | 質問紙 | 5〜8 |
| EDSS | 障害度 |  |  |  |
| 追加項目<br>・職業の有無/就労形態<br>・医療スタッフとのコミュニケーション<br>・MSに関する情報<br>・介助者 | Focus Group Interviewにおいて必要性が示唆された項目 |  | 質問紙 | 2〜3 |

病院神経内科（事務局）で実施した。調査は，厚生労働科学研究費補助金「免疫性神経疾患に関する調査研究班」の研究費で行った。評価尺度としては，FAMS, NAS-J, EQ5Dを用い，その他，フォーカスグループインタビューで挙げられた項目について調査した。

②結果
（平成19年10月時点での中間報告。今後解析症例数の追加と解析項目の追加を予定している。）

ⅰ）患者概要
分析対象症例数は，125名であった。
年齢分布については，平均年齢41.7±11.9歳（全国疫学調査の平均42±14歳）であった。発症年齢分布は，平均発症年齢30.7±12.3歳（全国疫学調査の平均32±13歳）であった。

ⅱ）QOL調査結果
FAMSの結果からは，以下の点が明らかになった。FAMSトータル点数とEDSSとは負の相関があった（重症度が高いほどQOLは低くなる）。しかし，FAMS下位項目の「一般的満足度」および「社会・家族との関係」とEDSSには有意な相関が認められなかった。精神的健康感との相関はそれらの中間であった。より日常生活に関連が深いQOL下位項目では，身体障害度が高いからといってQOLが低くなるとはいえないことが明らかになった。

「症状」に関するQOLについて，EDSSが大きな効果を持っているが，医師とのコミュニケーションにどれくらい満足しているかによってQOLが変化する。MSに関する情報に恵まれていること，実際に情報を持っていることは，「精神的健康感」・「一般的満足度」・「社会・家族との関係」のQOLに効果を持つ。コメディカルスタッフとのコミュニケーションがうまくいっ

表3 FAMSとNAS-Jの相関表
　　　上段；r値，下段；p値

| NAS-J＼FAMS | 活動性 | 症状 | 精神的健康感 | 一般的満足度 | 思考と疲労 | 社会・家族との関係 | その他の心配 |
|---|---|---|---|---|---|---|---|
| 不安・うつ | 0.34708<br><.0001 | 0.43464<br><.0001 | 0.78662<br><.0001 | 0.56823<br><.0001 | 0.62482<br><.0001 | 0.35266<br><.0001 | 0.61724<br><.0001 |
| 自尊感情 | 0.25835<br>0.0039 | 0.3042<br>0.0006 | 0.57435<br><.0001 | 0.52969<br><.0001 | 0.45379<br><.0001 | 0.35197<br><.0001 | 0.41151<br><.0001 |
| MS患者への態度 | 0.15518<br>0.0879 | 0.20016<br>0.0271 | 0.41335<br><.0001 | 0.33769<br>0.0002 | 0.34106<br>0.0001 | 0.34612<br><.0001 | 0.36221<br><.0001 |
| ローカスオブコントロール | 0.0429<br>0.639 | −0.06577<br>0.4717 | 0.2386<br>0.0084 | 0.31307<br>0.0005 | 0.12157<br>0.1822 | 0.14878<br>0.1019 | −0.04459<br>0.6272 |
| 障害の受容 | 0.44525<br><.0001 | 0.50564<br><.0001 | 0.70359<br><.0001 | 0.60989<br><.0001 | 0.53656<br><.0001 | 0.32868<br>0.0002 | 0.52886<br><.0001 |
| 自己効力感 | 0.00506<br>0.9555 | 0.04721<br>0.6026 | 0.22522<br>0.0123 | 0.29981<br>0.0008 | 0.22077<br>0.0137 | 0.11473<br>0.2045 | 0.09513<br>0.2952 |

FAMSトータル点数とNAS-Jトータル点数の相関　r=0.70317, p<0.0001

ていると「社会・家族との関係」のQOLが改善される。

NAS-Jは視覚障害者における心理的適応を判定するために開発された尺度[23]である。視覚障害者への使用のほか，難病患者の心理適応評価も報告されている[18]。

NAS-J（MS用に改変）は，不安・うつ，自尊感情，MS患者への態度（MS患者に対して肯定的な態度か否か），ローカスオブコントロール（ものごとが自分の行動によって決まる），受容，自己効力感（やれると感じる）の6項目からなる心理適応尺度である。

NAS-Jからは，以下の点が明らかになった。FAMSと異なり，NAS-JとEDSSの間に相関を示す項目は少ない。ボンフェローニ補正後は，ほぼ無相関である。情報を持っていることが，「不安・うつ」・「自尊感情」・「障害の受容」に対して，情報を得る機会に恵まれていることが「MS患者への態度（MS患者に対して肯定的な態度か否か）」・「ローカスオブコントロール（ものごとが自分の行動によって決まる）」に関連性を持っている。

FAMSとNAS-Jの相関から，QOLには心理適応が密接に関与している（表3）。

以上より，MS患者のQOLは，必ずしも身体障害度によってのみ規定されてはいないことが明らかになった。むしろ，医療関係者との関係，社会・家族との関係，情報量・情報源によって大きく変わるものであり，かつ，心理的適応がきわめて重要であることが確認された。

## 3. 日本人多発性硬化症患者のQOL研究～今後の課題

今後は，現有の尺度をどのように効率的に利用するか（簡素化）と，MSに特有な領域を抽出確認（一部を詳細，具体化）し評価尺度開発にいかすことが課題である．一方，結果をどう臨床に生かしていくか（心理サポートなど[24,25]），さらには，どう政策提言につなげられるかが問われる．また，すでに，いくつかの治験・治療研究で，QOL評価が必須のアウトカム項目になっていることは事実である．現在，大規模調査の最終報告に向けてデータの解析を進めている．近々，発表の予定である．

## 文　献

1) 深澤俊行：主治医のためのインフォームドコンセントの実際. 多発性硬化症におけるインターフェロン-$\beta$-1b導入に向けて．株式会社エム・シー・アンド・ピー, 2007.
2) 宮崎雄生, 菊地誠志, 森若文雄：妊娠・分娩と多発性硬化症．神経内科. 61：44-48, 2004.
3) 尾形由紀子, 飯塚俊子, 福久由光, 他：神経難病患者の主観的QOLに関連する要因．日本公衛誌. 46：650-658, 1999.
4) Nortvedt MW, Riise T : The use of quality of life measures in multiple sclerosis research. Multiple Sclerosis. 9：63-72, 2003.
5) Hart S, Fonareva I, Merluzzi N, et al. : Treatment for depression and its relationship to improvement in quality of life and psychological well-being in multiple sclerosis patients. Qual Life Res. 14：695-703, 2005.
6) Lobentanz IS, Asenbaum S, Vaas K, et al. : Factors influencing quality of life in multiple sclerosis patients : disability depressive mood, fatigue and sleep quality. Acta Neurol Scand. 110：6-13, 2004.
7) Quarto G, Autorino R, Gallo A, et al. : Quality of life in women with multiple sclerosis and overactive bladder syndrome. Int Urogynecol J. 18：189-194, 2007.
8) Nortvedt MW, Riise T, Myhr KM, et al. : Reduced quality of life among multiple sclerosis patients with sexual disturbance na bladder dysfunction. Mult Scler. 7：231-235, 2001.
9) Rice GP, Oger J, Duquette P, et al. : Treatment with interferon beta-1b improves quality of life in multiple sclerosis. Can J Neurol Sci. 26：276-282, 1999.
10) Zivadinov R, Zorzon M, Tommasi MA, et al. : A longtudinal study of quality of life and side effects in patients with multiple sclerosis treated with interferon beta-1a. J Neurol Sci. 216：113-118, 2003.
11) Miller A, Dishon S : Health-related quality of life in multiple sclerosis : the impact of disability, gender, employment status. Qual Life Res. 15：259-271, 2006.
12) Khan F, Pallant J, Brand C : Caregiver strain and factors associated with caregiver self-efficacy and quality of life in a community cohort with multiple sclerosis. Disabil Rehabil. 29：1241-1250, 2007.
13) 菊地ひろみ, 菊地誠志, 大生定義：多発性硬化症の生活の質構成要素に関する調査．Brain Nerve. 59：617-622, 2007.
14) Cella DF, Dneen K, Arnason B, et al. : Validation of the Functional assessment of Multiple Sclerosis quality of life instrument. Neurology. 47：129-139, 1996.
15) de Sa J, Fukaura H, Campos H, et al. : Functional assessment of Multiple Sclerosis (FAMS) : Evaluating the linguistic validity and testing results for Portuguese, Japanese and Hebrew speaking patients with MS. Multiple Sclerosis. 9 (Suppl 1)：S148, 2003.
16) Fukuhara S, Bito S, Green J, et al. : Translation, adaptation, and validation of the SF-36 Health Survey for use in Japan. J Clin Epidemiol. 51：1037-1044, 1998.
17) Fukuhara S, Ware JE Jr, Kosinsk M, et al. : Psychometric and clinical tests of validity of

18) 鈴鴨よしみ,河本純子:PDQ-39 と NAS-J の関係について.「特定疾患患者の生活の質(Quality of Life , QOL)の判定手法の開発に関する研究班」平成 11 年度研究報告書:14, 2002.

19) Antonovsky A : Unraveling the Mystery of Health : How People Manage Stress and Stay well, Jossey-Bass Publishers, 1987.(山崎喜比古・吉井清子監訳『健康の謎を解く―ストレス対処と健康保持メカニズム』有信堂高文社,東京, p19-p23, 2001.)

20) Nicholl CR, Lincoln NB, Francis VM, et al. : Assessing quality of life in people with multiple sclerosis. Disabil Rehabil. 23 : 597-603, 2001.

21) Freeman JA, Hobart JC, Thompson AJ : Does adding MS-specific items to a generic measure (the SF-36) improve measurement. Neurology. 57 : 68-74, 2001.

22) Ikeda S, Ikegami N : Health Status in Japanese Population : Results from Japanese EuroQol Study. 医療と社会. 9 : 83-91, 1999.

23) 鈴鴨よしみ,熊野宏昭,岩谷 力:視覚障害への心理的適応を測定する尺度 The Nottingham Adjustment Scale 日本語版の開発.心身医学. 41 : 610-618, 2001.

24) Montel SR, Bungener C : Coping ang quality of life in one hundred and thirty five subjects with multiple sclerosis. Mult Scler. 13 : 393-401, 2007.

25) Malcomson KS, Dunwoody L, Lowe-Strong AS : Psychosocial interventions in people with multiple sclerosis. A review. J Neurol. 254 : 1-13, 2007.

# B. 急性増悪期の治療の進め方
## ①副腎皮質ステロイド薬

吉良 潤一（九州大学神経内科）

　多発性硬化症（multiple sclerosis：MS）の治療は，急性期の短縮，再発の防止，進行の抑制の3点からなる。副腎皮質ステロイド薬は，MS急性増悪期の短縮の目的でもっとも普遍的に用いられている治療薬である。本稿では，副腎皮質ステロイド薬の作用機序，急性増悪期の治療における成績，留意すべき副作用などについて述べる。再発抑制などの長期的な作用についても簡潔にふれる。

## 副腎皮質ステロイド薬の抗炎症・免疫抑制作用

　MSの再発期の治療にもっともよく使われるのは，methylprednisoloneの大量静注療法である。Methylprednisoloneは，天然のhydroxycortisoneの誘導体で化学的に合成された人工ステロイドである。血液脳関門を通過することから，投与後は高濃度のmethylprednisoloneが中枢神経内で検出される。副腎皮質ステロイド薬は，血漿中の半減期は60～90分程度であるが，生物学的な半減期は24時間を越える。副腎皮質ステロイド薬は30分以内に細胞膜を通過後に細胞質の糖質コルチコイド受容体と結合する。糖質コルチコイド受容体は転写因子（zinc-finger transcriptional factor）で，活性型となった受容体が核内に移行し特定のDNA配列に結合することでさまざまな遺伝子の発現を誘導して作用を発揮する。したがって，この作用は瞬時に起こるのではない（delayed genomic effect）。それ以外に，細胞膜と直接作用し数分以内に作用を示す（rapid nongenomic effect）。糖質コルチコイド受容体を介するgenomic effectは，低用量の副腎皮質ステロイド薬でも生じる。一方，細胞膜に作用するnongenomic effectは高用量の副腎皮質ステロイド薬で起こる。

　表1に副腎皮質ステロイド薬の主な作用をまとめている。たとえば，高用量の副腎皮質ステロイド薬は，MSの動物モデルである実験的自己免疫性脳脊髄炎で中枢神経内に浸潤した活性化T細胞のアポトーシスを誘導し炎症を終息させる方向に働く[1]。血管内皮は，intercellular adhesion molecule 1 (ICAM-1) やvascular cell adhesion molecule 1 (VCMA-1) などの接着因子を通常は発現していないが，活性化T細胞の産生するinterferon-$\gamma$ (IFN-$\gamma$)，tumor necrosis factor-$\alpha$ (TNF-$\alpha$)，IL-2などのサイトカ

表1　副腎皮質ステロイド薬のMSにおける主な作用と治療効果

| 主な作用 | 臨床的な治療効果 |
| --- | --- |
| 血管内皮やT細胞の接着因子発現低下 | 急性増悪期の短縮 |
| 炎症性サイトカインの産生低下 | ガドリニウム造影病巣の出現抑制 |
| 抗炎症性サイトカインの産生増加 | （60日以内） |
| Matrix metalloproteinaseの分泌低下 | 初発視神経炎例のMSへの進展の抑制 |
| T細胞活性化の抑制 | （2年以内） |
| 活性化T細胞のアポトーシス | EDSS進行の抑制の可能性（2年以内） |
| 血液脳関門の修復・透過性亢進の抑制 | 二次性進行期への移行遅延の可能性 |
| 脱髄の抑制 | 脳萎縮・T1病巣の増加抑制の可能性 |
| 再髄鞘化促進 | 抗IFN-β中和抗体の産生抑制 |

インの作用によりこれらの接着因子を高発現するようになる。Methylprednisoloneは血液脳関門の破綻を修復し，血管内皮の接着因子の発現やリンパ球のlymphocyte function associated antigen-1（LFA-1）やvery late antigen-4（VLA-4）などの接着因子の発現を抑えることで，自己反応性T細胞の中枢神経内への浸潤を抑制する[2,3]。また，リンパ球が中枢神経内へ浸潤する際に細胞外基質を分解するmatrix metalloproteinase 9のMS患者髄液中のレベルを，高用量の副腎皮質ステロイド薬は低下させることが報告されている[4]。さらに，末梢血リンパ球からのIFN-γやTNF-α，IL-2などの炎症性サイトカインの産生を抑え，その一方でIL-10やtransforming growth factor-βなど抗炎症性サイトカインの産生を高める[5~7]。マクロファージやミクログリアのクラスII主要組織適合抗原やFc受容体の発現を低下させる[8]。さらに樹状細胞（抗原提示細胞）の成熟を抑え，CD80やCD86などのco-stimulatory moleculeの発現を低下させ，樹状細胞からのTNF-α，IL-6，IL-2の産生を抑制し，T細胞の活性化に抑制的に作用する[9]。またMS患者においてmethylprednisoloneはB細胞からのIL-6誘導性のIgG産生を抑制する（IL-6依存性IgM産生は高める）[10]。これらの抗炎症・免疫抑制作用に加えて，methylprednisoloneは細胞内水分量を減らし，血管透過性の亢進を抑えることで，脱髄性炎症に伴う中枢神経内の浮腫を抑える。また運動誘発電位の誘発を促進する[11]ことから脱髄軸索の伝導効率の改善や抗痙縮作用なども示唆されている。

## 副腎皮質ステロイド薬の急性増悪期の治療効果

Adrenocorticotropic hormone（ACTH）が偽薬との比較で有意に急性増悪期を短縮させることが示され[12]，ACTHまたは副腎皮質ステロイド薬が臨床で汎用されるようになった。ACTHの筋肉注射は使いにくさから日常臨床ではほとんど用いられることはない。Methylprednisoloneの大量静注療法は，ACTHと同等の効果があるとされる[13]。副腎皮質ステロイド薬の使用に関して，American Academy of Neurologyの委員会では，

①副腎皮質ステロイド薬は急性増悪期からの回復を促進させる，②長期的な治療効果は示されていない，③副腎皮質ステロイド薬の種類や量，投与方法・ルートについては決定的なエビデンスはない，としている[14]。表1に副腎皮質ステロイド薬の主な臨床治療効果をまとめている。

Methylprednisoloneの大量静注療法（500 mg/日を3日以上）は，偽薬より有意に障害の回復を早める[15]。しかし，この効果は30日後まで有意であるが，6ヵ月後，39ヵ月後では差がなくなる[16]。Methylprednisoloneの大量静注療法は，MRI上のガドリニウム造影病巣を減少させ，浮腫を軽減する[17]。初発の急性視神経炎に対して，methylprednisoloneの大量静注療法（1 g/日を3日間），経口副腎皮質ステロイド薬（prednisolone 1 mg/Kgを14日間），偽薬群で比較した報告では，methylprednisoloneの大量静注療法群は他群より有意に視力の回復を促進した[18]。その効果は4日後，15日後でもっとも顕著で，6ヵ月後でも有意であったが，1年後には差がなくなった。2年間のフォローアップ中のMSへの進展は，偽薬群では16.7％，経口副腎皮質ステロイド薬群では14.7％に対して，methylprednisoloneの大量静注療法群では7.5％と有意に少なかったが，3年以降では有意な差が消失する[19]。したがって，この報告によれば，methylprednisolone大量投与は，再発期の治療として用いられるわけだが，長期的にMSへと進行することを抑える作用もあるといえる。しかし，10年後でみた場合の長期的な視力障害の程度には差がみられない[20]。また経口副腎皮質ステロイド薬単独では視神経炎の再発のリスクがむしろ高まると報告されている[21]。日本人の急性視神経炎でも，methylprednisoloneの大量静注療法はmethylcobalamin投与群に比し同様な急性期の回復促進効果が報告されているが，やはり長期的な効果は認められていない[22]。パルス療法中に一過性にガドリニウム造影効果が消失しても投与後数日で造影が再びみられるようになることがあり[17]，新規病巣の出現を完全に抑えることはできないが，その抑制作用は平均で9.7週認められるという[23]。

Methylprednisoloneの大量静注療法の投与量に関しては，2 g/日と0.5 g/日を5日間投与で比較した報告では，有意に高用量群でガドリニウム造影病巣の抑制効果が60日後までは強かった[24]。500 mg/日のmethylprednisoloneの5日間の投与を経口と静注療法で比較した報告では差を認めていない[25]。したがって，高用量のmethylprednisoloneは静脈注射でも経口投与でも治療効果に差はないと考えられ，欧米では簡便な外来（自宅）での経口大量投与もなされているが，わが国では60 mg/日以下のprednisoloneや48 mg/日以下のmethylprednisoloneの経口投与しか医療保険では認められていない。Methylprednisoloneの大量静注療法はどのくらいの頻度まで使用してよいかに関しては，エビデンスはない。長期的な副作用の発生を考慮し，年に3コースまでを奨める意見もある[26]。

なお，methylprednisolone大量静注療法と経口後療法により，細胞内水分量の減少と血管透過性亢進の抑制から，脳容積が減少する（脳萎縮のように見える）が，中止後30〜60日で元に戻るといわれている[27]。

## 副腎皮質ステロイド薬の長期投与の治療効果

定期的な methylprednisolone の大量静注療法の長期の治療効果を，多数例の MS 患者で二重盲検試験により比較した報告は少ない。

二次性進行型 MS 患者で methylprednisolone を 500 mg または 10 mg の静注を 2 ヵ月に 1 回，2 年間行った報告によれば，Kurtzke の Expanded Disability Status Scale（EDSS）に有意な差は認められていない[28]。また，初期の再発寛解型 MS 患者に methylprednisolone の大量静注療法 1 g/日を 5 日間と 4 日間の経口投与を最初の 3 年間は 4 ヵ月毎と，次の 2 年間は 6 ヵ月毎に行った報告では，再発時にのみ methylprednisolone の大量静注療法を施行した群に比較して，脳萎縮の進行が少なく，T1 病巣が少なかったという[29]。また癒合性 T2 病巣も有意に少なかった。EDSS が継続的に悪化する状態（二次性進行期）に陥るのを有意に遅くした[29]。定期パルス療法群で重大な副作用は認められていない。

Interferon β-1b に加えて methylprednisolone の大量静注療法を月 1 回 1 g 投与し 18 ヵ月間観察した報告では，中和抗体の出現は半減したという[30]。しかし，陽性例でも中和抗体価には差はなかった。この臨床試験では，再発率や EDSS の進行に methylprednisolone の大量静注療法併用群，非併用群で差はなかった。

前述の急性視神経炎症例への methylprednisolone の大量静注療法の効果と合わせて考えると，methylprednisolone の大量静注療法は 2 年程度の期間は EDSS を含めて MS の経過を抑制する方向に修飾する可能性があるが，それ以上の長期的な作用はエビデンスがない。また効果も interferon β の作用を超えて加算されるほどのものではないと考えられる。

一方，経口副腎皮質ステロイド薬の長期的な再発抑制効果や進行抑制効果は否定的である。ただし，日本に多い視神経脊髄型 MS や抗アクアポリン 4 抗体陽性例では，副腎皮質ステロイド薬の減量により容易に再発を起こすことが多い。一般的には，経口副腎皮質ステロイド薬は長期的な効果は期待できないことから，速やかに減量するが，このような副腎皮質ステロイド薬に依存性の例では，慎重に減量する。免疫抑制薬を併用すると減量できる場合もある。

副腎皮質ステロイド薬の長期的な投与の脳に及ぼす影響はエビデンスに乏しいが，①血管透過性の抑制による血管原性浮腫の軽減（brain dehydration），②蛋白質異化作用の亢進，③ニューロンのアポトーシスの亢進，④成人における神経新生の抑制とそれによる海馬萎縮，などによる脳容量の減少の可能性が指摘されている[31]。

## 副腎皮質ステロイド薬治療の実際

ステロイドパルス療法は，標準的には，500〜1000 mg の methylprednisolone を 5% のブドウ糖液 200〜500 ml に溶解し，1〜3 時間かけて点滴静注する。これを 3〜5 日間継続する。通常はその後に後療法として

表2 副腎皮質ステロイド薬の副作用

| 重　症 | 軽　症 |
| --- | --- |
| 消化性潰瘍 | 中心性肥満・満月様顔貌・顔面潮紅 |
| 精神障害（ステロイド精神病）・うつ | 多毛症・ざ瘡・皮膚線条 |
| 骨粗鬆症・無菌性骨壊死 | 皮下出血・紫斑 |
| 感染症 | 多尿・多汗 |
| 糖尿病 | 月経異常 |
| 副腎機能不全 | 不眠・不安・易興奮性 |
| ステロイドミオパチー | 白血球増多 |
| 高血圧 | 浮腫 |
| 高脂血症 | 脱毛 |
| 血栓症 | 低カリウム血症 |
| 白内障・緑内障 | 高血唐 |
| 動脈硬化 | 味覚異常 |

40〜60 mg/日の prednisolone を経口投与し約3週間で漸減中止する。効果が不十分な場合，7〜10日間隔をあけて再度施行することもある。2〜3クール施行しても無効な場合は，血液浄化療法などその他の免疫療法に切り替える。

視神経脊髄型MSや抗アクアポリン4抗体陽性例では，長期の少量副腎皮質ステロイド薬維持療法をせざるを得ない場合がある。この場合は，アザチオプリンなどの免疫抑制薬を併用して減量を図ることが多い。

## 副腎皮質ステロイド薬の一般的な副作用とその対策

副腎皮質ステロイド薬の一般的な副作用を表2にまとめた。MS患者への使用で注意すべき点を以下に述べる。短期の副腎皮質ステロイド薬使用による軽症の副作用は大部分が可逆性である。

MS患者では運動麻痺や易疲労性のため運動不足になりがちである。このため，罹病期間が長くなると，骨密度が低下しやすく骨粗鬆症や椎体骨折，病的骨折をきたしやすい。ビスフォスフォネート製剤やカルシウム製剤，ビタミンD製剤の投与とともに，定期的なリハビリテーションを行う。また骨密度を継時的に測定する。大腿骨壊死の発生に注意し，必要に応じてMRIの撮影を行う。

消化性潰瘍の予防に制酸剤，H2ブロッカーなどを併用する。高血圧，糖尿病の発生に注意する。以前からこれらがある場合は，その増悪に注意する。下腿浮腫に対しては，適宜，利尿剤の投与，弾性ストッキングの使用を行う。感染症予防のため，副腎皮質ステロイド薬の投与が大量長期になる場合は，INHやST合剤の併用を考慮する。

## まとめ

副腎皮質ステロイド薬の大量静注療法は，急性増悪期の治療として第一選択といえる。入院ですることが多いが，外来で実施せざる

を得ない場合もある．副作用の発生に注意し，安静を保たせるよう留意する．至適投与量や投与期間は個々の例で個々の再発の重症度に応じて適宜判断する．経口副腎皮質ステロイド薬の長期投与は，効果が証明されていない（初発視神経炎では経口副腎皮質ステロイド薬の投与は，むしろ再発を増やす可能性がある）ので，視神経脊髄型 MS や抗アクアポリン 4 抗体陽性例など特別な場合を除いて避ける．またこれらの病態でも長期の投与は不可逆性の重篤な副作用をきたすことがあるので，免疫抑制薬などを併用して投与量の減少を目指すことが望ましい．Interferon β などの disease modifying therapy との定期的なパルス療法の併用の効果は，まだ十分なエビデンスが確立はしておらず，今後の課題である．

## 文　献

1) McCombe PA, Nickson I, Tabi Z, et al.: Corticosteroid treatment of experimental autoimmune encephalomyelitis in the Lewis rat results in loss of V beta 8.2+ and myelin basic protein-reactive cells from the spinal cord, with increased total T-cell apoptosis but reduced apoptosis of V beta 8.2+ cells. J Neuroimmunol. 70: 93-101, 1996.
2) Trotter JL, Garvey WF: Prolonged effects of large-dose methylprednisolone infusion in multiple sclerosis. Neurology. 33: 702-708, 1980.
3) Gelati M, Corsini E, de Rossi M, et al.: Methyoprednisolone acts on peripheral blood mononuclear cells and endothelium in inhibiting migration phenomena in patients with multiple sclerosis. Arch Neurol. 59: 774-780, 2002.
4) Rosenberg GA, Dencoff JE, Correa N Jr, et al.: Effect of seroids on CSF matrix metalloproteinases in multiple sclerosis: relation to blood-brain barrier injury. Neurology. 46: 1626-1632, 1996.
5) Almawi WY, Beyhum HN, Rahme AA, et al.: Regulation of cytokines and cytokines receptor expression by glucocorticoids. J Leukoc Biol. 60: 563-572, 1996.
6) Ossege LM, Sindern E, Voss B, et al.: Corticosteroids induce expression of transforming-growth-factor-beta mRNA in peripheral blood mononuclear cells of patients with multiple sclerosis. J Neuroimmunol. 84: 1-16, 1998.
7) Gelati M, Lamperti E, Dufour A: IL-10 production in multiple sclerosis patients, SLE patients and healthy controls: preliminary findings. Ital J Neurol Sci.18: 191-194, 1997.
8) Loughlin AJ, Woodroofe MN, Cuzner ML: Modulation of interferon-gamma-induced major histocompatibility complex class II and Fc receptor expression on isolated microglia by transforming-growth-factor-beta 1, interleukin-4, noradrenaline and glucocorticoids. Immunology. 79: 125-130, 1993.
9) Vanderheyde N, Verhasselt V, Goldman M, et al.: Inhibition of human dendritic cell functions by methylprednisolone. Transplantation. 67: 1342-1347, 1999.
10) Martinez-Caceres EM, Barrau MA, Brieva L, et al.: Treatment with methylprednisolone in relapses of multiple sclerosis patients: immunological evidence of immediate and short-term but not long-lasting effects. Clin Exp Immunol. 127: 165-171, 2002.
11) Humm AM, Z'Graggen WJ, Buhler R, et al.: Quantification of central motor conduction deficits in multiple sclerosis patients before and after treatment of acute exacerbation by methylprednisolone. J Neurol Neurosurg Psychiatry. 77: 345-350, 2006.
12) Rose AS, Kuzma JW, Kurtzke JF, et al.: Cooperative study in the evaluation of therapy in multiple sclerosis: ACTH vs. placebo.

Final report. Neurology. 20 : 1-59, 1970.
13) Thompson AJ, Kennard C, Swash M, et al. : Relative efficacy of intravenous methylprednisolone and ACTH in the treatment of acute relapse in MS. Neurology. 39 : 969-971, 1989.
14) Goodin D, Frohman EM, Garmany GP Jr, et al. : Disease modifying therapies in multiple sclerosis : report of the Therpeutics and Technology Assessment Sub committee of the American Academy of Neurology and the MS Council for Clinical Practice Guidelines. Neurology. 58 : 169-178, 2002.
15) Miller DM, Weinstock-Guttman B, Bethoux F, et al. : A meta-analysis of methylprednisolone in recovery for multiple sclerosis exacerbations. Mult Scler. 6 : 267-273, 2000.
16) Brusaferri F, Candelise L : Steroids for multiple sclerosis and optic neuritis : a meta-analysis of randomized controlled clinical trials. Acta Neurol. 247 : 435-242, 2000.
17) Miller DH, Thompson AJ, Morrissey SP, et al. : High dose steroids in acute relapses of multiple sclerosis : MRI evidence for a possible mechanism of therapeutic effect. J Neurol Neurosurg Psychiatry. 55 : 450-453, 1992.
18) Beck RW, Cleary PA, Anderson MM Jr, et al. : A randomized, controlled trial of corticosteroids in the treatment of acute optic neuritis. N Engl J Med. 32 : 581-588, 1992.
19) Beck RW : The optic neuritis treatment trial : three-year follow-up results. Arch Ophthalmol. 113 : 136-137, 1995.
20) Beck RW, Gal RL, Bhatti MT, et al. : Visual function more than 10 years after optic neuritis : experience of the Opitc Neuritis Treatment Trial. Am J Ophthalmol. 137 : 77-83, 2004.
21) Cole SR, Beck RW, Moke PS, et al. : The National Eye Institute Visual Function Questionnaire : experience of the ONTT. Invest Ophthalmol Vis Sci. 41 : 1017-1021, 2000.
22) Wakakura M, Mashimo K, Oono S, et al. : Multicenter clinical trial for evaluating methylprednisolone pulse treatment of idiopathic optic neuritis in Japan. Jpn J Ophthalmol. 43 : 133-138, 1999.
23) Barkhof F, Tas MW, Frequin ST, et al. : Limited duration of the effect of methylprednisolone on changes on MRI in multiple sclerosis. Neuroradiol. 36 : 382-387, 1994
24) Oliveri RL, Valentino P, Russo C, et al. : Randomized trial comparing two different high doses of methylprednisolone in MS : a clinical and MRI study. Neurology. 50 : 1833-1836, 1998.
25) Alam SM, Kyriakides T, Lawden M, et al. : Methylprednisolone in multiple sclerosis : a comparison of oral with intravenous therapy at equivalent high dose. J Neurol Neurosurg Psychiatry. 56 : 1219-1220, 1993.
26) Leary SM, Porter B, Thompson AJ : Multiple sclerosis : diagnosis and the management of acute relapses. Postgrad Med J. 81 : 302-308, 2005.
27) Rao AB, Richert N, Howard T, et al. : Methylprednisolone effect on brain volume and enhancing lesions in MS before and during IFNbeta-1b. Neurology. 59 : 688-694, 2002.
28) Goodkin DE, Kinkel RP, Weinstock-Guttman B, et al. : A phase II study of i.v. methylprednisolone in secondary-progressive multiple sclerosis. Neurology. 51 : 239-245, 1998.
29) Zivadinov R, Rudick RA, de Masi R, et al. : Effects of IV methylprednisolone on brain atrophy in relapsing-remitting MS. Neurology. 57 ; 1239-1247, 2001.
30) Possilli C, Antonini G, Bagnato F, et al. : Monthly corticosteroids decrease neutralizing antibodies to IFNb-1b : a randomized trial in multiple sclerosis. J Neurol. 249 : 50-56, 2002.
31) Zivadinov R : Steroids and brain atrophy in multiple sclerosis. J Neurol Sci. 233 : 73-81, 2005.

# B. 急性増悪期の治療の進め方
## ②多発性硬化症とアフェレシス

野村　恭一（埼玉医科大学総合医療センター神経内科）

　多発性硬化症（MS）の治療の基本は，急性増悪期と症状安定期に分けられる。症状安定期ではインターフェロンを中心とした再発予防が治療の目的であり，一方，急性増悪期ではステロイド治療を第一に行い，治療抵抗性症例においては血液浄化療法が選択される[1]（図1）。

　血液浄化療法は，血漿浄化療法と血球除去療法に分けられ，さらに，血漿浄化療法は血漿交換療法（単純血漿交換療法，二重膜ろ過療法）と血漿吸着療法（免疫吸着療法）に分けられる[2]。

　本邦ではMSに対してはおもに血漿交換療法と血漿吸着療法が行われ，ここでは免疫吸着療法の実際とその副作用を紹介する。

　さらに，近年，視神経炎と脊髄炎を繰り返し，脊髄に3椎体以上の病変（long spinal cord lesion：LSCL）を有し，アクアポリン4抗体陽性のNMO（neuromyelitis optica）では，血液浄化療法が有効であることが示され，治療経験を含め紹介する。

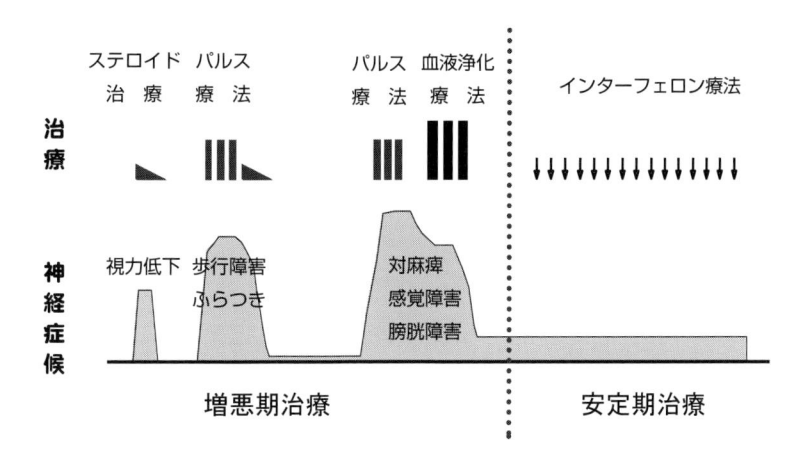

図1　多発性硬化症の治療基本

## 血液浄化療法（アフェレシス）

### 1. 単純血漿交換療法（plasma exchange：PE）

血漿交換療法とは，患者からの全血を採取し，血漿分離器を用いて血球成分と血漿成分とに分け，血球成分は生体に戻し，病因物質が含まれる血漿成分は取り除き（廃棄），代わりに血漿アルブミン製剤あるいは新鮮凍結血漿を補充する治療法である．この方法には単純血漿交換療法（PE）と二重膜ろ過療法（DFPP）がある．DFPPは免疫グロブリンなどの高分子の病因物質を選択的に除去する目的に開発された治療法で，アルブミンなどの低分子を体内に戻すことを可能とし，大量の置換液を必要としない．

### 2. 免疫吸着療法（immunoadsorption plasma pheresis：IAPP）

免疫吸着療法とは，血漿分離器で分離した血漿を，さらに血液浄化用アフィニティ吸着剤を用いて自己抗体などの病因物質を吸着させて除去する治療法である．吸着後の抗体を含まない血漿を生体に戻すため，献血由来の血漿アルブミン製剤を補充することがなく，既知の病原体に感染する可能性はない．

吸着法としては生物学的吸着と物理学的吸着があり，おもに物理学的吸着法が用いられる．トリプトファンTR，フェニルアラニンPHなどの疎水性アミノ酸を吸着リガンドとして結合させるもので，吸着リガンドのもつ疎水結合，静電結合によって自己抗体など免疫グロブリンを比較的選択的に吸着除去する治療法である．神経疾患に対する免疫吸着剤として本邦ではTR 350，PH 350（旭化成クラレメディカル）が用いられる．図2にIAPPについて紹介する．

A：ベッドに寝ている患者さんの腕または大腿の静脈に針を刺し，血液を体の外に出す準備をする．血液はチューブを通して体外に出される．

B：血漿分離器で，血液を血球成分と血漿成分に分離し，血漿を血漿吸着器に送る．

C：血漿吸着器で，病気の原因となっている「抗体」などを吸着し，血漿から取り除く．

D：抗体が除去された血漿と血球成分とを一緒にして体に戻す．

### 3. 白血球除去療法（Leukocytapheresis：LCAP）

白血球除去療法（LCAP）には，遠心分離法，アフィニティカラム法はあり，近年では白血球吸着カラムが開発されている．これは白血球がポリエステル繊維と物理的に結合することを応用したもので，本邦ではCellsorba（旭化成クラレメディカル）が用いられる．

## 多発性硬化症の臨床分類と血液浄化療法

一般に，MSは再発寛解型（RR-MS）と慢性進行型（CP-MS）に分けられる（図3）．RR-MSはMS症例の約90％を占め，病初期は視力障害，ふらつき，複視などの再発を認めるが，多くは回復する．しかし，重度の運動麻痺，感覚障害を呈し，治療によっても十分な回復が得られず，後遺症を残すことも

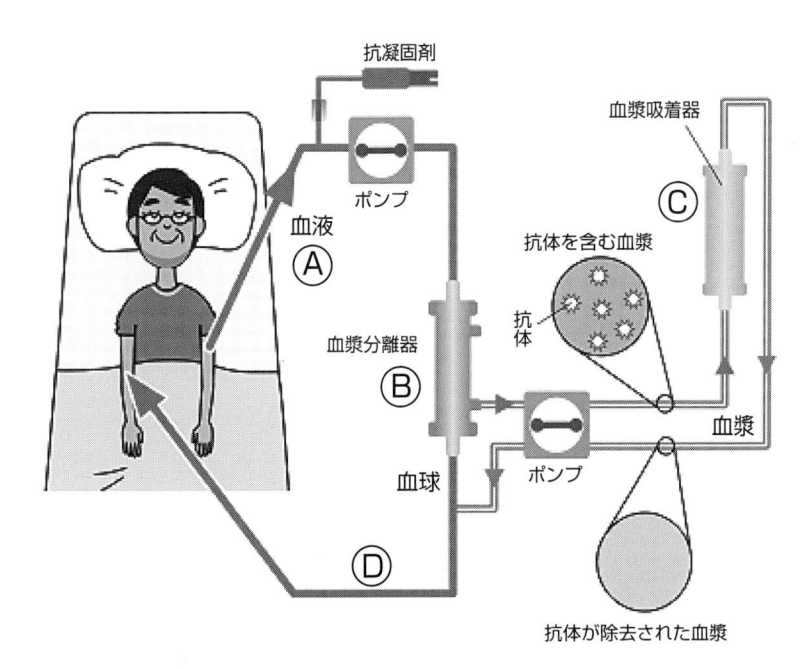

図2 免疫吸着療法の実際

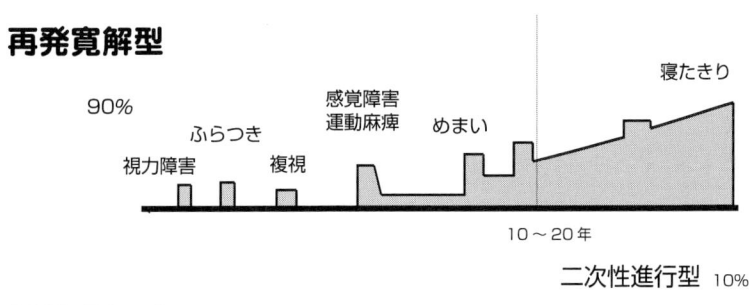

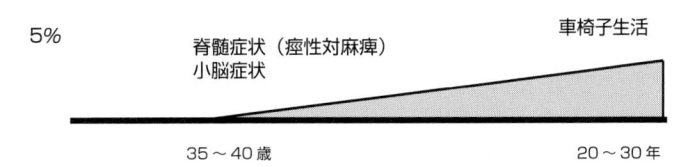

図3 多発性硬化症の臨床分類

ある。また10〜20年と罹病期間が長くなる症例（約10％）では二次性進行型（SP-MS）となり，車いす生活，さらには寝たきり状態になることもある。

CP-MSはMSの約5％で，35〜40歳頃から小脳症状あるいは痙性歩行ではじまり，明らかな再発と寛解がなく慢性に進行し，20年〜30年で車いす生活となる型である。

### 1. 再発寛解型MSの治療法

RR-MSの治療は，急性増悪期と安定期に対するものとに分けられる。急性増悪期での治療は，おもに活動性の神経症候を改善するために施行するもので，①ステロイド治療（経口ステロイド療法，パルス療法），②血液浄化療法（免疫吸着療法，単純血漿交換療法など）があり，③その他，対症療法として痙縮，神経因性膀胱，発作症状，慢性疼痛に対するものがある。

安定期治療は，おもに再発抑制を目的として，本邦ではインターフェロン療法（ベタフェロン，アボネックス）が認められている。

#### 再発寛解型MSに対する血液浄化療法

Weinshenkerら[3]は，血漿交換療法（PE）はステロイド大量療法が無効であった重症MSに対してPE群8/11例，対照群1/11例で有効であり，中等度以上の改善を認めなかった無効例に対してcross-over trialを施行している。その結果，PE群では42％（8/19例）に中等度以上の改善，対照群では6％のみの改善であったと報告し，血漿交換療法は急性増悪期の治療として用い，パルス療法の効果が不十分な症例において積極的に用いる治療法としている。

### 2. 慢性進行型MSの治療

インターフェロン療法は，二次性進行型MSの治療として二重盲検ランダム試験で有意差を認められないが，MRI画像では病巣数の明らかな減少を認め，現在，本邦で保険適応を受けている。米国ではmitoxantrone（ノバントロン）が二次性進行型MSの治療として認可されているが，本邦では保険適応を得ていない。

一方，一次性進行型MSに対する治療法は現在まで確立されていない。

#### 慢性進行型MSに対する血液浄化療法

Canadian Cooperative MS Study Group[4]では，168例の慢性進行型MSを対象とし，30ヵ月間の大規模比較対照試験を行い，CPA静注・経口ステロイド薬の併用群，PE単独治療群，Placeboとsham PE群の3群間に明らかな有意差を認めず，慢性進行型MSに対する血液交換療法は無効と結論している。

### 3. 多発性硬化症に対する免疫吸着療法（IAPP）の有効性

MS対するIAPP療法に関する二重盲検試験はない。長郷，渋谷ら（1985）は初めてMS症例に対してIAPP療法が有効であると報告し，その後，現在までに多くの有効症例の報告がある。Schmittら[5]は血漿交換療法とIAPP療法とは同等の治療効果を有することを示し，IAPPは副作用が少ないことからMSの治療としてIAPP療法を推奨している。

## 4. 多発性硬化症に対する白血球除去療法（LCAP）の有用性

石垣ら[6]は初めてMSに対するLCAPの有効症例を報告し，その後，いくつかの使用報告例がある。いずれもRR-MSの増悪期またはステロイド治療抵抗性の症例において施行され，一定の治療効果を得ている。LCAPはIAPPと同様に簡便，安全な治療法であるが，現在までRCTは行われていない。今後，MS治療の新たな治療法になるものと思われる。

## LSCLを有しステロイド治療抵抗性MSに対する血液浄化療法

MSの急性増悪期では，第一にパルス療法を施行するが，ステロイド治療に抵抗性の症例では血液浄化療法を行う。2004〜2006年12月までの約3年間，埼玉医大総合医療センターにおいて24例のステロイド治療抵抗性MSに対して血液浄化療法を施行した。この24例中21例（88％）は脊髄に3椎体以上の長い病変（long spinal cord lesion：LSCL）を有し（図4），視神経ならびに脊髄病変を認めたことから視神経脊髄炎（neuromyelitis optica：NMO），あるいはNMO high risk syndromeと診断した。これら症例において血液浄化療法（おもにIAPP）を施行し，15/21例（71％）に神経症候の明らかな改善を認めた（図5）。この結果からステロイド治療抵抗性MSで，LSCLを有する症例では血液浄化療法が有効であることが示された。

最近，脊髄にLSCLを有するMS症例では血清中にアクアポリン4抗体（AQP4抗

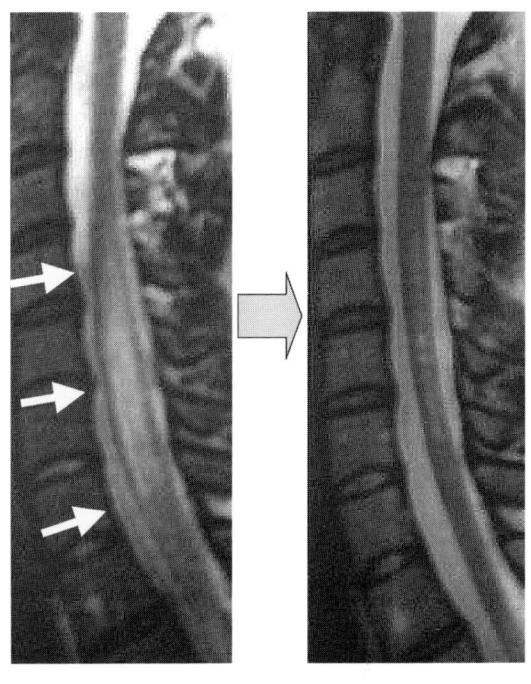

Before IAPP　　　　After IAPP

図4　LSCLを有しステロイド治療抵抗性MSに対するIAPP療法

体）を有することが報告され[7]，血液浄化療法によりこれら抗体が除去され，神経症候が改善されるのではないかと推測されている。我々の症例においても多くの症例でAQP4抗体を認め，血液浄化療法の施行後にAQP4抗体値が明らかに低下している。今後，NMOを含め，AQP4抗体陽性症例での血液浄化療法による多施設治療研究の必要性を認める。

## 多発性硬化症に対する血液浄化療法の実際

### 1. 血漿浄化療法の治療法

血漿交換療法での1回の血漿処理量は

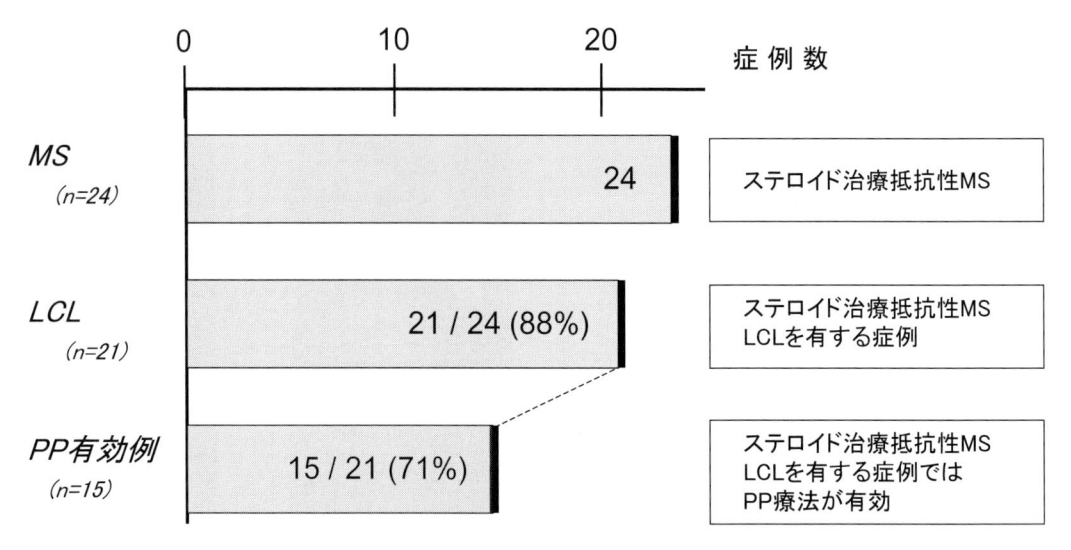

図5 LCLを有しステロイド治療抵抗性MSに対する血液浄化療法の有効性

2,000～4,000 m$l$（40～50 m$l$/kg）で，多くは3,000 m$l$前後である．通常，5％ヒトアルブミン製剤，あるいは新鮮凍結血漿を置換液として用いる．血漿吸着療法での1回の血漿処理量は1,500～2,000 m$l$（40 m$l$/kg），多くは2,000 m$l$以下である．血液流量は最大で100 m$l$/分，血漿処理流量は最大で20 m$l$/分で行われる．抗凝固剤としてヘパリンHP，低分子ヘパリンLMWH，メシル酸ナファモスタットNMなどが用いられる．

治療の回数は，患者の状態に応じて1ヵ月間に7回まで（保険適応）施行可能であるが，通常は1週間に2～3回，状況により翌週に2～3回さらに施行する．

## 2．血漿浄化療法の副作用

表1に血漿浄化療法の副作用をまとめた．おもに体外循環に起因する副作用，置換液・補充液に起因する副作用，その他に分けられる[8]．

頻度の多い副作用としては，①低血圧，②低蛋白血症，③発熱・悪寒・戦慄，④溶血，⑤低Ca血症，⑥血小板減少などがある．その他に頭痛，貧血，悪心・嘔吐，気分不快，顔色不良，ほてり，胸痛，腹痛，下痢，血圧上昇，咳，呼吸困難，眼瞼浮腫，心悸亢進，頻脈，徐脈，不整脈，めまい，異常発汗，知覚異常，振戦，耳鳴り，発疹，痒みなどを認めるが，いずれも一時的で軽微なものである．

## 3．血液浄化療法の適応

MSに対する血液浄化療法（PP）の適応と方法をまとめた[9]（表2）．①対象は慢性進行型MSを除き，再発寛解型MSの増悪期の症例で，②合併症などによりステロイドパルス療法が使用できない症例，既に増悪期の治療としてパルス治療を行ったが，明らかな改善を認めない症例において積極的に血液浄化療法を行うことをすすめる．③血漿交換療法（PE）と免疫吸着療法（IAPP）とも有効

### 表1 血漿交換療法に伴う副作用

| | |
|---|---|
| **体外循環に起因する副作用** | |
| ブラッドアクセス | 穿刺部位の血腫，気胸，カテーテル血栓，接続部の外れ |
| 抗凝固薬 | 出血傾向，回路の凝固など |
| 血漿分離膜，回路 | IL-1産生（発熱，血管拡張），ブラジキニン（血圧低下） |
| 有効循環血漿量の低下 | 浸透圧低下，アルブミン低下など |
| その他 | 空気塞栓，低体温，溶血など |
| **置換液・補充液に起因する副作用** | |
| 感染症 | 血液製剤による感染症（異常プリオン，未知の感染症） |
| クエン酸反応 | 低Ca血症，代謝性アルカローシスなど |
| アナフィラキシー反応 | ショック，じんま疹，発熱，悪心，嘔吐など |
| その他 | ホルモン，ビタミンの喪失など |

### 表2 多発性硬化症における血漿浄化療法（PP）の適応と方法

1) PPはMSの増悪期（CP-MSは除外）の治療法である
2) パルス療法で明らかな改善がみられない場合にPPを施行する
3) PPの第一選択として，IAPP（吸着療法）が望ましい
4) IAPPが無効な場合には，単純血漿交換療法（PE）を施行する
5) PPは出来れば2〜3回/週が望ましい
6) 以上でも治療効果のみられない場合では，PPと副腎皮質ステロイド薬（パルス療法を含む），免疫抑制剤との併用療法を検討する

日本アフェレシス学会　2001　改変

であるが，置換液による副作用などを考慮するとIAPPが推奨され，IAPPが無効な場合ではPEを施行する。④MSに対する血液浄化療法の施行回数については十分なエビデンスはないが，2回/週以上が望ましいと考える。なお，本邦の保険適応では，一連につき7回を限度とし，3ヵ月間に限り施行が許されている。以上の治療を試みても治療効果が認められない場合では，パルス治療，免疫抑制剤との併用療法を考慮することをすすめる。

## 文献

1) 野村恭一：多発性硬化症とインフォームド・コンセント．多発性硬化症の治療の進め方．24(12)；1875-1881, 2004.
2) 野村恭一：血液浄化療法．多発性硬化症（特集）．日本臨床．61(8)：1388-1395, 2003.
3) Weinshenker BG, O'Brien PC, Petterson TM, et al.: A randomized trial plasma exchange in acute nervous system inflammatory demyelinating disease. Ann Neurol. 46：878-886, 1999.
4) The Canadian Cooperative Multiple Sclerosis Study Group: The Canadian cooperative trial of cyclophosphamide and plasma exchange in progressive multiple sclerosis.

Lancet. 337：441-446, 1991.
5) Schmitt E, Behm E, Buddenhagen F, et al.：Immunoadsorption (IA) versus plasma exchange (PE) in multiple sclerosis-first tirak of a double controlled trial. "Apheresis" Alan R Liss, New York, p 293-296, 1990.
6) 石垣泰則，佐藤　猛，小宮忠利，他：吸着カラムを用いた Lymphocytapheresis による多発性硬化症の治療．Visual evoked potential による評価．神経内科．31：481-486, 1989.
7) Takahashi T, Fujihara K, Nakashima I, et al.：Anti-aquaporin-4 antibody is involved in the pathogenesis of NMO：a study o antibody titre. Brain. 130：1235-1243, 2007.
8) 平山浩一，小山哲夫：血漿交換療法に伴う副作用．血液浄化療法（上）．日本臨床．62（増刊）：319-322, 2004.
9) 野村恭一：多発性硬化症とアフェレシス．日本アフェレシス学誌．23：227-233, 2004.

# C. 再発・進行防止の治療の進め方
## ①インターフェロンベータ

深澤　俊行（さっぽろ神経内科クリニック）

　多発性硬化症（以下 MS）の重要な臨床的特徴は再発性の急性増悪であり，急性再発期間の短縮と増悪症状の早期改善は患者にとって重要であり治療効果も認識されやすい。しかし，MS は基本的には慢性再発性/慢性進行性の疾患であり，長期予後を改善できなければ治療としての意義は乏しい。インターフェロン（IFN）β療法は MS の長期予後を改善する治療としてもっともエビデンスのある世界標準の治療法である。一方，患者にとっては効果を認識しにくい治療法であり，また，注射薬であることからも IFN の導入・継続は患者・医療従事者の両者にとって決して容易なことではない。しかし，恒久的な障害の出現・進行をくい止める努力は MS 診療に携わるものの責務であり，そのためには IFN 療法の実際を理解することが欠かせない。

## IFNβ の種類

　MS 治療に使用されている IFNβ には，IFNβ1-b（ベタフェロン）と IFNβ1-a（アボネックスおよびレビフ）があるが日本で使用可能な製剤はベタフェロンとアボネックスである。ベタフェロンは 2000 年 9 月に発売され，アボネックスは 2006 年 11 月に発売になった。レビフは当面導入の見込みはない。IFNβ1-b はヒト IFN の modified gene を E. Coli に組み込ませて作らせたもので糖鎖とメチオニン端末を欠く。IFNβ1-a は哺乳動物にヒト IFN 遺伝子を導入して作られたもので天然型に近い糖鎖をもつ。そのため IFNβ1-b に比べて中和抗体の発現頻度が低い。

## IFNβ 療法に期待されること

　IFNβ1-a，IFNβ1-b ともに再発寛解型あるいは二次進行型 MS の年間再発率の減少，再発時の重症度の低下，ガドリニウム（以下 Gd）造影での陽性所見を指標とした脳 MRI の活動性の抑制，および T2 異常域の増大の抑制が欧米を中心に多くの臨床試験で確認されている。長期投与例の経験も蓄積され，症状・障害の進行抑制も示されている。日本人を対象とした IFNβ1-b（ベタフェロン）の臨床試験の結果も欧米とほぼ同等に有効と評

### 表1 どのような患者にIFNβ治療を行うか？

**積極的に考慮すべき患者**
　古典型/通常型で以下の特徴を認める患者
　　再発寛解型で臨床的再発が年に1回以上
　　二次進行型で再発や障害の進行を認める
　　MRIでの新病巣や病巣の拡大を認める
　　ガドリニウム造影で活動性病巣を認める
**個別に特徴を検討して考慮すべき病型**
　一次性進行型MS—MRIでの活動性病変の評価
　視神経脊髄型MS—脊髄MRIでの縦長病変の有無
**導入には注意が必要とされる臨床的特徴**
　自己抗体が陽性（抗AQP4抗体を含む）
　急性期の脊髄MRIで3椎体以上の縦長病変

---

価されMSの再発予防・進行抑制に効能・効果を取得した。一方，IFNβ1-a（アボネックス）は国内臨床試験に参加した症例数が少なく，全症例が再発寛解型MSであり，進行型MSに対しては十分な評価が確立していないとの理由から効能・効果はMSの再発予防のみに限定されている。一次進行型におけるIFNの有効性に関する検討は乏しく保険適応は認められていない。

　一次進行型および二次進行型MSでは慢性に進行しながら再発を繰り返す場合と，再発を認めずに進行する場合がある。再発を起こしている時期にはその病態として活動性「炎症」の存在が推察され，慢性進行の病態としては，最近，「変性（軸索変性）」の関与が重要視されている。IFNβの作用機序は必ずしも解明されていないが免疫調節機序あるいは抗炎症作用が想定されており変性が主たる病態であれば慢性進行期における効果は現状では期待できない。ただ，慢性進行期の病態は必ずしも解明されておらず，基礎的研究と治療成績の集積が重要な段階と言える。

## インターフェロンβ療法の実際

　IFNβがMSの長期予後を改善する治療の中心的薬剤であることに異論はない。しかし，医師にとっては決して使い慣れた薬剤ではなく導入の検討にあたってはさまざまな疑問が解決されなければならない。

### 1. どのような患者に開始するか？（表1）

　再発寛解型で臨床的再発が年に1回以上認められるか二次進行型で再発や障害進行が認められる患者がIFNβ導入の候補患者となる。MRIで新病巣や病巣の拡大，あるいはGd造影病巣が認められる場合にも臨床的再発と同等の意義と解釈され導入を検討する。

　一次進行型MSに対する有効性のエビデンスは乏しい。しかし，一次進行型MSの病像は多彩であり，脳MRIにて新病巣の出現あるいはGd造影病巣の出現が明らかな症例に対してはIFNβの導入を積極的に検討

すべきである。

最近，視神経脊髄型 MS（OSMS）症例や脊髄 MRI にて 3 椎体以上の縦長病変を有する症例の血中に抗アクアポリン 4（AQP4）抗体が高率に検出され，抗体陽性例では IFN への反応が乏しいかあるいは悪化する特徴があるとの報告がなされ注目されている。しかし，いわゆる OSMS の病態は一様ではなく，実際に IFN が有効な OSMS 症例も少なくない。抗 AQP4 抗体の生物学的意義も抗体陽性例における IFN の反応性に関しても客観的な知見が乏しいのが現状であり今後の検討結果を待つべきである。抗 AQP4 抗体以外の自己抗体陽性例における IFN の使用に注意が必要なことは以前から指摘されている。これらの点に関しては本書の別項に詳しいので参照されたい。

## 2. いつ開始するか？

再発寛解型 MS においても，軸索変性などの不可逆的変化が早期から出現・進行し，それが IFN$\beta$ によって抑制できることが示唆されている。また発症早期の数年間は疾患活動性が亢進していることが多く，実際に重症度が低く罹病期間の短い患者ほど IFN$\beta$ の効果が高いことが報告されている。したがって，できるだけ早期の治療開始が望まれる。

MS が疑われる患者の初回発作を IFN$\beta$ で治療することによって臨床的に MS の確定診断がつくまでの時期を遅らせ，さらに，この早期の投与が MS による障害への進展も阻止できることが欧米から報告され，初回発作時での投与の有用性が確認された。しかし，我が国においては MS の確定診断に至っていない初回発作例への IFN$\beta$ 使用は保険診療の上では認められていない。

一方，「薬剤としての有効性」のみにとらわれて導入を急ぐことがあってはならない。MS の経過に影響を与える要因は決して薬剤ばかりではない。さまざまな要因を勘案したうえでのベストタイミングを選択しなければならない。

## 3. 至適用量は？

IFN$\beta$1-b（ベタフェロン）は 800 MIU（1 m$l$）を隔日に皮下注射，IFN$\beta$1-a（アボネックス）は 30 $\mu$g（0.5 m$l$）を週に 1 回筋肉注射がそれぞれ標準的な投与方法である。多くの臨床試験から用量依存効果が確認され，欧米ではより高用量の投与が検討されている。わが国では，とくにリンパ球の減少を中心とした副作用の発現のために標準量を使用できない患者（とくに女性）が，少なからずみうけられる。体重差の影響が大きいと考えられる。しかし，IFN$\beta$ の効果は「全か無か」ではなく，たとえ推奨維持量を使用できなくとも，まず耐用可能な投与量を継続し，副作用の経過をみながら適宜増量を検討すべきである。

## 4. どのような副作用に注意するか？

インフルエンザ様症状がもっとも多い副作用だが，継続投与にて程度，頻度ともに徐々に減少する。非ステロイド系消炎鎮痛剤を予防的に投与するが，高度に持続する場合は注射日に合わせたプレドニゾロンの 10〜20 mg 内服が有効である。投与当初は IFN を少量から投与するのも副作用の予防に有用である。投与初期には免疫環境が不安定であり，投与早期の増悪を回避するためにも導入に際して

**表2 注射局所の副作用対応**

発赤，疼痛の予防
1) 注射手技の徹底（深く，素早く，清潔に）
2) 注射液は皮膚温が望ましい（冷たいまま注射しない）
3) 注射部の皮膚を注射前に冷やしておく
4) 消毒した注射部位を乾燥させる
5) 空気抜きのための空打ちはしない*
6) 注入後に一息おいてから針を抜く*
7) 注射後に軽くマッサージする
8) 同一部位への注射を極力避ける
9) 注射部位への日光暴露を避ける

対処法
1) ステロイド剤の併用（外用あるいは内服）
2) インターフェロンの減量

*針先に薬液が付着したままで針が皮膚を貫通しないため

は漸増法をとるべきである。具体的な漸増方法は個別に判断されるが，我が国では最初の数回を半量投与する方法が一般的である。IFNβ1-b（ベタフェロン）の場合，著者は2 MIU（標準量の1/4）より開始している。

発赤，疼痛，硬結，搔痒などの注射部位反応はIFNβ1-b（ベタフェロン）で比較的高率であるがIFNβ1-a（アボネックス）においてもみとめられる。皮膚潰瘍あるいは壊死をきたす例もある。さまざまな対応策が知られている（表2）。

IFN自体がMS患者のうつ病の頻度を増加させるとの証拠はないが重症のうつ病患者には投与すべきでない。また軽症のうつ傾向，うつ反応はMS患者の30％にみられるとの報告もあり十分な観察が必要である。このような症状は治療開始後のアドヒアランスの低下につながるため抗うつ薬などによる積極的な治療が望ましい。

臨床検査値異常としては，白血球減少，リンパ球減少，肝機能障害などが多い。投与開始の1ヵ月は週に1回，その後も月に1回は一般的な血液検査が必要である。自己免疫疾患の増悪や顕性化がみられることがあり，自己抗体や甲状腺機能は3〜6ヵ月に1回程度は検索の必要がある。いずれの検査異常も継続投与可能な程度が大半であるが，高度な場合には減量，中止が必要となる。

その他の重篤な副作用として間質性肺炎に注意すべきである。類薬（IFNα製剤）との併用で間質性肺炎が発現したとの報告があり小柴胡湯との併用は禁忌である。

## 5. 中和抗体の臨床的意義は？

IFNβは蛋白であり継続投与においては中和抗体が出現しうる。高力価の中和抗体はIFNβの生物学的活性を低下させ治療効果も減弱しうる。出現頻度は投与量，投与回数，投与経路，IFNβの種類などに関連する。1a製剤よりも1b製剤が中和抗体の出現頻度は高く，日本でのIFNβ1-b（ベタフェロン）の治験では17％の患者（8.0 MIU使用群）

に中和抗体が認められた。IFNβ1-a（アボネックス）においては1〜7％と報告されている。

中和抗体は投与開始後1〜2年の期間に出現のピークがあり、抗体価は徐々に低下し数年後に多くは消失する。

中和抗体が陽性であった場合の対処方法、また、中和抗体を測定すべきか否かについては一定の見解はない。1年間以上IFNβを継続投与している患者で1年間に入院や副腎皮質ステロイド剤の大量療法が必要な再発が3回以上あるいは障害の進行持続が認められた場合に中和抗体の測定を検討し陽性患者に対してはIFNβを中止する、といった対応が推奨されている。しかし、長期治療で中和抗体は消失することが多く、IFNβに代わる有効な治療法がない現状では、性急に中止すべきではない。また、中和抗体が陰性であることがわかっている患者での3年目以降の測定や治療経過が良好な患者での測定は必要ない。

### 6. いつ中止するか？

IFNβ治療の効果は長期にわたって持続することが示されており、副作用が制御でき、患者が認容できれば長期投与が望ましい。IFNβ治療によって再発が抑えられている患者における減量・中止の危険性も報告されている。IFNβを使用する目的は長期予後の改善であり、投与期間中に再発した場合にも安易にIFNβを中断すべきではない。使用しなければより悪い結果であった可能性があり無効との判断には慎重になるべきである。免疫抑制剤など、他の治療法との併用療法も考慮すべきである。

IFNβの導入後間もない時期での増悪症例が報告されており、とくにOSMSでは注意が必要である。しかし、繰り返しになるがIFNβ療法の目的は長期予後の改善である。OSMSに限らず漸増法やステロイド剤の併用などによって使用後早期の増悪を極力回避する工夫が重要である。その上でIFN使用の本来の目的である長期予後への有用性を検討すべきである。医療者側の無理解と不適切な導入方法によって治療の機会を奪うことがあってはならない。

## インターフェロンβ療法の現状と対策

これまで紹介してきた知見からは、少なくとも再発寛解型MSと二次進行型MSに対しては、副作用に十分注意しながら、できるだけ早期に、漸増法にて、できるだけ高用量のIFNβを、できるだけ長期にわたって使用すべきとの結論になる。しかし、実際にはそれほど多くの患者に使用されてはいない。「再発の頻度が高くない」、「再発が重度でない」、「そんな大変な治療が必要なほど悪いのですか？」、「もっと悪化したら使います」といって導入を拒否する患者は少なくない。確かに長期的な自己注射は負担の大きい治療法である。しかし、IFNβ療法の目的が認識できていないことが少なくない。患者側によるMSの理解と医療者側の充分で適切な情報提供が必須である。IFNβ療法を説明するにあたって著者が留意している点を表3に示した。ここでもっとも重要なのは、患者自身が疾患をできるだけ理解し、IFNβ療法の目的を適切に理解することである。それなくして治療の成功はありえない。

### 表3 IFN 治療を説明する際に留意する点

(1) 病気についてしっかりと説明しておく―最近は情報が豊富
(2) 知られている IFN の効果の概略を治験などをもとに充分に説明する
(3) IFN による治療の一般的な目的を充分に説明する
　　・症状を改善させることが目的でないことの説明は特に重要
(4) 考え得る副作用の内容とその対策について説明する
　　・初期の症状増悪の可能性，ステロイド減量との関連なども重要
(5) 個別性を考慮したうえで，メリット・デメリットを秤に載せて話し合う
(6) 使用期間の目安をはっきり提示する
　　・生涯にわたって使用すべきと誤解する患者が少なくない
(7) 他の治療法の有無と今後の期待（治療法の開発など）に関する説明を忘れない
(8) あまり大袈裟にならないように雰囲気づくりに注意する
　　・「すごく大変なこと」と思わせない
　　・主治医の不安は患者に伝染する
(9) 寛解期の治療の主体は患者自身であることを理解して頂く

## 文　献

1) 日本神経治療学会 治療指針作成員会：神経免疫疾患治療ガイドライン．神経治療．20：595-619, 2003.
2) 越智博文：インターフェロン―特集 多発性硬化症．日本臨床．61：1367-1373, 2003.
3) Saida T, Tashiro K, Itoyama Y, et al.：Interferon beta-1b is effective in Japanese RRMS patients. A randomized, multicenter study. Neurology. 64：621-630, 2005.
4) 深澤俊行：多発性硬化症寛解期における IFNβ1-b の導入―患者への説明の秘訣．Modern Physician. 22：1160, 2002.
5) Goodin DS, et al.：Disease modifying therapies in multiple sclerosis. Neurology. 58：169-178, 2002.
6) The IFNβ Multiple Sclerosis Study Group and the University of British Columbia MS/MRI Analysis Group：Interferon beta-1b in the treatment of multiple sclerosis：Final outcome of the randomized controlled trial. Neurology. 45：1277-1285, 1995.
7) European Study Group on Interferonβ-1b in Seconday Progressive MS. Placebo-controlled milticenter randomized trial of interferonβ-1b in treatment of secondary progressive multiple sclerosis. Lancet. 352：1491-1497, 1998.
8) Kappos L, Freedman MS, Polman CH, et al.：Effect of early versus delayed interferon beta-1b treatment on disability after a first clinical event suggestive of multiple sclerosis：a 3-year follow-up analysis of the BENEFIT study. Lancet. 370：389-397, 2007.
9) Herndon RM, Rudick RA, Munschauer III FE, et al.：Eight-year immunogenicity and safety of interferon beta-1a-Avonex treatment in patients with multiple sclerosis. Mult Scler. 11：409-419, 2005.
10) Clerico M, Contessa G, Durelli L：Interferonβ1a for the treatment of multiple sclerosis. Expert Opin Biol Ther. 7：535-542, 2007.

# C. 再発・進行防止の治療の進め方
## ②シクロフォスファミド

遠藤　一博（国立病院機構沖縄病院神経内科）

難治性・薬物不応性である一次進行型多発性硬化症（Primary progressive multiple sclerosis：PPMS）や，各種インターフェロンβあるいはGlatiramer acetate（GA）治療に対しても不応性の難治性再発寛解型多発性硬化症（relapsing-remitting MS：RRMS）に対しては，既存の治療法に対する効果が乏しいため，試行錯誤の結果，免疫抑制薬を選択せざるを得ない状況に直面することがある。また，二次進行型多発性硬化症（secondary progressive MS：SPMS）に対しては，本邦では欧米とは異なりmitoxantroneが適応症ではないためにその使用にあたってはさまざまな倫理上の問題が生じる。このため，難治性SPMSに対しても，他の免疫抑制薬を選択せざるを得ない場面に遭遇することがある。その際に，選択肢の一つになるのが，シクロフォスファミド（cyclophosphamide：CPA）であると考えられる。本稿では，CPAの使用にあたり，MS治療におけるCPA使用の作用機序・副作用，その医学的エビデンス，および実際の使用にあたっての用法・用量などを中心に記載した。

## 薬剤の特徴[1,2]

### 1．作用機序

CPAは，ナイトロジェンマスタード系の抗悪性腫瘍剤で，アルキル化剤に分類されている（図1）。いわゆるプロドラッグであり，投与後生体内で活性化された後（図2），悪性腫瘍細胞の核酸代謝を阻害することにより，作用を発揮する。

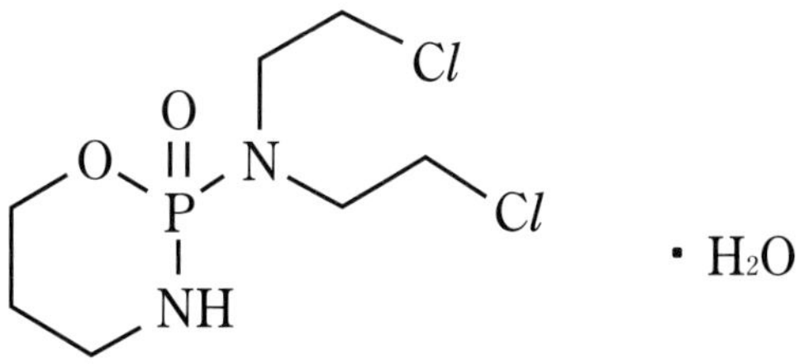

図1　CPAの化学構造式

### 2．代謝

図2に代謝経路と代謝産物を示す。CPAは，おもに肝代謝酵素CYP2B6で代謝される。また，CYP2C8，2C9，3A4，2A6も本剤の代謝に関与していることが報告されてい

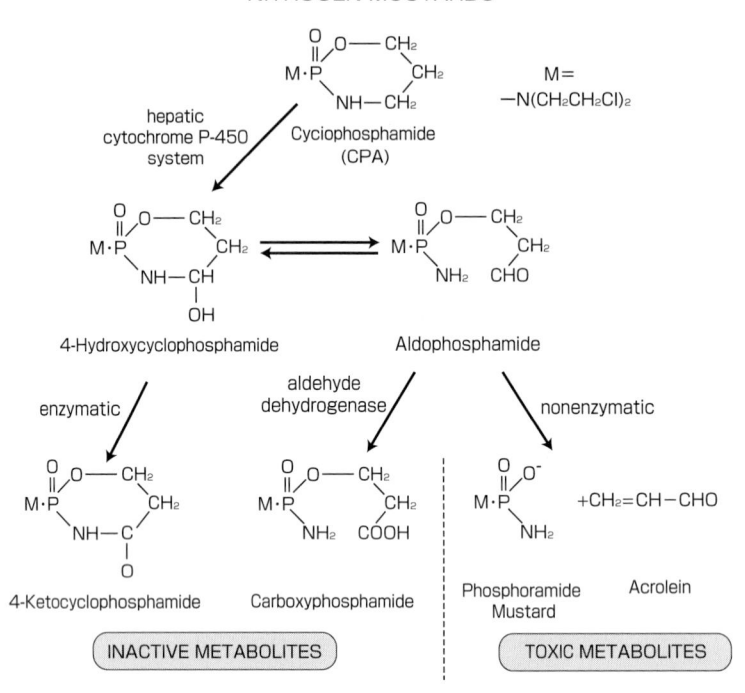

**図2 CPA の代謝経路とその代謝産物**

る（*in vitro*）。代謝され，活性化された代謝物質が抗腫瘍効果，免疫担当細胞の活性化抑制効果を発揮する。グレープフルーツジュースとの併用に関する代謝上の薬物相互作用の問題点がある。グレープフルーツの成分は肝代謝酵素のうち CYP3A4 を阻害することから，患者がグレープフルーツやグレープフルーツジュースを摂取した場合，CPA の代謝が阻害され抗腫瘍効果，免疫抑制効果が減弱することが考えられる。

### 3．分布・排泄

①血液―脳関門移行性：CPA の血液―脳関門移行性は，MS に関しては非常に興味が持たれるところではあるが，該当資料がなく，詳細は不明である。ただし，CPA の血液―脳関門の通過性は，正常時は比較的少ないが，脳腫瘍では通過すると考えられている。また，下記に示すように，CPA が血液―脳関門を通過すること，髄液への移行性を示す報告も一部存在する。

②胎児への移行性：CPA は血液―胎盤関門を通過し，胎児に悪影響を及ぼす薬物の一つとして報告されている。

③乳汁中への移行性：CPA の母乳中への移行が確認されている。

④髄液への移行性：上述の如く，該当資料はない。

⑤排泄部位：主として腎から排泄される。

### 4．副作用

①多発性硬化症治療における有害事象：頭

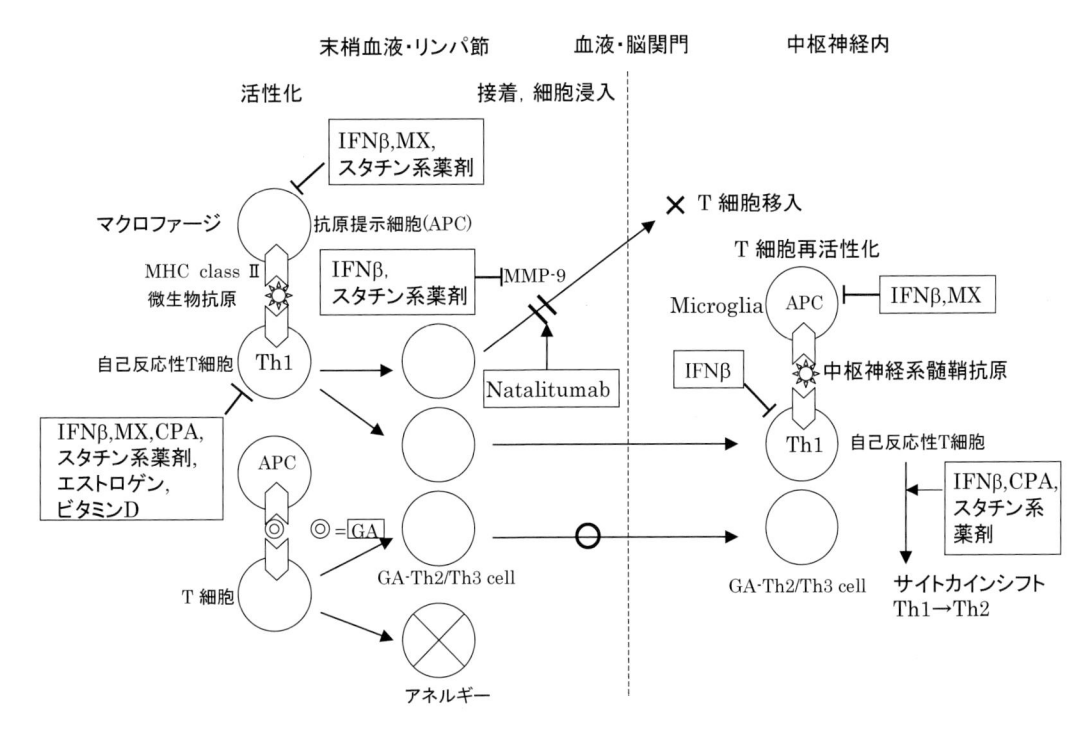

### 図3 多発性硬化症の病態と各薬剤の作用点

末梢血液・リンパ節の中で，抗原提示細胞表面のMHCクラスII上に中枢神経構成蛋白類似の微生物蛋白が提示され，その抗原に対して反応性T細胞が出現する。このT細胞が接着分子やMMP-9の作用によって中枢神経内へ侵入し，その後，分子相同性によって中枢神経内で免疫応答し，結果として炎症性脱髄を生じる。これらの各ステップにおいて，各々の疾患修飾薬・免疫調整薬が作用する。
略語；BBB：血液脳関門，Metalloproteinase-9：MMP-9，IFNb：インターフェロンb，GA：glatiramer acetate，CPA：cyclophosphamide，MX：mitoxanthorone.
→：T細胞のBBB通過，あるいは薬物の促進作用反応，⊣：抑制性作用，∥×：T細胞のBBB通過阻害，〇：T細胞のBBB通過可能。

---

髪脱毛は高用量の投与では必発である。白血球減少，感染症，消化器症状，血尿・出血性膀胱炎が多く，時として重篤で，予防処置や注意深い観察，適切な治療が必要である。

一定数以下（2,000/mm³）の白血球減少には投与を中止や終了する。ステロイド併用時や感染予防に抗菌薬投与を行うこともある。嘔気，嘔吐には，分割投与や鎮吐剤を併用する。CPA静注治療（パルス療法など）前に塩酸グラニセトロンやオンダンセトロンを8 mg/日静注する方法を推奨する向きもある[3]。

出血性膀胱炎予防に，投与後24時間に最低2リットル以上の飲水や3リットルの持続点滴を実施して一定の尿量を維持する。とくに出血性膀胱炎に関しては，CPAの毒性代謝産物であるアクロレインと結合し解毒する作用のあるMesna点滴静注の使用が推奨される。

CPAを使用された患者における精線機能不全は，男性，女性どちらでも起こりうるた

め，十分留意する必要がある[4,5]。

②臨床検査値の異常変動：生じやすいのは，ALT上昇，AST上昇，ビリルビン値上昇である。

③重大な副作用：ショック，アナフィラキシー様症状，骨髄抑制，出血性膀胱炎，排尿障害，イレウス，胃腸出血，間質性肺炎，肺線維症，心筋障害，心不全，抗利尿ホルモン不適合分泌症候群（SIADH），皮膚粘膜眼症候群（Stevens-Johnson症候群），中毒性表皮壊死症（Lyell症候群）があらわれることがある。

④二次性悪性腫瘍：急性白血病，骨髄異形成症候群，悪性リンパ腫，膀胱腫瘍，腎盂・尿管腫瘍等の報告がある。

⑤許容される総投与量：静注パルスによるCPA治療の長期間の安全性のデータに関して詳細に検討しているものは存在しない。しかしながら，長期経口CPA治療に関しては，出血性膀胱炎や膀胱癌を含む膀胱毒性や副次的癌発生が報告されている。長期の関節リウマチへのCPA経口投与により発癌頻度が2.3～4.1倍に増加したことは留意すべきである。このことから，MSにおいてはCPA経口投与が一部敬遠されてきた経過がある。CPA内服していた患者で癌を発生したものの平均CPA投与量は79.0gであったという報告がある[6]。よって累積投与量80～100gを超えた場合には，静注療法であっても十分癌発生に留意する必要がある。

## MS治療におけるCPAの作用機序

CPAは実験的自己免疫性脳脊髄炎で効果を認めた物質としては，極めて早期のものである[7]。CPAは全般性の免疫抑制作用を有すると考えられるが，とくにCD4+細胞の機能抑制が報告されている[8,11]。IL-4，IL-5，IL-10，TGFなどのTh2活性を増強し，好酸球増多，インターフェロンγ減少をもたらす[12]。Th1応答のマーカーであり，疾患活動性とも関連するIL-12の上昇を正常化する[13]。したがって，さまざまな意見があるとは思うが，MSをおもに中枢神経系Th1優位自己免疫性疾患として考えた時，このCPAの作用は疾患活動をコントロールする上で，理にかなっていると言えよう。また，一般臨床の現場では，好酸球増多がCPAによるTh2への偏倚効果のマーカーとなりうることを強調したい。

CPAは髄鞘反応性細胞をIL-4産生細胞にシフトさせる。CPA使用によりIL-4産生（髄鞘構成蛋白である）ミエリン塩基蛋白，proteolipid protein特異的細胞の増加が示された[14]。また，CPAが血液脳関門を通過し，中枢神経系の局所で抗炎症作用を発揮する可能性も示唆されている[15]。

## MSに対するCPA治療についての論文

現在まで発表された，ランダム化比較試験としては再発寛解型を対象とした2件と進行型を対象とした4件が報告されている。ランダム化比較試験はほとんどが高用量の静脈内投与で，一定期間の導入，追加投与，間欠投与法が検討されている。2つのシステマティック・レビューがある。

## 1. 多発性硬化症におけるCPAのランダム化比較試験：再発寛解型の場合

RRMSでは治療開始後1年の年間再発率がCPA投与（月1回の高用量CPA療法；750 mg/m²：1年間継続）前に比べ減少する可能性が示されたが，症例数が少なく，統計学的有意差には至っていない[16]。IFNβ治療にもかかわらず障害度の進行を認める例に対して，CPA（月1回の高用量CPA療法 800 mg/m²：6ヵ月継続）がガドリニウム造影病巣数抑制の点で有効であったという報告がある[17]。いずれにせよ大規模ランダム化比較試験の結果ではなく，その評価には慎重であるべきである。

## 2. 多発性硬化症におけるCPAのランダム化比較試験：進行型の場合

慢性進行型MS，進行型MSでのCPAの有効性に関して多くの検討が行われている。2件のランダム化比較試験ではCPAの効果は明らかでなかった[18,19]。他の2件のランダム化比較試験では有効性がみられ[20,21]，症状進行の抑制には一定の効果も予想されるが，これらのランダム化比較試験を中心に解析した2件のsystematic review（後述）では進行型MSにおける限定的な役割を示すにとどまった。CPAの静脈内投与は前述のように副作用頻度が高く，ランダム化比較試験では盲検性の維持は困難であり，その評価は慎重に行わなければならない。

投与法は多くが高用量の静脈内投与であるが，投与量，投与期間，併用療法は各ランダム化比較試験で異なっていた。すべて障害度の変化（進展の阻止）を一次評価項目としている。

## システマティック・レビュー

### 1. Clinical Practice Guidelines（AAN）[22]

American Academy of NeurologyによるClinical Practice Guidelinesが，2002年に発表された。進行型MS症例を対象にした文献の検討から，以下のような記載がされている。①CPAのパルス療法は，進行型MSの経過を変える効果があるとは考えられない（クラスI）。②進行型MSの若年症例では，CPAのパルスとブースターが，何らかの効果をもたらす可能性がある（クラスIII）。再発寛解型MSについては，検討されていない。

### 2. Cochrane review[23]（AHCPRエビデンス・レベルIa）

Cochrane review（2007）では，進行性MSの進行抑制効果について，システマティックレビュー（1966～2006年の研究）の後，メタアナリシスが行われた。再発・寛解型の論文は検討対象から除外されている。461論文から厳格な基準で最終的に4論文[18,19,20]（1論文はポーランド語の論文であり，引用しなかった。）が採用された。

メタアナリシスの結果は以下の通りであった。①CPAは，152例の進行性MSについて，12ヵ月，18ヵ月，24ヵ月の時点で，EDSSの進行（1点以上）を抑制する効果を認めなかった。しかし，EDSS変化の平均値でみると，12ヵ月，18ヵ月でコントロール群に優っていた。ただし，24ヵ月ではコントロール群が優っていた。これらの結果から，

表1 推奨される多発性硬化症におけるCPA治療プロトコール

| | |
|---|---|
| 再発寛解型 | (1) 月1回CPA 1000 mg/m² 静注パルス療法（IFNβ治療併用）28ヵ月<br>(2) 月1回CPA 500〜1500 mg/m² 静注3日間連続パルス療法（IFNβ治療併用）12ヵ月実施。その後の6ヵ月は2ヵ月に1回同療法を継続する。<br>(3) MPSL 1 g/日静注3日間施行後，1ヵ月に1回のCPA 800 mg/m²＋MPSL 1 g併用静注療法を6〜18ヵ月実施。<br>(4) 月1回CPA（800 mg/m²）＋MPSL（1 g）静注（IFNβ 1 a 30 μg/週投与併用）<br>(5) 大量静注療法以外の方法（経口治療の場合）治療導入期にはCPA 100〜200 mg/日（1〜2週間連日），維持期には50〜100 mg/日を連日［治療にあたっては，白血球3000/mm³（リンパ球800/mm³）以上に保つ］使用。<br>（静注）治療導入期には，週1回CPA 350 mg/m² 静注，維持期には月1回投与。［治療にあたっては，白血球3000/mm³（リンパ球800/mm³）以上に保つ］ |
| 二次進行型 | 最初の1年間は，月1回CPA 600 mg/m²［治療にあたっては，白血球2000/mm³（リンパ球700/mm³）以上に保てば，800〜1200 mg/m²の間の増減可能］静注療法を実施し，2年目は2ヵ月に1回同様治療を繰り返す。CPA静脈注射時には，MPSL 1 g静注を先行させる。 |
| 進行型 | （一次進行型・二次進行型）<br>(1) ACTH＋高用量CPA 400〜500 mg/日を10〜14日間静脈内投与<br>(2) ACTH静脈内投与＋高用量CPA（500 mg/日を8〜18日静脈内投与，白血球数4000/mm³以下で中止）＋ブースターCPA（700 mg/m²，2ヵ月に1回静脈内投与を2年間）<br>(3) ACTH静注＋高用量CPA（600 mg/m² を1，2，4，6，8日）＋ブースターCPA（700 mg/m²，2ヵ月に1回静脈内投与を2年間）<br>(4) 月1回のCPA 700 mg/m²＋MPSL 1 g併用静注パルス療法を12ヵ月実施<br>(5) MPSL 1 g/日を5日間静注し，4日目か5日目に，CPA 800 mg/m² を静注する。（治療にあたっては，白血球1500〜2000/mm³以上に保てば，CPA 1600 mg/m² までの増量可能）1年目は，月に1回，2年目は6週間に1回，3年目は2ヵ月に1回の同様治療を繰り返す。<br>(6) 再発寛解型の(3)(5)の方法 |
| 治療抵抗性 | 再発寛解型でIFNβ治療抵抗性の場合：上記［再発寛解型の項の(1)(2)］ |

著者らは，CPAの効果は支持されなかったとしている。なお，再発寛解型MSについては，検討されていない。

## CPAに併用可能な薬と推奨される使用法

以下に，さまざまな論文からCPAと併用可能な薬剤を記載する。また，さまざまな論文から情報を抽出し，筆者なりに「推奨されるMSにおけるCPA治療プロトコール」（表1）をまとめた[24,30]。実際の臨床の場面で参考にして頂けると幸いである。

### 1. 論文記述のあるCPAとの併用薬

以下に代表的な併用可能薬を列記したが，詳細は各文献を参照されたい。

①メチルプレドニゾロン（パルス）

(methlprednisolone：MPSL）静脈注射療法[17]，②ACTH[19]，③インターフェロンβ[17]，④経口ステロイド[20]，⑤Rituximab[24]

2. 推奨されるMSにおけるCPA治療プロトコール（表1を参照）

## まとめ

CPAの高用量静脈内投与が障害度進行の阻止や再発の抑制にわずかながら有効である可能性が報告されている。しかし，効果を認めなかったとする報告もある。したがって，他の治療法で効果が認められないときに適応を検討すべきで，有害事象の発生に細心の注意を要する。

紹介したいずれのプロトコールでも，実際に長期の経過観察をしている報告がほとんどないのが実状である。こうした中枢神経系の慢性炎症性脱髄疾患に対する治療は，多くの場合に"easy to start, difficult to stop"であり，治療効果判定や中止時期の判断が難しい場合が多い。原疾患の病勢とともに，癌発生が増多するとされる上述の投与総量も中止時期の一つの目安になろう。

なお，本邦における多発性硬化症に対するCPA治療使用経験もあるが，これらに関しては，すべてAHCPRのエビデンスレベルⅢ～Ⅳであり，十分に精錬された形のRCTなどの高いレベルのエビデンスはまったく存在しない。むしろ本邦における難治性MS症例（とくにIFNβ出現前の難治例や，IFNβ導入後の症例でも再発を繰り返す例）における治療，あるいは，PPMSへの治療の取り組みといった意味合いが強い。このため，本稿では取り上げなかった。

謝辞

本稿を記述するにあたっては，本書の別項でご執筆されておられる独立行政法人国立病院機構札幌南病院 菊地誠志先生に大変御指導頂いた。この場を借りて，厚く御礼申し上げるしだいである。

## 文 献

1) 医薬品インタビューフォーム「抗悪性腫瘍剤シクロホスファミド錠 エンドキサンP錠」. 2006年2月改訂（改訂第8版），塩野義製薬株式会社.
2) 医薬品インタビューフォーム「抗悪性腫瘍剤注射用シクロホスファミド 注射用エンドキサン 100 mg 500 mg」. 2007年6月改訂（改訂第3版），塩野義製薬株式会社.
3) Patti F, Cataldi ML, Nicoletti F, et al.: Combination of cyclophosphamide and interferon-beta halts progression in patients with rapidly transitional multiple sclerosis. J neurol Neurosurg Psychiatry. 71(3): 404-407, 2001.
4) Khan OA, Zvartau-Hind M, Caon C, et al.: Effect of monthly intravenous cyclophosphamide in rapidly deteriorating multiple sclerosis patients resistant to conventional therapy. Mult Scler. 7(3): 185-188, 2001.
5) Watson AR, Rance CP, Bain J: Long term effects of cyclophosphamide on testicular function. Br Med J. 291(6507): 1457-1460, 1985.
6) Radis CD, Kahl LE, Baker GL, et al.: Effects of cyclophosphamide on the development of malignancy and on long-term survival of patients with rheumatoid arthritis. A 20-year followup study. Arthritis Rheum. 38(8): 1120-1127, 1995.

7) Gauthier SA, Weiner HL : Cyclophosphamide therapy for MS. Int MS J. 12(2) : 52-58, 2005.
8) Moody DJ, Kagan J, Liao D, et al. : Administration of monthly-pulse cyclophosphamide in multiple sclerosis patients. Effects of long-term treatment on immunologic parameters. J Neuroimmunol. 14(2) : 161-173, 1987.
9) Moody DJ, Fahey JL, Grable E, et al. : Administration of monthly pulses of cyclophosphamide in multiple sclerosis patients. Delayed recovery of several immune parameters following discontinuation of long-term cyclophosphamide treatment. J Neuroimmunol. 14(2) : 175-182, 1987.
10) Hafler DA, Orav J, Gertz R, et al. : Immunologic effects of cyclophosphamide/ACTH in patients with chronic progressive multiple sclerosis. J Neuroimmunol. 32(2) : 149-158, 1991.
11) Mickey MR, Ellison GW, Fahey JL, et al. : Correlation of clinical and immunologic states in multiple sclerosis. Arch Neurol. 44(4) : 371-375, 1987.
12) Smith DR, Balashov KE, Hafler DA, et al. : Immune deviation following pulse cyclophosphamide/methylprednisolone treatment of multiple sclerosis : increased interleukin-4 production and associated eosinophilia. Ann Neurol. 42(3) : 313-318, 1997.
13) Comabella M, Balashov K, Issazadeh S, et al. : Elevated interleukin-12 in progressive multiple sclerosis correlates with disease activity and is normalized by pulse cyclophosphamide therapy. J Clin Invest. 102(4) : 671-678, 1998.
14) Karni A, Balashov K, Hancock WW, et al. : Cyclophosphamide modulates CD4+ T cells into a T helper type 2 phenotype and reverses increased IFN-gamma production of CD8+ T cells in secondary progressive multiple sclerosis. J Neuroimmunol. 146 (1-2) : 189-198, 2004.
15) Hommes OR, Aerts F, Bahr U, et al. : Cyclophosphamide levels in serum and spinal fluid of multiple sclerosis patients treated with immunosuppression. J Neurol Sci. 58(2) : 297-303, 1983.
16) Killian JM, Bressler RB, Armstrong RM, et al. : Controlled pilot trial of monthly intravenous cyclophosphamide in multiple sclerosis. Arch Neurol. 45(1) : 27-30, 1988.
17) Smith DR, Weinstock-Guttman B, Cohen JA, et al. : A randomized blinded trial of combination therapy with cyclophosphamide in patients-with active multiple sclerosis on interferon beta. Mult Scler. 11(5) : 573-582, 2005.
18) Hauser SL, Dawson DM, Lehrich JR, et al. : Intensive immunosuppression in progressive multiple sclerosis. A randomized, three-arm study of high-dose intravenous cyclophosphamide, plasma exchange, and ACTH. N Engl J Med. 308(4) : 173-180, 1983.
19) The Canadian Cooperative Multiple Sclerosis Study Group : The Canadian cooperative trial of cyclophosphamide and plasma exchange in progressive multiple sclerosis. Lancet. 23 ; 337(8739) : 441-446, 1991.
20) Likosky WH, Fireman B, Elmore R, et al. : Intense immunosuppression in chronic progressive multiple sclerosis : the Kaiser study. J Neurol Neurosurg Psychiatry. 54(12) : 1055-1060, 1991.
21) Weiner HL, Mackin GA, Orav EJ, et al. : Intermittent cyclophosphamide pulse therapy in progressive multiple sclerosis : final report of the Northeast Cooperative Multiple Sclerosis Treatment Group. Neurology. 43(5) : 910-918, 1993.
22) Goodin DS, Frohman EM, Garmany GP Jr, et al. : Therapeutics and Technology Assessment Subcommittee of the American Academy of Neurology and the MS Council for Clinical Practice Guidelines. Disease modifying therapies in multiple sclerosis : report of the Therapeutics and Technology Assessment Subcommittee of the American Academy of Neurology and the MS Council for Clinical Practice Guidelines. Neurology. 58(2) : 169-178, 2002.
23) La Mantia L, Milanese C, Mascoli N, et al. :

Cyclophosphamide for multiple sclerosis. Cochrane Database Syst Rev. (1) : CD002819, 2007.
24) Petereit HF, Rubbert A : Effective suppression of cerebrospinal fluid B cells by rituximab and cyclophosphamide in progressive multiple sclerosis. Arch Neurol. 62(10) : 1641-1642, 2005.
25) Gobbini MI, Smith ME, Richert ND, et al. : Effect of open label pulse cyclophosphamide therapy on MRI measures of disease activity in five patients with refractory relapsing-remitting multiple sclerosis. J Neuroimmunol. 99(1) : 142-149, 1999.
26) Hohol MJ, Olek MJ, Orav EJ, et al. : Treatment of progressive multiple sclerosis with pulse cyclophosphamide/methylprednisolone : response to therapy is linked to the duration of progressive disease. Mult Scler. 5 (6) : 403-409, 1999.
27) Patti F, Cataldi ML, Nicoletti F, et al. : Combination of cyclophosphamide and interferon-beta halts progression in patients with rapidly transitional multiple sclerosis. J Neurol Neurosurg Psychiatry. 71(3) : 404-407, 2001.
28) Perini P, Gallo P : Cyclophosphamide is effective in stabilizing rapidly deteriorating secondary progressive multiple sclerosis. J Neurol. 250(7) : 834-838, 2003.
29) Weiner HL, Mackin GA, Orav EJ, et al. : Intermittent cyclophosphamide pulse therapy in progressive multiple sclerosis : final report of the Northeast Cooperative Multiple Sclerosis Treatment Group. Neurology. 43(5) : 910-918, 1993.
30) Zephir H, de Seze J, Duhamel A, et al. : Treatment of progressive forms of multiple sclerosis by cyclophosphamide : a cohort study of 490 patients. J Neurol Sci. 15 ; 218 (1-2) : 73-77, 2004.

# C. 再発・進行防止の治療の進め方
## ③アザチオプリン

古賀　道明, 川井　元晴, 神田　隆（山口大学大学院医学系研究科神経内科）

アザチオプリン（AZT：イムラン®, アザニン®）はプリン代謝拮抗薬の一つで, DNA/RNAの合成を阻害し, リンパ球機能や抗体産生, IL-2分泌などを低下させることで免疫抑制効果を発揮する. 本剤は, インターフェロン（IFN）などの新たな治療薬の登場前には多発性硬化症（MS）でもっともポピュラーな治療薬であった. 本剤の長所として, 他のMS治療薬と比べ安価で, 投与が簡単（経口投与）, 重篤な副作用が比較的少なく耐用性に優れている点が挙げられる. MSに対するAZTの有効性に関する検討は, 過去に多くの報告があり, AZT単独では概してMSの再発や障害度の悪化を阻止する作用を有するものの, その効果は軽微でかつ効果発現まで長期間を要するとの結論である. 一方, IFN無効例におけるAZTの上乗せ効果が近年報告されており[1~3], その効果が高いエビデンスレベルで証明できれば, 臨床上非常に重要な治療の選択肢となることが期待される.

本稿では, 症例対照比較試験（RCT）を中心に, MSにおけるAZTの有効性に関する過去の報告を概説する. とくに近年は, AZT単独ではなく他の治療法と組み合わせた併用療法に関する報告が多く, MSの病型によってはAZTの利用価値が見直される可能性がある.

## AZT単独治療：MS全体での有効性

複数の臨床型［再発寛解型（RR-MS), 一次進行型, 二次進行型］のMS症例を対象にした検討として, Yudkinら[4]のメタアナリシスがある. この報告では, 1973~1991年までに報告された10のRCT[5~14]うち, 盲検性が保たれ, かつ十分なデータの得られた7つのRCT[5,7,9,10,12~14]に参加したMS 793例を解析対象としている. 再発頻度は, プラセボ群に対しAZT群で, 投与1年後には有意に低下し, 2年後および3年後にはその差はさらに大きくなった（再発頻度は半減）. さらに, Expanded Disability Status Score（EDSS）による障害度の比較では, AZT群はプラセボ群と比し投与1年後には差はなかったものの, 2年後および3年後には軽い傾向にあった. しかしながら, その差はEDSSで0.2程度と小さく, 統計学的有意差を示すには至らなかった. さらに, AZT群では消

化器症状や白血球減少，肝障害，皮疹をきたした頻度がプラセボ群に比し高く，脱落例も多かった。MS治療の目的が，再発を予防することより障害度の増悪を防ぐことが重要であることは明らかである。AZTは再発頻度を低下させるものの，MSの障害度増悪を抑制する効果はわずかであり，副作用の頻度が高いことを考慮すると，その臨床的有用性は慎重に判断すべきと結論されている。

Yudkinら[4]のメタアナリシスでデータが使用された7つのRCT[5,7,9,10,12〜14]の中で，ランダム化されていない，ないし他の免疫抑制剤が併用されている2つのRCT[5,7]を除いた5つのRCT[9,10,12〜14]（N=698）を対象にしたsystemic reviewsが2007年に発表された[15]。再発した患者の割合に関して，AZT投与群はプラセボ群と比較して投与1年後，2年後，および3年後いずれでも有意に低かった。3年間の投与で障害度が進行（EDSS 5.5未満の例ではEDSS 1.0以上の悪化，EDSS 5.5以上の例ではEDSS 0.5以上の悪化）した患者の割合も，プラセボ群で61%であったのに対しAZT群では34%と有意差が認められた。AZTは長期（10年以上）使用や累積投与量の増大（600 g以上）によって悪性腫瘍のリスクを高める懸念があるものの，重篤な有害事象は少なかった。これらの結果から，MSに対する有効性と副作用の両方を考慮しても，AZTはIFNに次ぐ第二選択のMS治療薬と結論づけられている。British and Dutch Multiple Sclerosis Azathioprine Trial Group[9]による二重盲検RCTは，354症例を対象にするという大規模研究であり，各項目別（性別，年齢，重症度，症状進行速度，寛解型or進行型など）のサブグループ解析も併せて行われた。しかし，AZTがより有効と考えられるサブグループはみられなかった。

## AZT単独治療：RR-MSでの有効性

RR-MSに対する有効性に関して，SwinburnとLiversedge[5]はRCTの結果を報告している。19例をAZT投与群（2.5 mg/kg/日）とプラセボ群の2群に分け，2年間の再発回数と障害度との比較検討を行った。その結果，再発頻度と障害度はいずれもAZT群で良好な傾向を示したものの，有意差を示すには至らなかった。同様にGoodkinら[14]の二重盲検RCTでは，RR-MS 59例をAZT投与群（3 mg/kg/日）とプラセボ群の2群に分け，2年間かけて再発頻度と障害度を比較検討した。その結果，再発回数は開始1年後までは両群で有意差はみられなかったものの，2年目にはAZT群で有意に減少した。EDSSなど障害度の増悪についても，AZT群で軽い傾向にあったが有意差を示すには至らなかった。つまり，MS全般と同様，RR-MSでもAZTの効果は期待できるものの，その効果は限定的でかつ長期服用を要し，その使用に関しては，本剤長期服用による悪性腫瘍（非ホジキンリンパ腫など）の発生頻度が増加することを勘案した上で決定すべきである。

## AZT単独治療：進行型MSでの有効性

Rosen[6]のRCTでは，寛解がみられず過

去3年間症状の進行している進行型MS 42例をAZT群と対照群とに分けて障害度をopen studyで比較検討している。平均4.5年（3～6年）の観察で，車椅子生活を強いられるか死亡するまで障害が進んだ症例の割合が，対照群で65％（20例中13例）であったのに対し，AZT群では9％（22例中2例）と，AZT群で低い傾向がみられた。Zeebergら[11]は，二次進行型MS 25例を対象に二重盲検RCTを行った。15～18ヵ月の観察期間を経てもAZT群（2～2.5 mg/kg/日）とプラセボ群との間に，神経所見・症状の増悪頻度に関して有意差はみられず，RCTは中止された。しかしながら，AZT群では障害度の増悪がみられなかった症例の割合がプラセボ群と比較し高く（60％ vs 36％），また対象とした症例数が少ないことから，進行型MSにおけるAZTの有用性に関して，多数例を対象にした大規模なRCTで今後検証する余地がある。

## 併用療法

メチルプレドニゾロンとの併用療法に関して，Ellisonら[13]は98例の進行型MSを対象にした二重盲検RCTを報告している。AZT単独治療と比べ，メチルプレドニゾロン併用療法［経口投与（96 mg/隔日から漸減）36週＋月1回のパルス療法（1 g/日×3日）を3ヵ月］では，3年間の解析の結果，わずかに神経所見の進行を抑制できる可能性があるものの，再発率に差はなかった。併用群では肝障害などの有害事象の割合が高く，メチルプレドニゾロンとの併用療法は勧められない。

単純血漿交換との併用療法に関して，Sørensenら[16]は二次進行型MS 11例を対象にしたcross-over試験を報告している。併用治療期（AZT 2 mg/kg/日＋単純血漿交換1回/週×4週，以降1回/2週×20週）と未治療期で比較すると（両期間とも6ヵ月），脳MRIでの造影病巣やT2強調像での新たな病巣の出現頻度に両者で差はなく，二次進行型MSに単純血漿交換との併用療法は勧められない。

IFNβ-1b使用にも関わらず再発を繰り返し，MRI上造影病巣を20個以上認める難治性RR-MS 6例でAZT（平均2 mg/kg/日）の上乗せ効果が検討された[1]。その結果，MRI上の新たな造影病巣出現頻度は有意に減少し，4例で再発回数が減少した。同様に，IFNβ-1b投与中のMS症例（二次進行型MS 8例とRR-MS 7例）を対象にAZT（3 mg/kg/日）の上乗せ効果を検討したPulickenら[2]の報告では，6ヵ月という短期間ながら併用療法により，IFNβ-1b単独療法時と比較しMRI上の造影病巣数が65％減少した。IFNβ-1aとの併用に関しては，IFNβ-1aないしAZTによる単独治療で再燃や悪化傾向を示す症例を含むRR-MS 23例に関して，IFNβ-1a（Rebif™ 22 μg/隔日皮下注）とAZT（末梢血リンパ球1,000/μl程度を目安に用量設定）の併用療法を2年間行ったところ，再発頻度やMRI上T2高信号域・造影病巣の出現が減少したことが報告された[3]。

## NMO（Devic病）での有効性

　NMO（Devic病）におけるAZT単独治療の有用性は明らかにされていない。Mandlerら[17]はステロイド（メチルプレドニゾロン0.5g1日2回点滴静注を5日間，その後，プレドニゾロン1mg/kg/日を経口投与開始，2ヵ月後より漸減）とAZT（ステロイド開始3週目より2mg/kg/日を上乗せ）との併用療法の有用性を前方視的にパイロット試験で検討している。対象にしたNMO 7例全例でEDSSの改善がみられ，平均EDSSは投与開始前に8.2，6ヵ月後6.6，12ヵ月後5.0，18ヵ月4.0と経過とともに低下した。改善は脊髄障害と視神経障害いずれにもみられ，MRI病巣も消退する傾向にあった。さらに18ヵ月の経過中，再発した例はなく，重度の副作用もみられなかった。この結果は，NMOにおけるステロイドとAZT併用療法の有用性を示唆するものであり，慢性期のNMOに積極的に選択すべき治療法との意見もある[18]。一方，対象にした症例の多くは発症から間もない（5例が4ヵ月以内）症例であり，得られた結果は自然経過であった可能性も否定できず，この併用療法の有効性については，多数例を対象にしたRCTで追試する必要がある。

## 日本人におけるエビデンス

　AZTに関する日本人におけるエビデンスは，医学中央雑誌での検索では会議録のみで，RCTはまったくなくエビデンスレベルは非常に低い。しかし，RR-MSおよび慢性進行型MSで再発予防や進行抑制に有用であったとする野村ら[19]の報告や，ステロイドパルス療法や血漿交換では効果不十分な再発進行型MS症例でAZT投与にて症状改善したとする加世田ら[20]の報告がある一方，RR-MS患者6例に対し，AZTを50～100 mg/日を投与し，平均観察期間42ヵ月の間6例全例で再発回数が減少したが，EDSSの改善は明らかではなかったとした吉田ら[21]の報告がある。また，Devic病やNMOの病像を呈した症例に対し，症状の改善や再発予防に有効であったとする丸山ら[22]や大迫ら[23]の肯定的な症例報告がある。それぞれの報告でのAZT投与量は50～100 mg/日である。ステロイドと併用している例もみられる。ステロイド療法や他の治療法が無効な症例，NMOの病像を呈する症例では試みてもよい治療法と考えられる。

## 実際の使用方法

　AZTは，MSに対して保険適応はなく，臓器移植（腎移植，肝移植，心移植，肺移植）における拒絶反応の抑制，クローン病，潰瘍性大腸炎に対して保険適応がある。AZT単独療法の際は，25～50 mg/日から開始し，血液検査の結果をみながら4週毎に0.5 mg/kgずつ2.0 mg～3.0/kgまで漸増する。アロプリノールとの併用ではAZT誘導体の不活化が抑制されることで骨髄抑制などの副作用の発現しやすくなるため，併用はできるだけ避ける。腎排泄性であるため，ク

レアチニンクリアランスが10〜50 ml/分では通常量の75％に，10 ml/分以下では50％に減量する。

おもな副作用は，消化器症状（食欲不振，嘔気，嘔吐）と骨髄抑制（汎血球減少，貧血，血小板減少），感染症である。骨髄抑制は用量依存性で，白血球数や血小板数の減少傾向がみられた場合には減量を考慮し，とくに白血球数が2,000/μl以下になれば薬剤を中止するのが安全である。そのほか肝障害や悪性新生物（リンパ腫，皮膚癌，肉腫，子宮頸癌，急性骨髄性白血病，骨髄異形成症候群など），間質性肺炎などがある。患者の状態をよく観察し，血液検査，肝，腎機能検査などを定期的に行う。これらの副作用がみられたら，減量・中止などの適切な処置を行う。妊婦または妊娠している可能性のある女性には禁忌である。AZT代謝に関与するthiopurine methyltransferase（TPMT）には遺伝子多型があり，低活性型の症例では骨髄抑制などの重篤な副作用を合併しやすいことから，AZT投与前にTPMT酵素活性を測定することが望ましいとされている[24]。しかし本邦では，低活性型を示す頻度は極めて低く，酵素活性測定は一般化されていない[25]。

## まとめ

以上のように，現段階ではAZT単独療法をMS治療の第一選択とする根拠はなく，IFN無効例，ないし副作用などのためIFNが選択できない例で考慮すべき薬剤である。その効果は限定的で，かつ効果発現まで年単位の時間を要し，AZT長期使用に伴う悪性新生物のリスクを高めるなどの点を考慮すれば，IFNに次ぐ第二選択治療として積極的にAZTを使用すべきかは議論のあるところである。しかし今後，IFNへの上乗せ効果や，本邦に多いNMOに対するプレドニゾロンとの併用療法の有効性に関して高いエビデンスレベルで証明されれば，AZTの価値が見直される可能性がある。

## 文献

1) Markovic-Plese S, Bielekova B, Kadom N, et al.: Longitudinal MRI study: the effects of azathioprine in MS patients refractory to interferon β-1b. Neurology. 60: 1849-1851, 2003.
2) Pulicken M, Bash CN, Costello K, et al.: Optimization of the safety and efficacy of interferon beta 1b and azathioprine combination therapy in multiple sclerosis. Mult Scler. 11: 169-174, 2005.
3) Lus G, Romano F, Scuotto A, et al.: Azathioprine and interferon β1a in relapsing-remitting multiple sclerosis patients: increasing efficacy of combined treatment. Eur Neurol. 51: 15-20, 2004.
4) Yudkin PL, Ellison GW, Ghezzi A, et al.: Overview of azathioprine treatment in multiple sclerosis. Lancet. 338: 1051-1055, 1991.
5) Swinburn WR, Liversedge LA: Long-term treatment of multiple sclerosis with azathioprine. J Neurol Neurosurg Psychiatry. 36: 124-126, 1973.
6) Rosen JA: Prolonged azathioprine treatment of non-remitting multiple sclerosis. J Neurol Neurosurg Psychiatry. 42: 338-344, 1979.
7) Mertin J, Rudge P, Kremer M, et al.: Double-blind controlled trial of immunosuppression in the treatment of multiple sclerosis: final report. Lancet. ii: 351-354, 1982.

8) Patzold U, Hecker H, Pocklington P : Azathioprine in treatment of multiple sclerosis : final results of a 41/2-year controlled study of its effectiveness covering 115 patients. J Neurol Sci. 54 : 377-394, 1982.

9) British and Dutch Multiple Sclerosis Azathioprine Trial Group : Double-masked trial of azathioprine in multiple sclerosis. Lancet. ii : 179-183, 1988.

10) Milanese C, La Mantia L, Salmaggi A, et al. : Double blind controlled randomized study on azathioprine efficacy in multiple sclerosis : preliminary results. Ital J Neurol Sci. 9 : 53-57, 1988.

11) Zeeberg IE, Heltberg A, Fog T : Follow-up evaluation after at least two years' treatment with azathioprine in a double-blind trial. Eur Neurol. 24 : 435-436, 1985.

12) Ghezzi A, Di Falco M, Locatelli C, et al. : Clinical controlled randomized trial of azathioprine in multiple sclerosis therapy. In Gonsette RE, Delmontte P (Eds) Recent advances in multiple sclerosis therapy. Elsevier, Amsterdam, pp 345-346, 1989.

13) Ellison GW, Myers LW, Mickey MR, et al. : A placebo-controlled, randomized, double-masked, variable dosage, clinical trial of azathioprine with and without methylprednisolone in multiple sclerosis. Neurology. 39 : 1018-1026, 1989.

14) Goodkin DE, Bailly RC, Teetzen ML, et al. : The efficacy of azathioprine in relapsing-remitting multiple sclerosis. Neurology. 41 : 20-25, 1991.

15) Casetta I, Iuliano G, Filippini G : Azathioprine treatment for multiple sclerosis. Cochrane Database of Systematic Reviews. : 4, 2007.

16) Sørensen PS, Wanscher B, Szpirt W, et al. : Plasma exchange combined with azathioprine in multiple sclerosis using serial gadolinium-enhanced MRI to monitor disease activity : a randomized single-masked cross-over pilot study. Neurology. 46 : 1620-1625, 1996.

17) Mandler RN, Ahmed W, Dencoff JE : Devic's neuromyelitis optica : a prospective study of seven patients treated with prednisone and azathioprine. Neurology. 51 : 1219 - 1220, 1998.

18) Wingerchuk DM, Weinshenker BG : Neuromyelitis optica. Curr Treat Options Neurol. 7 : 173-182, 2005.

19) 野村恭一，山下俊裕，大野良三，他：多発性硬化症に対する azathioprine の使用経験．神経内科治療．3：358（会議録），1986.

20) 加世田俊，溝口 亮，岡留敏秀，他：azathioprine が奏効した relapsing-progressive multiple sclerosis (RPMS) の1例．日内会誌．78：124（会議録），1989.

21) 吉田 裕，富岳 亮，野村恭一，他：多発性硬化症のアザチオプリン療法：再発予防と予後に関する臨床的検討．神経治療．9：453（会議録），1992.

22) 丸山正樹，藤田信也，他田真理，他：70歳で発症し，ステロイドとアザチオプリンの併用療法で良好な経過をたどった多発性硬化症 (Devic病) の一例．臨床神経．41：247（会議録），2001.

23) 大迫美穂，蕨 陽子，板東充明，他：多発性硬化症として経過観察中に meuromyelitis optica の病像を呈しアザチオプリンが有効であった一例．Neuroimmunology. 14：124（会議録），2006.

24) Frohman EM, Havrdova E, Levinson B, et al. : Azathioprine myelosuppression in multiple sclerosis : characterizing thiopurine methyltransferase polymorphisms. Mult Scler. 12 : 108-111, 2006.

25) 山田秀裕：シクロホスファミドとアザチオプリン．最新医学．60：362-370, 2005.

# C. 再発・進行防止の治療の進め方
## ④メソトレキセート・ミトキサントロン

田中　正美（国立病院機構　宇多野病院神経内科）

## ミトキサントロン[1~3]

　ミトキサントロン（Mitoxantrone：MITX）は1978年に抗癌剤として合成された分子量517Daの薬剤である。乳癌や前立腺癌進行例，リンパ腫，白血病などに効果があることが見出され，その後，強力な免疫抑制作用が見出された。細胞傷害性T細胞機能をほぼ失活させ，ヘルパーT細胞機能を抑制する一方，抑制性T細胞機能は亢進させる。B細胞機能を低下させて抗体産生能を減少させ，マクロファージによるミエリン貪食も抑制する。B細胞や単球のアポトーシスや壊死も誘導する。これらは用量依存性と言われる。EAE抑制作用もあり，2000年に米国医薬品局（FDA）は増悪するRRMS，SPMS，PRMSに対して有効であることを認めた。

　血中半減期は25～215時間の間とされ，腎と肝から排泄され，肝機能障害患者では減量する必要があるが，腎機能障害では不要とされる。MITXは傷害されていない血液脳関門を通過できない。

### 1. 投与の対象

　IFNβでも充分な効果が期待できない場合に考慮されるが，non-responderの一定した定義はなく，厳密にどのような患者が適応かの結論は出てはいない。MSの病態は，炎症を主体とし，再発頻度で評価される病態と軸索変性を主体とする進行性経過をたどる過程とに分かれるが，他の薬剤と同じように，本剤も免疫調整・免疫抑制作用を主体とするので，抗炎症作用を主体とすると考えられ，再発頻度の高い患者，脳MRIで造影病変出現頻度の高いRRMS患者で，より効果が期待できる。RRMSほどではないが，SPMSでは報告にばらつきはあるものの，多少の効果は期待できる。PPMSは効果を期待することは難しい。IFNβ治療の導入の際に，あらかじめMITXを投与する併用療法により，進行を遅延できる可能性もある。

　次はGonsetteが提唱している適応の条件[4]である。

　①IFNβでも充分な治療効果が得られず，年間再発率が2あるいはそれ以上で，不完全な寛解でEDSSが3あるいはそれ以上後遺症が残存する場合。

②1年間にEDSSが1あるいはそれ以上進行する場合，そしてあるいは，1年で2あるいはそれ以上の再発するSPMS。

③再発がないSPMSの場合，EDSSが1あるいはそれ以上急速に進行する場合。

再発頻度が高かったり，進行性にADLが低下するmalignant formやIFNβ治療に反応しない場合に，MITX投与が考慮される。

Neuromyelitis optica（NMO）に対して投与された結果が，宇多野病院も含めて報告されている。NMO患者の70〜90％で末梢血中に抗アクアポリン4（AQP4）抗体が見い出されている。抗体の測定法は，rodentsの組織を用いた免疫組織学的方法（NMO IgG）やHEK 293細胞にヒトAQP4の全長をコードする遺伝子を導入して（transfection）細胞表面への抗体の結合をみる方法（standard法），transfectionした細胞を溶かして細胞膜をcrudeな抗原として用いるimmunoprecipitation法，ELISAが報告されている。Standard法でも陽性率は一定しておらず，方法の統一化が急がれている。この抗体がNMOに特徴的な壊死性病変の原因となっているかどうかは，まだ直接的な証拠に乏しいが，水分子を透過させるAQP4がastrocytesの足突起に存在し，血液脳関門に関与している可能性が高く，AQP4の豊富な部位にNMO病変が形成されやすいことから，この抗体のNMO病変形成への関与が強く疑われている。そこで，ヘルパーT細胞機能を抑制し，抗体産生を抑制するMITXはNMOでより効果があると考えられる。米国から最初に報告された5例の報告[5]では，毎月12 mg/m²を6ヵ月間投与し，その後3ヵ月ごとに3回投与した結果，4例で再発が認められなくなったほか，EDSSが24ヵ月後に4.40±1.88から2.25±0.65へ改善した。

宇多野病院では，NMO IgGの報告以前からMITX治療が始まっており，IFNβ治療難治例で投与された。後で，投与された患者の抗AQP4抗体や脊髄MRIでのcentrally located long spinal cord lesionの有無を検討した結果，多くの患者がNMOであることが判明し，NMO患者への治療に如何に難渋しているかが判る。

## 2．禁忌

妊婦，妊娠を計画している男女，活動性のある感染症患者，反復する尿路感染症患者，肝機能障害患者，白血病患者あるいは類似の血液疾患の既往歴を有する患者，心疾患患者，左室のejection fractionが50％以下あるいは心筋症患者は禁忌である。将来，妊娠を考慮している女性の場合，卵子の保存も考慮される。

生ワクチンの投与は本剤投与完了後，少なくとも1ヵ月間は避けるべきである。

## 3．投与法

投与直前に制吐剤として塩酸アザセトロン10 mgを静注する。血管外に漏れないように，留置針を用いた方がよい。30分以上かけて点滴する。さまざまな投与量があり，一定ではない。それぞれの投与法別効果の比較はない。次のような投与法が知られている。

①最初の3ヵ月間は毎月10 mg/m²ずつ投与し，その後は3ヵ月毎に5あるいは10 mg/m²を投与する。

②3ヵ月毎に10 mg/m²ずつ投与する。

③最初の3ヵ月間は毎月10 mg/m² ずつ投与し，その後に免疫調整剤を投与する．
④3ヵ月毎に5 mg/m² ずつ投与する．
⑤毎月8 mg/m² ずつ投与する．
⑥3ヵ月ごとに12 mg/m² ずつ投与する．
⑦最初の3ヵ月間は毎月12 mg/m² ずつ投与し，その後は3ヵ月毎に12 mg/m² を投与する．ただし，白血球数に応じて，減量する（宇多野病院）．

### 4．総投与量

欧米では140 mg/m² をめどとしているが，本邦では白血球数の回復が次第に鈍くなるためにそこまで投与することはできない．現在，宇多野病院では現在，70 mg/m² をめどとしている．

### 5．治療成績

randomized controlled study での結果を表1に示す．60～80％程度で再発や進行の抑制が期待できる．これらの結果から，RRMS や SPMS が良い対象と考えられる．

### 6．副作用

本剤は濃青色を呈しており，患者には投与24時間以内は尿が青緑色に変色することをあらかじめ説明しておく．一般的な副作用としては，食欲不振，脱毛，易感染性，無月経，心毒性による心不全，白血病が挙げられる．末梢血白血球数，とくに好中球数の減少は必発で，投与10～14日後に認められる．貧血の頻度は低いが出現する可能性はありうる．35歳以下の7％で持続する無月経が出現する．35歳以上では永久的無月経が14％で認められるという．

### 7．骨髄抑制

投与量にもよるが，投与後10～14日後に白血球数が減少することはほぼ必発である．4～7日で回復するが，G-CSF を必要とすることもある．投与後，ほぼ3週間以内には回復する．時に，血小板数が減少することもある．投与前に血算が必要で，好中球が1,500/mm³ 以上，血小板数が100,000/mm³ 以上必要である．

### 8．心機能障害

頻脈，不整脈，左心室 ejection fraction 低下，うっ血性心不全が出現する．MIMS trial（124例），フランスでのオープン試験（802例），ドイツでの試験（452例）の1,378例のうち，2例がうっ血性心不全で死亡した．治療前後で心エコー検査を施行し得た779例中，左室 ejection fraction が50％以下になったのが17例で，全例が総投与量100 mg/m² 以上だった．MITX 投与終了24～80ヵ月後にうっ血性心不全が発症した報告があり，投与終了後数年間は経過観察が必要である．Cyclophosphamide 投与歴のある患者で心不全を起こしたという報告があるが，反対意見もある．

本剤の心毒性の機序としては，フリーラジカルや酸化ストレスの関与，心筋のアドレナリン受容体の機能変化，cardiac sarcolemma でのカルシウム transport の障害，TNFα や IL-2 などのサイトカインが挙げられている．このほか，MS 病変そのものによる自律神経障害により左室 ejection fraction が低下する可能性も指摘されていて，背景因子として関与する可能性はあるかもしれない．

心毒性はピークの血中濃度に関連すると言

表1 多発性硬化症でのミトキサントロンによる randomized controlled study

|  | Milleflorini E, et al. (1997)[14] | Edan G, et al. (1997)[15] | Hartung HP, et al. (2002)[16] |
| --- | --- | --- | --- |
| 対象 | 18〜45歳までで，罹病期間が1〜10年，Kurtzkeのscaleが2〜5点で，治療開始前2年間に少なくとも2回の再発を有する，51例のclinically definite or laboratory-supported RRMS。 | 18〜45歳までで罹病期間10年以下のPoser診断基準で臨床的確実例の中から，活動性が高い患者を選択。①評価前12ヵ月間に後遺症を伴う再発が2回，あるいはEDSSが少なくとも2点以上増加した場合。②6ヵ月間徐々に障害が進行したSPMS。<br>MP群，MP+MITX群とも21例ずつで，SPMSは前者が6例，後者は4例あり，残りはRRMS。 | 18〜55歳までのstepwiseに進行した患者や再発の有無を問わず進行する患者で，KurtzkeのEDSSは3.0〜6.0までで，治験開始前18ヵ月前にEDSSが1.0以上増悪した患者。解析対象例は，placebo 47例，MITX高用量群48例，低用量群54例。 |
| 投与法 | 毎月1年間 MITX 8 mg/m² 投与した27例，placebo 24例を対象とし，治療開始から2年までの治療効果を検討した。 | 活動性の高いMS患者42名を毎月MITX 20 mgとメチルプレドニゾロン（MP）1 g併用群とステロイド単独群とに分け，6ヵ月間投与した。 | 点滴の中に3 mg methylene blueを入れたplacebo群，MITX 5 mg/m²群，12 mg/m²群の3群とし，3ヵ月ごとに24ヵ月間投与。 |
| Primary end-point | EDSS scaleで少なくとも1点以上進行した患者の割合。 | 毎月の造影脳MRIで新病変のない患者の割合。 | 24ヵ月後のEDSSの変化，24ヵ月後のambulation indexの変化，ステロイドを必要とする再発回数，再発までの期間，24ヵ月後の神経学的所見の変化。 |
| Secondary end-point | ①年間再発率と再発のない患者の割合，②投与開始時からのEDSSの変化，③脳MRIで投与開始時と投与12ヵ月後，24ヵ月後のT2画像での新しい病変か増大した病変の平均の個数。 | 患者ごとの毎月の新病変の数の平均，投与期間前後での新しいT2病変数，EDSS，再発回数。 | EDSSが少なくとも1.0以上増悪した患者の割合，3ヵ月後と6ヵ月後のこのようなEDSS変化を示した患者の割合，最初に持続するEDSSの増悪を示すまでの期間，最初の再発までの期間，再発数と年間再発率，再発を示さない患者の割合，入院日数，車椅子の使用，Stanford health assessment questionnaireによるQOL。 |

| | | | |
|---|---|---|---|
| 結果 | | primary end-point：造影病変のない患者の割合は，エントリー時，MP；MP＋MITX群で10％（MP群で4.8％）であったが，2ヵ月目から増加して，6ヵ月目には90.5％（MP群では31.3％，p＜0.001）。<br>secondary end-point：観察期間中の新しい造影病変は月当たり4.6〜9.1。治療期間中，MP群では2.9〜13.2で，MP＋MITX群では0.1〜2.6と低かった。投与終了時での両者の差は有意（p＜0.001）。持続して造影が認められた数を含めた，総造影病変数でも同じ結果。T2病変を治療前後で比較すると，新しい中（p＜0.05），大病変（p＜0.01）ともMP＋MITX群で低かった。<br>EDSS：4ヵ月目でのみ平均EDSSはMP＋MITX群で有意に低下（p＜0.05）。治療開始時点との変化を比較すると，MP＋MITX群では2〜6ヵ月の間，有意で（p＜0.001〜p＜0.05），21例中12例でEDSSが1点以上改善（p＜0.01）。 | 高用量群とplacebo間で，first end-pointの各項目の全て，24ヵ月後のEDSSの変化（p=0.0195），24ヵ月後のambulation indexの変化（p=0.0306），ステロイドを必要とする再発回数（p=0.0002），このような再発までの期間（p=0.0004），24ヵ月後の神経学的所見の変化（p=0.0268）で有意。<br>24ヵ月後にEDSSが少なくとも1.0以上増悪した患者は，placeboでは16例だったが，高用量群では5例（p=0.013）。年間再発率（p＜0.0001），再発のない患者の割合（p=0.021），治験以外の理由で入院した患者の割合（p=0.002）で，placeboに比してMITX高用量群で有意。ADLの進行の違いからか，QOLでも両群間で優位差が認められた（p=0.024）。<br>110例の脳MRIでは，placeboとMITX高用量群との間に，24ヵ月後の造影病変数（p=0.02），T2高信号病変数の増加（p=0.03）で有意に抑制効果。 |
| | primary end-pointは1年目では有意差はなかったが（p=0.08），2年目ではMITX群が有意に少なかった（p=0.01）。しかし，1年目，2年目とも両群間に平均EDSS変化は有意差がなかった。年間再発率はMITX群で1年目（p=0.001），2年目（p=0.005）とも有意に減少した。さらに，再発のない患者の割合もMITX群で1年目（p=0.003），2年目（p=0.01）とも対照群に比して有意に多かった。MRI所見は有意な差はなかったが，治療群で新規病変数が少ない傾向が認められた（p=0.05）。 | | |

われ，速く点滴すると心毒性を呈しやすいので，30分以上かけて投与するべきである。ヨーロッパでは心毒性を和らげる薬剤の開発が進められている。

　心機能は，投与前の他，3ヵ月以降あるいは総投与量が30 mg/m²以上になったら，投与前にチェックするべきであるし，投与終了後も定期的に検査し，左室ejection fractionの変化の有無を調べるべきである。

　FDAは140 mg/m²以上投与しない，左室のejection fractionが50％以下になったらただちに中止する，またはうっ血性心不全症状が出現したらMITXをただちに中止することを勧告している。

　最近，Tei index（myocardial performance index：MPI）を心エコーで計算すると，総投与量が15 mg/m²以上では投与量と相関して（r=0.67），MPIが増加し，総投与量が少なくとも心機能の低下をきたす（p＜0.001）ことが示された[6]。

心エコーではなく，radionuclide ventriculography のほうが感度が良いという報告もある[7]。

心不全の治療は通常の方法で問題はない。

### 9. 白血病

従来，MITX により骨髄性白血病が 0.07～0.25％ の頻度で出現することが知られていて，2007 年には急性リンパ芽球白血病も起こりうることが報告されている。MITX 投与開始から白血病発病までの期間は 8 ヵ月～7 年で，通常 4 年以内に出現する。

2007 年 10 月に開催された ECTRIMS でスペインから報告があり，100 例以上の投与例の中で 4 例の acute promyelocytic leukemia が見出された（2.83％；0.84/100 person-year）。うち 3 例は完全緩解を得ている。総投与量は 30～100 mg/m$^2$ で，30，60，70，100 mg/m$^2$ と少量で発病していることが注目される。ただ，G-CSF の使用状況は不明である。この時点での文献例は 21 例あり，その内訳を以下に示す。

| | |
|---|---|
| Acute promyelocytic leukemia | 14 例 |
| Other acute myeloblastic | 5 |
| Acute lymphoblastic | 1 |
| unclassified | 1 |

神経内科領域での報告はないが，G-CSF により急性骨髄性白血病あるいは acute myeloid leukemia の発症のリスクが 2 倍に高くなることが乳癌患者への化学療法で報告されている。従来の MITX による影響と考えられていた一部は，G-CSF によるのかもしれない。しかし，先天性白血球減少症や周期性白血球減少症で，長期間 G-CSF を投与した際の白血病の発症頻度にいちじるしい差異があることや，幹細胞移植の際に健康人に G-CSF が投与された際の白血病発症率も一定ではない，という批判もある。結論は出ていないが，G-CSF にはこのような背景があることにも留意するべきであろう[8]。

### 10. 性機能障害

無月経になることが報告されていて，年齢により異なる。生理が無くなる危険性のありうる 448 例の MS 患者で投与され，一過性の無月経が 11.8％，恒久的な無月経が 10.7％ で認められた，という報告がある。恒久的無月経は 35 歳以上で 14％ に認められ，35 歳以下では 6.5％ であった。ホジキン病に対して投与された若年のケースでは，他の化学療法も併用されているので MITX 単剤の影響だけではないが，化学療法終了 3～4 ヵ月以内に急速に回復している。精子の産生も薬剤投与終了後，形態変化を起こすことなく，完全に回復する。これは，Cyclophosphamide の副作用とは異なっている。

### 11. 投与終了の目安

半年以降，症状が安定したら投与間隔を伸ばすことを考慮し，1 年以降，症状が安定したり効果が認められなかったら中止を考える。

### 12. 日本人を対象とした治療成績

京都市・宇多野病院では 2005 年 1 月以降，倫理委員会の承認のもと，難治例に対して治療が開始され，2007 年 10 月現在，すでに 30 例以上に対して投与され良好な結果が得られている。このうち，初期に投与された 9 例が

報告されている[9]。

対象はIFNβ1-b治療によっても，神経学的所見の変化を伴う再発が年3回以上あるいはEDSSが年間1以上進行した患者である。初期量は10～12 mg/m²で，1ヵ月に1回点滴し，月に1回投与を3回続けた後，3ヵ月ごとに投与した。投与直前に制吐剤として塩酸アザセトロン10 mgを静注した。末梢血の血球数を週に2回ずつモニターし，白血球数が減少した場合，G-CSFを投与した。

9例中2例は食欲不振やせん妄の増悪により脱落した。残りの7例は半年以上継続して投与でき，投与6ヵ月後の年間再発率は投与前の4.3から2.3へ減少し，再発しても軽微であった。また，7ヵ月以上投与できた3例では1.1まで低下し，積算投与量の増加とともに再発が抑制されることが示された。骨髄機能抑制は末梢血白血球数減少はほぼ必発で，必要に応じてG-CSFを投与した。

その後，症例数が30例以上になったが，薬剤を中止するほどに強い食欲不振は認められなかった。また，投与前に心電図や心エコー検査を行ったが異常所見のために投与を中止した例はなかったし，2007年10月現在，心機能検査で異常を呈した患者はいない。しかし，脱毛や血小板数減少がごく少数例で認められた。積算投与量が多くなるにつれて白血球数の回復が悪くなり，1回投与量を減量せざるを得ないことがほとんどで，現時点では積算投与量として70 mg/m²を目途としている。1回投与量はどこまで減量しても効果が期待できるかは不明だが，MIMS trialでは5 mg/m²でも12 mg/m²ほどではないが，再発率の減少や障害度の進行を抑制できているので，少なくとも5 mg/m²までは効果が期待できると思われる。当初にある程度投与できていれば，5 mg/m²でも当初から5 mg/m²投与する場合より効果が期待できるだろう（未発表）。

MITXは必ずしも使用しやすい薬剤とは言い難いが，難治例に対する治療法がない現在，有効な治療法である。それなりのリスクがあるので，せめて視覚や歩行能力を温存できるうちに開始したい。

## メソトレキセート

Methotrexateはおもにdihydrofolate reductaseを阻害することにより強力な免疫抑制効果だけでなく，抗炎症作用，免疫調節作用を有する薬剤で，古くなら臨床で使用されているにもかかわらず，意外に多発性硬化症での治療成績は乏しい。20例の再発寛解型と24例の進行例に投与された結果が報告されているが，RRMS群で再発が少ない傾向が認められた程度で，進行例ではEDSSの進行には影響を与えなかった[10]。しかし，RRMSでも効果が期待できることが示されたことは大きい。randomized controlled studyは一つしかない[11]。Goodkinらは31例（7例のPPMSと24例のSPMS）に週に7.5 mgを24ヵ月間経口投与し，36ヵ月間観察し，29例の対照群と比較した[12]。nine-hole peg testで測定した上肢機能でのみ対照群と有意差が出たが，他の上肢機能の指標であるboxやblocj法では差がなかった。また，EDSSの進行や再発のない患者の割合でも差がなかった。再発率は報告されなかった。本剤は長期間投与することで肺線維症な

どが出現することが知られているが，36ヵ月間の間，肺線維症を含む重篤な副作用は認められなかった．軽度の副作用は対照群と差がなかった．以上から，RRMSに対する効果について，検討する必要があるが，少数例についての検討が報告されている．週に1回投与されているIFNβ1-aに，本剤20 mg/週の経口投与を追加したところ，造影病変が減少する傾向があり，再発を抑制する傾向が認められた[13]．また，IFNβ1-aの週1回筋肉注射でも神経学的に進行した15例のRRMSに対して，2ヵ月毎に2 g/m²を1年間静脈投与する方法も検討されている．

## 文　献

1) Neurology 2004 ; 63 (suppl 6) : S1-S54.
2) Neuhaus O, Kiesseir B, Hartung HP : Mitoxantrone (Novantrone) in multiple sclerosis : new insights. Expert Rev neurotherapeutics. 4 : 17-26, 2004.
3) Morrissey SP, Page EL, Edan G : Mitoxantrone in the treatment of multiple sclerosis. Int MS J. 12 : 74-87, 2005.
4) Gonsette RE : Mitoxantrone in progressive multiple sclerosis : when and how to treat? J Neurol Sci. 206 : 203-208, 2003.
5) Weinstock-Guttman B, Ramanathan M, Lincoff N, et al. : Study of mitoxantrone for the treatment of recurrent neuromyelitis optica (Devic disease). Arch Neurol. 63 : 957-963, 2006.
6) Pattoneri Pelà G, Montanari E, Pesci I, et al. : Evaluation of the myocardial performance index for early detection of mitoxantrone-induced cardiotoxicity in patients with multiple sclerosis. Eur J Echocardiography. 8 : 144-150, 2007.
7) Goffette S, van Pesch V, Vanoverschelde JL, et al. : Severe delayed heart failure in three multiple sclerosis patients previously treated with mitoxantrone. J Neurol. 252 : 1217-1222, 2005.
8) 田中正美, 小森美華, 今村久司：多発性硬化症におけるミトキサントロン治療の留意点. 神経内科. 67 : 309-310, 2007.
9) 小森美華, 田中正美, 村元恵美子, 他：日本人多発性硬化症患者に対するミトキサントロン治療の検討. 臨床神経. 47 : 401-406, 2007.
10) Currier RD, Haerer AF, Meydrech EF : Low dose oral methotrexate treatment of multiple sclerosis : a pilot study. J Neurol Neurosurg Psychiatry. 56 : 1217-1218, 1993.
11) Gary OM, McDonnell GV, Forbes RB : A systematic review of oral methotrexate for multiple sclerosis. Mult Scler. 12 : 507-510, 2006.
12) Goodkin DE, Rudick RA, VanderBrug Medendorp S, et al. : Low dose (7.5 mg) oral methotrexate reduces the rate of progression in chronic progressive multiple sclerosis. Ann Neurol. 37 : 30-40, 1995.
13) Calabresi PA, Wilterdink JL, Rogg JM, et al. : An open-label trial of combination therapy with interferon beta-1a and oral methotrexate in MS. Neurology. 58 : 314-317, 2002.
14) Millefiorini E, Gasperini C, Pozzilli C, et al. : Randomized placebo-controlled trial of mitoxantrone in relapsing-remitting multiple sclerosis : 24-month clinical and MRI outcome. J Neurol. 244 : 153-159, 1997.
15) Edan G, Miller D, Clanet M, et al. : Therapeutic effect of mitoxantrone combined with methyprednisolone in multiple sclerosis : a randomized multicentre study of active disease using MRI and clinical criteria. J Neurol Neurosurg Psychiatry. 62 : 112-118, 1997.
16) Hartung HP, Gonsette R, König N, et al. : Mitoxantrone in progressive multiple sclerosis : a placebo-controlled, double-blind, randomised, multicentre trial. Lancet. 360 : 2018-2025, 2002.

# D. 免疫グロブリン大量静注療法の位置づけ

岡田　和将, 辻　貞俊（産業医科大学神経内科）

多発性硬化症は中枢神経系を標的とした臓器特異的自己免疫疾患である。その発症の原因は完全には解明されておらず，完治療法も確立されていないのが現状である。しかしながらこれまでの多くの研究によって多発性硬化症の病態にリンパ球やマクロファージなどの免疫系細胞，サイトカイン，ケモカイン，自己抗体等が複雑に関与していることが明らかになり，発症機序も徐々に解明されつつある。それとともにより病態に特異的に作用する治療法も開発されつつある。現在，本邦では多発性硬化症の急性期治療としてはステロイド大量療法や血液浄化療法が可能であり，また再発予防目的には interferon（IFN）-β が使用可能となっている。さらに一部の患者ではステロイドや免疫抑制剤の慢性投与が施行され再発抑制への効果が認められている。免疫グロブリン大量静注療法（以下 IVIg 療法）に関しては，既にさまざまな自己免疫疾患の治療に用いられ有効性が確立されており，多発性硬化症の再発予防に関しても海外からその有効性を示す複数の臨床研究が報告されている[1~5]。しかしながら本邦では1999年に再発寛解型多発性硬化症の再発に対するIVIg療法の予防効果について多施設二重盲検臨床試験が施行されたが，明らかな有効性が示されなかった[6]。一方で，本邦においても再発寛解型多発性硬化症の寛解維持に対して有効であったとする症例が報告されており，IVIg療法を多発性硬化症における再発予防療法の選択肢の一つとして検討する価値があると考えられる[7]。

## IVIg 療法の免疫学的作用機序

現在使用されているヒト免疫グロブリン製剤は健常人由来のプールされた IgG 分画であり，すべての IgG サブクラスを含む。IVIg 療法の自己免疫性疾患に対する作用機序は多様であり，主たる作用としては免疫グロブリンの F(ab')$_2$ および Fc 部分を介した作用が明らかにされているが，免疫グロブリン製剤に含まれる免疫グロブリン以外のサイトカインや可溶性サイトカイン受容体などの因子による作用の可能性も示唆されている（表1）[8,9]。

F(ab')$_2$ を介した作用としては，免疫グロブリン中に存在するさまざまな自然抗体による種々の抗原に対する中和作用によってT

表1 IVIg療法の免疫学的作用（文献8, 9より改変）

I. F(ab')₂を介した作用
　免疫系細胞の増殖抑制
　細胞周期およびアポトーシスの制御
　細胞接着の制御・抑制
　抗イディオタイプ作用
　免疫反応を制御する因子に対する抗体
　（CD5, CD4, T cell receptor, サイトカイン, スーパー抗原など）
　B cell repertoire の再構成

II. Fc受容体を介した作用
　Fc受容体阻害（抗体依存性細胞傷害活性や貪食作用の抑制など）
　補体系の制御・抑制
　サイトカイン産生の制御・抑制
　樹上細胞の分化制御
　Fc受容体発現の制御（FcγRIIB の誘導など）
　グルココルチコイド受容体親和性への作用

III. その他の因子による作用
　免疫グロブリン製剤に含まれるサイトカイン, 可溶性サイトカイン受容体, CD4分子, MHCクラスII分子などによる作用

細胞をはじめとする免疫系細胞の増殖やサイトカイン産生を抑制することが挙げられる。たとえばinterleukin (IL)-1α, IL-6, tumor necrotizing factor (TNF)-α, IFN-γ等のサイトカインやT cell receptor のβ chain, CD4, CD5に対する抗体を含むことが報告されており, これらはT細胞をはじめとして種々の免疫系細胞の生物活性を変化させることが明らかにされている[10~14]。さらにCD95に対して促進的に作用する抗体と阻害的に作用する抗体が存在することが報告されており, CD95への促進的な作用を介しT細胞やB細胞のアポトーシスが誘導されることやCD95に対して阻害的な作用を介してアポトーシスを抑制することが報告されており, 病態や宿主の条件によって細胞死や細胞周期に対して相反する作用が誘導される可能性が推測されている[15,16]。T細胞などの免疫系細胞の血管内皮細胞への接着や組織への浸潤に対する抑制作用があることも報告されており, たとえばβ-integrinや種々の細胞接着蛋白の結合部位となるArg-Gly-Asp (RGD) motifに対する抗体が免疫グロブリン中に存在しており, 活性化T細胞の細胞外マトリックスへの接着を阻害することが報告されている[17]。またIVIgが脳血管関門に対しても防御的に作用する可能性がある。これについては細胞外マトリックスの破綻と細胞浸潤に重要な作用を有するmatrix metalloproteinase (MMP)-9の活性を免疫グロブリンがF(ab')₂を介して抑制するとともに, Fcγ受容体（FcγR）を介してマクロファー

ジからのMMP-9産生をmRNAレベルで抑制することが報告されており，こうした機序を介して脳血管関門の破綻に対する保護的効果も十分に推測される[18]。免疫グロブリン中に存在する抗イディオタイプ抗体による抗原と自己抗体との結合の阻害や自己抗体の除去もまたIVIg療法の自己免疫性疾患に対する主要な作用機序の一つとして考えられている[19]。多発性硬化症においてもB細胞および自己抗体の関与が明らかにされてきていることからも抗イディオタイプ抗体による抗原抗体反応の阻害や自己抗体に対する中和的な作用が病態の制御や抑制に関与する可能性は十分考えられる[20,21]。

免疫グロブリンのFc部分を介した作用に関しては，おもにFcγRを有する細胞の機能を制御するものであり，たとえばマクロファージ等の細胞の貪食能や樹上細胞の分化・機能を変化させることや，抗体依存性細胞傷害活性を抑制すること，さらに免疫複合体のFcγRへの結合を競合的に阻害することで免疫複合体の除去あるいは抗原呈示細胞による抗原の取り込みと抗原呈示が阻害されること等が挙げられる[9,22]。近年，抑制性の機能を有するFcγRIIBを介した細胞機能の制御が明らかにされており，IgGのFcγRIIBへの結合はFcγRIIIを介する細胞活性化や炎症反応の閾値を上昇させ，細胞活性化やサイトカイン産生の抑制，B細胞の増殖および抗体産生の抑制などが誘導されることが明らかにされている[22]。加えてIgGがこのFcγRIIB自体の発現を促進することも報告されている[8]。その他，IgGによるFcγRIのcross-linkingがマクロファージによるIL-12産生を抑制し，結果的にサイトカインバランスを Th1サイトカイン産生からTh2サイトカイン産生にシフトさせ，そしてこのサイトカインバランスの変化がさらにFcγRの発現にも影響を与えることや樹状細胞の分化の制御やグルココルチコイド受容体の親和性を高める作用等が報告されている[7]。もう一つのFcγRを介した重要な作用に補体に対する作用がある。IgGはmembrane-attack complex（C5b-C9）の誘導を抑制するとともにC3bおよびC4bに結合し組織への沈着を阻害することで組織傷害を抑制することやFcγRを介してC3a，C5aを除去することが明らかにされており，こうした免疫グロブリンの作用は補体系の活性化を抑制し，結果的に抗炎症効果が得られると考えられる[6,24,25]。近年，IVIg療法の中枢神経系に対する直接作用も注目されており，とくに免疫グロブリンがoligodendrocyte progenitor cellsの分化を促進することやoligodendrocytesの細胞死を抑制することにより再髄鞘化を促進する可能性が示唆されている[26]。

## 多発性硬化症の動物モデルにおけるIVIg療法の有効性の検討

前述したIVIg療法の免疫学的作用は多発性硬化症の病態においても自己応答性T細胞の誘導や活性のプロセスおよびT細胞やB細胞を含む免疫系細胞の中枢神経系への浸潤と病巣形成に対し抑制的な効果を発揮すると考えられる。多発性硬化症の動物モデルとされている実験的自己免疫性脳脊髄炎（EAE）を用いた研究では抗原による免疫と同時にヒト免疫グロブリンを投与した群ではプラセボ群と比較して有意にEAEスコアが

軽症であり，脳および脊髄の組織学的な解析においても炎症性変化が有意に抑制されていた[27,28]。さらにEAE発症後の免疫グロブリン投与は無効であり，adoptive transfer modelにおいても in vivo での免疫グロブリンの予防的効果は認められないが，免疫グロブリンで抗原特異的T細胞を予め in vitro で前処理することでadoptive transfer modelにおいてもEAEが抑制されることが報告されている[28]。このことはIVIg療法の作用機序として抗原特異的T細胞に直接作用することを示唆しているとともに，多発性硬化症に対するIVIg療法が急性期治療よりむしろ再発予防的な治療として有効であることを示唆しているとも考えられ興味深い。また免疫グロブリンが白血球の血管への接着を抑制するとともにEAEを抑制することも報告されており，IVIg療法の細胞接着に対する抑制的作用も明らかにされている[29]。

## 多発性硬化症に対するIVIg療法の有効性と適応について

1999年に本邦において再発寛解型多発性硬化症に対するIVIg療法の再発抑制に関する治験が行われたが，年間再発率に有意な改善が示されなかった[8]。しかしながらIVIg療法による再発抑制効果が認められた症例の報告もあり，IVIg療法が有効である症例が存在する可能性が示唆され，IVIg療法の再発寛解型多発性硬化症に対する再発抑制効果をまったく否定するものではないと考えられる[9]。一方，海外においてはIVIg療法の再発寛解型多発性硬化症に対する再発抑制効果と臨床障害度の改善効果を支持する二重盲検試験の結果が既に報告がされている（表2）[2~5]。これらの研究では使用された免疫グロブリンの投与量および投与方法は一致していないが，免疫グロブリン投与期間中の年間再発率の減少と臨床障害度の改善やMRIにおいても有意にガドリニウム増強病変が減少することが報告されている。さらにこれらの再発寛解型多発性硬化症に対するIVIg療法の有効性に関する二重盲検試験のメタ解析によってもIVIg療法の有効性はIFN-βやglatirameracetateの効果と同等に近いものであることが示された[30]。これまでのIVIg療法の有効性に関する二重盲検試験では2年間の再発や臨床障害度の変化で評価しているが，HaasらはIVIg療法による治療前後での年間再発率に関するretrospective observational studyによってIVIg療法開始後5年にわたり有意に年間再発率が減少することを報告している[31]。さらにAchironらは脱髄性病変を示唆する初回の臨床症状を生じた多発性硬化症が疑われる患者を対象に治療開始後1年間の臨床的再発およびMRIにおける新たな病変の出現に対するIVIg療法の効果をプラセボ群と比較した二重盲検試験で検討しており，IVIg療法群では有意に再発率が低く，多発性硬化症への移行も約半数であったと報告している[32]。しかしながら最近行われた prevention of relapse with intravenous immunoglobulin（PRIVIG）試験の中間報告では，再発寛解型多発性硬化症の再発抑制に対するIVIg療法の有効性は明らかにされなかった[33]。IVIg療法の再発急性期の治療法としての有効性に関してはSorensenらが再発寛解型多発性硬化症の再発に対してmethylprednisoloneとIVIg療法の併用が

## 表2 再発寛解型多発性硬化症に対するIVIg療法の二重盲検試験の報告

| | Fazekas et al[2] 1997 | Achiron A et al[3] 1998 | Lewanska M et al[4] 2002 | Sorensen[5] 1998 |
|---|---|---|---|---|
| 対照症例 | 年齢：15～64歳<br>EDSS：1.0～6.0<br>IVIg群　75例<br>placebo群　73例 | 年齢：18～60歳<br>EDSS：0～6.0<br>IVIg群　20例<br>placebo群　20例 | 年齢：18～55歳<br>EDSS：0～6.5<br>IVIg（0.2 g/kg）群 17例<br>IVIg（0.4 g/kg）群 15例<br>placebo群　17例 | 年齢：18～50歳<br>EDSS：2.0～7.0<br>IVIg→placebo群 20例<br>placebo→IVIg群 13例<br>（3ヵ月間のwashoutを挟むcross over） |
| IVIg投与方法 | 0.15～0.2 g/kg，2日間を月1回投与，2年間 | 初回：0.4 g/kg，5日間<br>以後：0.4 g/kg，2日間を2ヵ月に1回，2年間 | 0.2 g or 0.4 g/kg，月1回投与，1年間 | 1.0 g/kg，2日間<br>月1回投与，6ヵ月間 |
| 治療前後でのEDSSの変化 | IVIg群　−0.23<br>placebo群　+0.13<br>（p=0.02） | IVIg群 2.90±0.43→2.90±0.43<br>placebo群 2.82±0.37→2.97±1.47<br>（NS） | 0.2 g/kg群 −0.029[a]<br>0.4 g/kg群 −0.067[b]<br>placebo群 +0.294<br>（a, p=0.035 vs placebo；b, p=0.026 vs placebo；NS, 0.2g/kg vs 0.4g/kg） | IVIg期間　0.0±1.0<br>placebo期間 0.2±0.6<br>（NS） |
| 治療期間中の未再発症例数 | IVIg群 40例（53%）<br>placebo群 73例（36%）<br>（p=0.006） | IVIg群：6例（30%）<br>placebo群 0例（0%）<br>（p=0.001） | 0.2 g/kg群 47.07%<br>0.4 g/kg群 50.0%<br>placebo群 11.76% | IVIg 15例（71%）<br>placebo 7例（33%）<br>（p=0.02） |
| 年間再発回数 | IVIg群　0.42<br>placebo群　0.83<br>（p=0.006） | IVIg群：0.59<br>placebo群：1.61<br>（p=0.0006） | 0.2 g/kg群 0.88（−0.76*）<br>0.4 g/kg群 0.87（−0.87*）<br>placebo群 1.24（−0.06）<br>（IVIg vs placebo；p=0.01） | 【MRI change】<br>ΔGd+ （median）：<br>IVIg　0.4（0−8.3）<br>Placebo 0.9（0.2−20.2）<br>（p=0.002） |
| 初回再発までの平均日数 | IVIg群　237日<br>placebo群　151日<br>（NS） | IVIg群：233日<br>placebo群：82日<br>（p=0.003） | 【MRI change】<br>（0.2 g/0.4 g/placebo）<br>ΔGd+：59[c]/54[d]/104<br>ΔT2：99[d]/80[d]/233 | |

NS, no significance；*Significantly decreased vs placebo；ΔGd+, increase of Gd+lesion；ΔT2, increase of T2 lesion；[c]p=0.0258, [d]p<0.01 vs placebo

methylprednisolone単独投与に比較して回復の早さとその程度において優れているかどうかを検討しているが，両者の治療法で有意差は認められなかったことから，再発寛解型多発性硬化症の急性期治療におけるIVIg療法の効果は現時点では否定的と考えられている[34]。この試験では治療開始後6ヵ月の観察期間における再発数がIVIg療法併用群ではmethylprednisolone単独投与群に比較して再発の無かった患者が27%増加しており，

表3 多発性硬化症に対するIVIg療法に関する推奨度（文献33より改変）

|  | エビデンスレベル* | 推奨レベル |
| --- | --- | --- |
| 再発寛解型多発性硬化症 | クラス I/II | 他の治療法が無効または不可能な場合に検討してもよい |
| 二次進行型多発性硬化症 | クラス I | 推奨されない |
| 一次進行型多発性硬化症 | ― | 推奨されない |
| 分娩後の再発予防 | クラス II | 状況によって使用を検討してもよい |
| 再発急性期治療 | クラス I | 推奨されない |

*エビデンスレベル：クラス I，ランダム化プラセボ対照試験による；クラス II，小規模ランダム化プラセボ対照較試験もしくは非ランダム化比較試験による；クラス III，非実験的記述的研究による。

さらに次の再発までの期間が延長していることからIVIg療法の再発抑制効果の可能性を支持するものと考えられる。以上のようにこれまでの臨床試験からは再発寛解型多発性硬化症に対するIVIg療法の再発抑制効果は十分期待できるものの確定的ではない。現時点での再発寛解型多発性硬化症に対するIVIg療法の適応に関しては表3に示すように，既に再発寛解型多発性硬化症に対して有効性が明らかにされているIFN-βやglatiramer acetateといったimmunomodulatorによるスタンダードな治療法が無効である場合あるいは副作用や禁忌で使用不可能な場合にのみ検討されるものと位置づけられている[35,36]。IVIg療法がもっとも有用と考えられるのは妊娠中から産褥期の再発寛解型多発性硬化症患者における再発予防ではないかと考えられる。妊娠中は再発率が減少すると報告されているが，運動機能障害を伴う再発は分娩に支障をきたす可能性も高く，IFN-β製剤やglatiramer acetateあるいは免疫抑制剤が流産や胎児への影響という点から使用しにくいという問題がある。また分娩後には再発寛解型多発性硬化症の再発率が増加することが報告されてもいる[37]。IVIg療法はこれまで多くの妊娠中の自己免疫性疾患患者に使用され安全性も確立されていることから比較的使用しやすいと考えられる。Achironらは妊娠中から分娩後の再発寛解型多発性硬化症患者にIVIg療法を施行し，無治療群と比較して患者と新生児に有害な影響を及ぼさずに妊娠中も分娩後においても有意に再発数を減少させることを報告している[38]。以上から妊娠中あるいは分娩後の患者に対してIVIg療法は再発予防療法の選択肢として検討する価値があると考えられる。さらに有効性は明らかにされてないが，妊娠中あるいは授乳中の患者の再発時の急性期治療としてIVIg療法を勧める意見もある[36]。

再発予防目的の免疫グロブリンの投与量については，これまでの複数の二重盲検試験でも0.15〜2 g/kgで月1回の投与が施行されており，投与量にばらつきがみられ十分検討はされていないが，Lewanskaらは再発抑制効果が0.2 g/kg，月1回投与と0.4 g/kg，月1回投与の2つの投与量の効果をプラセボ

群と比較検討し，2つのIVIg療法群はプラセボ群と比較して有意に再発を抑制すること，また2つの投与群間で再発予防に有意差が認められないことを報告している[4]。

一次進行型多発性硬化症と二次進行型多発性硬化症の進行防止に対するIVIg療法の有効性に関しても複数の二重盲検試験の結果が報告されているが有効性を示したものはない[40,41]。一次進行型多発性硬化症および二次進行型多発性硬化症についてはIVIg療法が有効でないというのが現時点でのコンセンサスである[35,36]。

## IVIg療法の副作用について

IVIg療法の副作用には，投与中あるいは投与直後から生じるものと投与後10日以内にやや遅れて出現するものがあり，前者は比較的軽症で無治療で改善する一過性のものが多く，頭痛，発熱，筋痛などのインフルエンザ様症状や血圧変動，頻脈等が挙げられ，後者には頻度は少ないものの急性腎不全治療や血管障害（脳梗塞，心筋梗塞，深部静脈血栓など），無菌性髄膜炎のように治療を要するような重症なものがある[42]。IVIg療法の副作用は約30〜40％程度に出現するとされているが，そのほとんどが頭痛や発熱であり重篤な副作用はまれである[42,43]。Katzらは再発寛解型多発性硬化症293名に対して再発予防目的にIVIg維持療法を施行し，10年間で延べ9,281回のIVIg療法を行い，IVIg療法導入時に24％，その後の維持投与期間には4.4％のみの患者に副作用を認めたが，そのほとんどが頭痛であり重篤な副作用は1例もなかったことを報告している[42]。頭痛や発熱，インフルエンザ様症状に対しては鎮痛剤やNSAIDsの使用で対応できることがほとんどであり，毎回の投与時にこれらの症状を生じる患者には，こうした薬剤の前投与も有効である。さらにグルココルチコイドの併用が副作用の治療や予防に有効であることも報告されており，頭痛や発熱が高度な患者に対してはグルココルチコイドの併用は選択肢の一つであると考えられる。また重篤な副作用を回避し安全にIVIg療法を施行するためには投与速度を十分に遅くすることや過剰な投与量を避ける，脱水を避ける，高リスク患者（高齢者，腎疾患，糖尿病，高血圧，血管障害の既往など）への投与ではIVIg療法の適応や投与量を十分検討する必要がある。ほとんどの免疫グロブリン製剤は微量なIgAを含んでいるためIgA欠損の患者ではヒト免疫グロブリン製剤の長期投与により感作されアナフィラキシーなど重大な副作用をきたすことがあるので注意が必要である。また投与後一過性に肝機能障害や白血球減少や貧血など血液系の異常を伴うことがあり，通常は一過性で自然に回復することが多いとされているが，血液データをモニターすることは重要である。

## IVIg療法の可能性

現在，再発寛解型多発性硬化症の寛解維持療法としてはIFN-β療法が行われるがIFN-βの副作用や抗IFN-β抗体の出現による効果の消失によって中断せざるを得ない状況も少なくない。これからの治療法として免疫

系の細胞や分子を標的とした新たな治療法が検討されており，いくつかの治療法については海外において臨床試験も行われ有効性を示す結果が報告されている[44]。本邦においても今後こうした新たな治療薬が使用可能となり多発性硬化症の治療の選択肢が増えることが期待される。その中で IVIg 療法は他の多くの自己免疫性疾患における使用経験があり，一般的に副作用自体は軽度で頻度も少なく比較的使用しやすいと考えられ，さらに海外においては再発寛解型多発性硬化症の再発予防にたいする有効性が既に報告されていることから，本邦においても再発寛解型多発性硬化症の寛解維持療法として使用可能となることが期待される。さらに近年，視神経脊髄炎(NMO)/視神経脊髄型多発性硬化症(OSMS)，とくに NMO-IgG 抗体/アクアポリン4(AQP4)抗体陽性症例では IFN-$\beta$ 投与によって再発頻度が増加することや再発の症状が激症化した症例が報告されていることから，AQP4 抗体陽性 NMO/OSMS に対する IFN-$\beta$ 療法は注意が必要である[45,46]。AQP4 抗体陽性の NMO/OSMS の再発予防に対して IVIg 療法の間欠的維持療法が有効である可能性を示唆する報告もあり，今後こうした症例についても IVIg 療法の有効性を検討することも必要であると考えられる[47,48]。

## 文献

1) Dalakas MC: Intravenous immunoglobulin in autoimmune neuromuscular diseases. JAMA. 291: 2367-2375, 2004.
2) Fazekas F, Deisenhammer F, Strasser-Fuchs S, et al.: Lancet. 349: 589-593, 1997.
3) Achiron A, Gabbay U, Gilad R, et al.: Intravenous immunoglobulin treatment in multiple sclerosis. Neurology. 50: 398-402, 1998.
4) Lewanska M, Siger-Zajdel M, Selmaj K: No difference in efficacy of two different doses of intravenous immunoglobulins in MS: clinical and MRI assessment. Eur J Neurol. 9: 565-572, 2002.
5) Sorensen PS, Wanshcer B, Jensen CV, et al.: Intravenous immunoglobulin G reduces MRI activity in relapsing multiple sclerosis. Neurology. 50: 1273-1281, 1998.
6) 斎田孝彦，田代邦夫，糸山泰人，他：多発性硬化症の静注グロブリンによる長期再発抑制治療の評価―多施設共同，二重盲検間比較，2年間臨床試験―免疫性神経疾患に関する調査研究．平成14年度総括・分担研究報告書：17-18, 2003.
7) 大成圭子，魚住武則，玉川 聡，他：免疫グロブリン大量静注療法が有効であった多発性硬化症の3例．神経治療．22: 635-640, 2005.
8) Kazatchkine MD, Kaveri SV: Immunomodulation of autoimmune and inflammatory diseases with intravenous immune globulin. N Eng J Med. 345: 747-755, 2001.
9) Jolles S, WAC Sewell, Misbah SA: Clinical uses of intravenous immunoglobulin. Clin Exp Immunol. 142: 1-11, 2005.
10) Abe Y, Horiuchi A, Miyake M, et al.: Anti-cytokine nature or natural human immunoglobulin: one possible mechanism of the clinical effect of intravenous immunoglobulin therapy. Immunol Rev. 139: 5-19, 1994.
11) Toungouz M, Denys CH, De Groote D, et al.: In vitro inhibition of tumor necrosis factor-alfa and interleukin-6 production by intravenous immunoglobulins. Br J Haematol. 89: 698-703, 1995.
12) Marchalonis JI, Kaymaz H, Dedeoglu F, et al.: Human autoantibodies reactive with synthetic autoantigens from T-cell receptor beta chain. Proc Natl Acad Sci USA. 89: 3325-3329, 1992.
13) Hurez V, Kaveri SV, Mouhoub A, et al.: Anti-CD4 activity of normal human im-

munoglobulin G for therapeutic use (intravenous immunoglobulin, IVIg). Ther Immunol. 1 : 269-277, 1994.
14) Vassilev T, Gelin C, Kaveri SV, et al. : Antibody to the CD5 molecule in normal human immunoglobulins for therapeutic use (intravenous immunoglobulin, IVIg). Clin Exp Immunol. 92 : 369-372, 1993.
15) Prasad NK, Papoff G, Zeuner A, et al. : Therapeutic preparation of normal polyspecific IgG (IVIg) induce apoptosis in human lymphocytes and monocytes : a novel mechanism of action of IVIg involving the Fas apoptotic pathway. J Immunol. 161 : 3781-3790, 1998.
16) Viard I, Wehrli P, Bullani R, et al. : Inhibition of toxic epidermal necrolysis by blockade of CD95 with human intravenous immunoglobulin. Scinece. 282 : 490-493, 1998.
17) Vassilev TL, Kazatchkine MD, Van Huyen JP, et al. : Inhibition of cell adhesion by antibodies to Arg-Gly-Asp (RGD) in normal immunoglobulin for therapeutic use (intravenous immunoglobulin, IVIg). Blood. 93 : 3624-3631, 1999.
18) Shapiro S, Shoenfeld Y, Gilburd B, et al. : Intravenous gamma globulin inhibits the production of matrix metalloproteinase-9 in macropages. Cancer. 95 : 2032-2037, 2002.
19) Kazatchkine MD, Dietrich G, Hurez V, et al. : V region-mediated selection of autoreactive repertories by intravenous immunoglobulin (i.v.Ig). Immunol Rev. 139 : 79-107, 1994.
20) Antel J, Bar-Or A : Role of immunoglobulins and B cells in multiple sclerosis : from pathogenesis to treatment. J Neuroimmunol. 180 : 3-8, 2006.
21) Duddy M, Bar-Or A : Bcells in multiple sclerosis. Int MS J. 13 : 84-90, 2006.
22) Takai T : Roles of Fc receptors in autoimmunity. Nature Rev Immnunol. 2 : 580-591, 2002.
23) Samuelsson A, Towers TL, Ravetch JV : Anti-inflammatory activity of IVIg mediated through the inhibitory Fc receptor. Science. 291 : 484-486, 2001.
24) Basta M, Dalakas MC : High-dose intravenous immunoglobulin exerts its beneficial effect in patients with dermatomyositis by blocking endomysial deposition of activated complement fragments. J Clin Invest. 94 : 1729-1735, 1994.
25) Basta M, Van Goor F, Luccioli S, et al. : F (ab)'2-mediated neutralization of C3a and C5a anaphylatoxins : a novel effector function of immunoglobulins. Nat Med. 9 : 431-438, 2003.
26) Trebst C, Stangel M : Promotion of remyelination by immunoglobulins : implication for the treatment of multiple sclerosis. Curr Pharm Des. 12 : 241-249, 2006.
27) Jorgensen SH, Jensen PKH, Laursen H, et al. : Intravenous immunoglobulin ameliorates experimental autoimmune encephalomyelitis and reduces neuropathological abnormalities when administered prophylactically. Neurol Res. 27 : 591-597, 2005.
28) Achiron A, Mor F, Margalit R, et al. : Suppression of experimental autoimmune encephalomyelitis by intravenously administered polyclonal immunolobulins. J Autoimmunol. 15 : 323-330, 2000.
29) Lapointe B, Herx LM, Gill V, et al. : IVIg therapy in brain inflammation : etiology-dependent differential effects on leukocyte recruitment. Brain. 127 : 2649-2656, 2004.
30) Sorensen PS, Fazekas F, Lee M : Intravenous immunoglobulin G for the treatment of relapsing-remitting multiple sclerosis : a meta-analysis. Eur J Neurol. 9 : 557-563, 2002.
31) Haas J, Maas-Enriquez M, Hartung HP : Intravenous immnoglobulins in the treatment of relapsing remitting multiple sclerosis-results of a retrospective multicenter observational study over five years. Multiple Sclerosis. 11 : 562-567, 2005.
32) Achiron A, Kishner I, Sarova-Pinhas I, et al. : Intravenous immunoglobulin treatment following the first demyelinating event suggestive of multiple sclerosis. Arch Neurol. 61 : 1515-1520, 2004.

33) Fazekas F, Strasser-Fuchs S, Hommes O : Intravenous immunoglobulin in MS : Promis or failure ? J Neurol Sci. 259 : 61-66, 2007.
34) Sorensen PS, Haas J, Sellebjerg F, et al. : IV immunoglobulins as add-on treatment to methylprednisolone for acute relapses in MS. Neurology. 63 : 2028-2033, 2004.
35) Stangel M, Gold R : Intravenous immunoglobulins in MS. International MS J. 12 : 4-10, 2005.
36) Feasby T, Banwell B, Benstead T, et al. : Guidelines on the use of intravenous immune globulin for neurologic condition. Transfusion Medicine Reviews. 21(2) Supple 57-107, 2007.
37) Confavreux C, Hutchinson M, Hours MM, et al. : Pregnancy in multiple sclerosis. N Eng J Med. 339 : 285-291, 1998.
38) Achiron A, Kishner I, Dolev M, et al. : Effect of intravenous immunoglobulin treatment on pregnancy and postpartum-related relapses in multiple sclerosis. J Neurol. 251 : 1133-1137, 2004.
39) Haas J, Hommes OR : A dose comparison study of IVIg in postpartum relapsing-remitting multiple sclerosis. Multiple Sclerosis. 13 : 900-908, 2007.
40) Pohlau D, Przuntek H, Sailer M, et al. : Intravenous immunoglobulin in primary and secondary chronic progressive multiple sclerosis : a randomized placebo controlled multicentre study. Multiple Sclerosis. 13 : 1170-1171, 2007.
41) Hommes O, Sorensen P, Fazekas F, et al. : Intravenous immunoglobulin in secondary progressive multiple sclerosis : randomized placebo-controlled trial. Lancet. 364 : 1149-1156, 2004.
42) Katz U, Achiron A, Sherer Y, et al. : Safety of intravenous immunoglobulin (IVIg) therapy. Autoimmunity Rev. 6 : 257-259, 2007.
43) Stangel M, Keifer R, Pette M, et al. : Side effects of intravenous immunoglobulins in neurological autoimmune disorders. A prospective study. J Neurol. 250 : 818-821, 2003.
44) Hemmar B, Hartung H : Toward the development of rational therapies in multiple sclerosis : What is on the horizon ? Ann Neurol. 62 : 314-326, 2007.
45) Warabi Y, Matsumoto Y, Hayashi H : Interferon beta-1b exacerbates multiple sclerosis with severe optic nerve and spinal cord demyelination. J Neurol Sci. 252 : 57-61, 2007.
46) 小副川 学：NMO-IgG 陽性視神経脊髄型多発性硬化症における治療の選択．神経内科．65 : 382-385, 2006.
47) Bakker J, Metz L : Devic's neuromyelitis optica treated with intravenous gamma globulin (IVIg). Can J Neurol Sci. 31 : 265-267, 2004.
48) Okada K, Tsuji S, Keiko T : Intermittent intravenous immunoglobulin successfully prevents relapses of neuromyelitis optica. Internal Med. 46 : 1671-1672, 2007.

# E. 多発性硬化症における対症療法と生活指導の進め方

田中　耕太郎（富山大学附属病院神経内科）

　多発性硬化症（multiple sclerosis：MS）では，当初は完全寛解して症状がほとんどすべて消失するがその後再発を繰り返したり，慢性的に進行するようになると，種々の神経症状が少しずつ残存し持続することはまれではない。そしてこれらの神経残存症状はしばしばMS患者のQuality of life（QOL）に大きく影響するために，適切な対応が求められる[1~3]。本稿では，MS患者におけるおもに薬物による対症療法（表1）や生活指導の進め方について概説する。

## MSの神経残存症状と対症療法

### 1．異常感覚・疼痛

　MS患者でよく認められる感覚障害には，自覚的なチクチク感，ヒリヒリ感，灼熱感，しびれ感，強い痛み（疼痛）などの異常感覚の他に，触られると不快な痛みやしびれ感が生ずる錯感覚や痛覚過敏もある。難治性疼痛や錯感覚は，long cord lesionを脊髄に認める視神経脊髄型MSでとくに頻度が多い。また，これらの症状は気候や体調の影響を受けやすく，とくに寒くなるとこれらの症状が強くなることが多い。

　薬物療法としては，抗てんかん薬のカルマバゼピン（テグレトール®：200~300 mg/日），フェニトイン（アレビアチン®：200~300 mg/日），ガバペンチン（ガバペン®：300~1,800 mg/日），抗うつ薬のアミトリプチリン（トリプタノール®：10~30 mg/日），その他メキシレチン（メキシチール®：150~300 mg/日）などが有効である。アミトリプチリンが有効なのは抗うつ作用自体ではなく，中枢性感覚路に対する神経化学的作用のためと考えられている。同じ抗うつ薬でも最近のSSRI（selective serotonin reuptake inhibitor）は，感覚障害に対する作用はアミトリプチリンほど強くない。なおカルマバゼピンは，ふらつきや失調症状，皮疹，汎血球減少症などの副作用が比較的多く発生するので注意が必要である。

　突発性疼痛としては，有痛性強直性けいれん（painful tonic spasm）と三叉神経痛が重要である。有痛性強直性けいれんにはカルマバゼピン（テグレトール®：200~400 mg/日）が有効である。MSでは三叉神経痛の発症頻度は約2％であり，一般人口よりも多い。抗てんかん薬のカルマバゼピン（テグレトー

表1　多発性硬化症における薬物対症療法

| | |
|---|---|
| 痙性 | バクロフェン（リオレサール®）<br>ダントロレン（ダントリウム®）<br>チザニジン（テルネリン®）<br>ベンゾジアゼピン（セルシン®）<br>ガバペンチン（ガバペン®）<br>メキシレチン（メキシチール®） |
| 振戦 | β遮断薬（アルマール®，インデラール®）<br>クロナゼパム（リボトリール®） |
| 有痛性筋けいれん | カルマバゼピン（テグレトール®）<br>フェニトイン（アレビアチン®） |
| 疼痛 | アミトリプチリン（トリプタノール®）<br>ガバペンチン（ガバペン®）<br>カルマバゼピン（テグレトール®）<br>フェニトイン（アレビアチン®）<br>メキシレチン（メキシチール®） |
| 疲労感 | アマンタジン（シンメトレル®）<br>モダフィニル（モディオダール®）<br>SSRI（パキシル®） |
| うつ症状 | SSRI（パキシル®，ルボックス®）<br>SNRI（トレドミン®）<br>三環系抗うつ薬（トリプタノール®など） |
| 頻尿 | オキシブチニン（ポラキス®）<br>ソリフェナシン（ベシケア®）<br>プロピベリン（バップフォー®）<br>抗利尿ホルモン（デスモプレシン®） |
| 尿閉 | **尿道括約筋弛緩薬**<br>　タムスロシン（ハルナール®）<br>　ウラジピル（エブランチル®）<br>**膀胱収縮促進薬**<br>　ベサネコール（ベサコリン®）<br>　ジスチグミン（ウブレチッド®）<br>導尿 |
| 便秘 | **緩下薬**<br>　酸化マグネシウム（カマ粉末®，マグラックス®）<br>**腸蠕動促進薬**<br>　センノシド（プルセニド®）<br>　センナ（アローゼン®）<br>　ピコスルファートナトリウム（ラキソベロン®）<br>グリセリン浣腸 |
| 勃起障害 | シルデナフィル（バイアグラ®） |

ル®：200〜400 mg/日）やフェニトイン（アレビアチン®：200〜300 mg/日），などが有効なことが多い．薬物療法が無効な場合はガンマナイフ治療が有効との報告もある．また，難治性三叉神経痛は microvascular compression が原因のこともあるので，脳幹部の MRA 検査によって三叉神経が脳血管（とくに椎骨動脈，前下小脳動脈や上小脳動脈など）によって圧迫されていないかどうか精査する必要がある．圧迫がある場合は外科的に decompression することで，三叉神経痛が軽減する．

痙性による疼痛では，まず抗痙縮薬を投与する．また，副腎皮質ステロイド長期投与による骨粗鬆症や脊椎骨圧迫骨折など整形外科的原因による疼痛にも注意が必要である．

## 2．易疲労性

易疲労性や疲労感，倦怠感は MS 患者の 50％以上が訴える頻度の高い症状である．その日の体調や気候，ストレスの有無に関わらず，突然にどうしようもない疲労を感ずる症状である．この原因としては，うつ状態が関与している場合，インターフェロン治療に関連したもの，不眠，複視，脱力，疼痛，温度感受性などによるものがあるが，多くの場合は神経症状の重症度とは一致せず，原因は不明である．

原因を特定できない易疲労性に対して，アマンタジン（シンメトレル®：100〜200 mg/日）が有効なことがある．その他，ナルコレプシーの治療薬であるモダフィニル（モディオダール®：200 mg/日）や抗うつ薬の SSRI（パキシル®：20〜40 mg/日）が有効な場合がある．これらの薬剤の効果判定には約 1 ヵ月かかる．

## 3．脱力・痙性

MS 急性増悪期治療の後に残存する脱力に対しては薬物療法はなく，理学療法や適度な運動が基本となる．脱力の程度が強く日常生活に支障がある場合は理学療法士や作業療法士と相談して運動療法のメニューや補装具の使用を考える．必要な場合は，装具，杖，歩行器などを用いながら日常生活を送るように指導する．なお，運動によって体温が上昇すると神経症状が一時的に悪化する Uthoff 現象が起こることがあるので運動時には室温や気温に注意することを指導する．MS ではとくに水中での体操，歩行，水泳が勧められる．下肢に負担がかからず体温の上昇も防ぐことが出来るからである．

痙性に対する薬物療法としては，バクロフェン（リオレサール®：15〜30 mg/日），ダントロレン（ダントリウム®：25〜150 mg/日），チザニジン（テルネリン®：3〜9 mg/日），ベンゾジアゼピン（セルシン®：2〜6 mg/日），ガバペンチン（ガバペン®：300〜1800 mg/日），メキシレチン（メキシチール®：150〜300 mg/日）などが用いられる．しかし単剤や通常用量では十分な効果が現れなかったり，筋力低下を生じて継続できない場合も多い．間欠的な筋けいれんにはカルマバゼピン（テグレトール®）が有効なことが多い．また上記の抗痙縮薬の経口投与が無効な重症な痙性の場合，ポンプを体内に留置してバクロフェン（リオレサール®）を脊髄腔内に直接投与して有効であった症例も報告されている．痙性に対する理学療法としては，ストレッチ運動，マッサージなどがあり，

補装具（尖足に対する短下肢装具など）も必要に応じて使用する。

## 4．うつ病，自殺

MS患者では健常者に比し，うつ状態が2倍多いとの報告があり，実際MS患者の半数に抑うつがあるとのデーターもある。また，自殺もとくに若年で軽症から中等症のMS患者で，一般人口に比し高頻度であるとされている。MSの身体症状や将来に対する不安に基づくものが多いが，インターフェロン治療による副作用の場合もありうる。また，アルコール多飲やMSに罹患して社会から孤立する環境が誘発因子となることも多い。前述の疲労感，倦怠感として患者が訴えてくる場合もある。適切なカウンセリングや抗うつ薬の投与が必要である。なおうつ状態が進行する前に，MSキャビンなどMSの患者団体に参加して，MSに関する悩みや不安，疑問などを他の患者と共有し適切なアドバイスを受けることで，MSと上手につき合うよう工夫することが可能であることを患者に情報提供することも必要である。

## 5．認知機能障害

認知機能障害は欧米では大脳病変のある通常型MSの約半数に認められ，発症初期でも出現しうる。慢性進行型ではその頻度はさらに高い。認知機能の中でもMS患者ではとくに，言語性および視覚的記憶力，抽出能力，注意力，遂行能力，情報処理速度の低下がよく認められる。これらの障害はMRI上の大脳病変容積と相関する傾向にある。インターフェロンβ-1a（アボネックス®）治療によって，情報処理や学習記憶の低下を抑制できることが臨床試験によって明らかにされている[4]。アルツハイマー病の治療に用いられる中枢性コリンエステラーゼ阻害薬のドネペジル（アリセプト®）がMS患者の言語性記憶の改善に有効であったとの報告もある[5]。

認知機能障害は，MS患者が若年層に多く患者の社会生活に多大な影響を与えることから，MS急性期の初期治療を十分に行い病巣を出来る限り残さないことと，再発予防治療（インターフェロン治療）をしっかり行い脳萎縮の進行を抑制することが重要である。

## 6．自律神経障害

### ①排尿障害（神経因性膀胱）と排便障害

MSにおける自律神経障害の中でもっとも頻度の多いのが排尿障害（神経因性膀胱）である。正常な膀胱機能は，膀胱の排尿筋，平滑筋である膀胱内括約筋，横紋筋である膀胱外括約筋の三種類の筋肉の協調運動に依存している。MSではこれら三種類の筋肉のどれにも障害が生じ得て，蓄尿障害（頻尿，尿意切迫，尿失禁）や排出障害（残尿感，排尿困難）の症状がでてくる。これらの症状はおもに脊髄病変に合併して生ずる。Urodynamic testでは排尿障害の原因機序を明確に鑑別することはしばしば困難である。たとえば，排尿筋の痙性麻痺（過緊張）でも弛緩性麻痺でも，また膀胱括約筋の共同運動障害でも，臨床的には頻尿をきたしうる。さらにMS患者では経過中に排尿障害の機序が変化することも多い。しかし，排尿障害は外出を困難にするなど患者のQOLをいちじるしく低下させるので，泌尿器科医にコンサルトして，出来る限り正確に原因機序を診断して適切な治療を行うことが必要である。

膀胱の過緊張による頻尿に対しては，抗コリン薬であるオキシブチニン（ポラキス®），ソリフェナシン（ベシケア®），プロピベリン（バップフォー®）を投与する。また，膀胱括約筋の緊張を抑制するには，α遮断薬であるタムスロシン（ハルナール®）やウラジピル（エブランチル®）を使用する。また，膀胱排尿筋の筋緊張低下による残尿や排尿困難に対しては，膀胱収縮促進薬であるベサネコール（ベサコリン®）やジスチグミン（ウブレチッド®）を使用する。これらの薬物療法によっても残尿が100 mL以上の場合は，間欠的自己導尿の手技を習得させる。重度の排尿障害で自己導尿も困難な場合は尿道カテーテルを持続留置する。これらの治療に関しては，専門の泌尿器科医にコンサルトしてその指導を仰ぐのが望ましい。また，夜間頻尿が重篤で十分な睡眠がとれない場合は，抗利尿ホルモンであるdesmopressin 10〜40 μgの就寝前の点鼻が，QOLの改善に有効であったとの報告がある[6]。

排便障害としては，便秘と便失禁がある。便秘に対しては適度な運動，水分摂取や繊維質に富む食品摂取が大切であるがそのような生活習慣の改善だけでは対処できないことも多い。その場合は，緩下薬である酸化マグネシウム（カマ粉末®，マグラックス®）でまず様子をみて，それでも便秘が持続する場合は腸蠕動促進薬であるセンノシド（プルセニド®），センナ（アローゼン®），ピコスルファートナトリウム（ラキソベロン®）やグリセリン浣腸を用いる。

②性機能障害

性機能障害は，MS患者の70％以上に認められ，男性患者にその頻度が高かったとの報告がある。男性では勃起障害，射精障害，オーガズムの減退や性欲減退の頻度が高く，女性ではオーガズムの減退，膣の潤滑性低下や性欲減退が多い。その原因にはMS病変による身体的要因（感覚障害，痙性麻痺，運動失調，神経因性膀胱など）の他に，易疲労性や抑うつによる場合もある。勃起障害のあるMS男性患者では，外陰神経や後脛骨神経の大脳皮質誘発電位検査の結果，80％に異常が認められたとの報告もある[7]。勃起障害のある男性MS患者ではシルデナフィル（バイアグラ®）50 mg投与が大変有効であったとの報告もあり，試みる価値がある[8]。

### 7．振戦

MS患者で小脳・脳幹に病変のある患者では企図振戦が著明で，食事や書字などが困難になることも多い。企図振戦を抑制することは大変困難であるが，薬物療法としてβ遮断薬のプロプラノロール（インデラール®：30〜60 mg/日）やアルチノール（アルマール®：10〜30 mg/日）あるいはクロナゼパム（リボトリール®：1.5〜3 mg/日）が用いられることがある。抗てんかん薬のプリミドン（プリミドン®）や抗結核薬のイソニアジド（イスコチン®）が有効であったとの少数例での報告がある。

## ケアの進め方・生活指導の進め方

### 1．環境整備—温度感受性

毎日の生活を取り巻く環境はすべて健康に影響するが，MSにとくに関係する環境因子は温度である。すなわち，体温上昇による一

時的なMSの各種神経症状の増悪であり，ドイツの眼科医Uhthoffよってはじめて記載されたことよりUhthoff現象（温浴効果）と呼ばれている。よく訴えられる症状としては，疲労感，視力低下，脱力，ふらつき，しびれなどの感覚障害がある。時に，この現象が再発につながることもあり，実際夏に再発する患者も多い。筆者は，写真家としての仕事のためにハワイやグアムに取材旅行に行ったたびごとに，再発してしまったMS患者を知っている。また温泉旅行に行って体調を崩したり，自宅で入浴中に脱力が生じ浴槽から出られなくなった患者の話を聞くことがある。MS診断時には，このような温度感受性のあることを医師が患者に必ずしっかりと説明する必要がある。体温上昇の原因としては，気候，入浴の他にも，暖房，運動，感染症，インターフェロン治療，暖かい飲食物の摂取などがある。

　温度感受性はMS患者の半数以上に認められるが，感受性の程度は個々の患者で異なる。入浴はシャワーのみ，暖房は控えめにする，暑いときは積極的にエアコンを使用すること，外出時にはアイスパックや冷却ジェルシート，冷却スプレーを携帯する，発熱時の解熱薬の服用などの指導を行う。

## 2．その他の生活指導

　適切な休養と睡眠，ライフスタイルや住宅環境の見直し，感染症の予防，ストレスの予防・解消，適度な運動など，一般的な生活指導もMS患者に具体的に行うことが必要である。患者の日常の疑問や不安，悩みに丁寧に対応し患者の信頼をうること，そして医師と患者が共同で，MSといういまだ発症機序が明確でなくいつ再発するかわからない慢性的疾患に，前向きに立ち向かう姿勢を維持してゆくことが重要である。

## 文　献

1) Noseworthy J, Miller D, Compston A : The treatment of symptoms in multiple sclerosis and the role of rehabilitation. In : McAlpine's Multiple Sclerosis, 4th edition, Churchill Livingston, London, pp 701-728, 2006.
2) 藤原一男：対症療法とケアの進め方・生活指導の進め方．Modern Physician. 24：1903-1905, 2004.
3) MSキャビン：多発性硬化症完全ブック．特定非営利活動法人MSキャビン，東京，2006.
4) Fischer JS, Priore RL, Jacobs LD, et al.: Neuropsychological effects of interferon beta-1a in relapsing multiple sclerosis. Multiple Sclerosis Collaborative Research Group. Ann Neurol. 48(6) : 885-892, 2000.
5) Christodoulou C, Melville P, Scherl WF, et al.: Effects of donepezil on memory and cognition in multiple sclerosis. J Neurol Sci. 245(1-2) : 127-136, 2006.
6) Valiquette G, Herbert J, Maede-D'Alisera P : Desmopressin in the management of nocturia in patients with multiple sclerosis. A double-blind, crossover trial. Arch Neurol. 53(12) : 1270-1275, 1996.
7) Betts CD, Jones SJ, Fowler CG, et al.: Erectile dysfunction in multiple sclerosis. Associated neurological and neurophysiological deficits, and treatment of the condition. Brain. 117 (Pt 6) : 1303-1310, 1994.
8) Fowler CJ, Miller JR, Sharief MK, et al.: A double blind, randomised study of sildenafil citrate for erectile dysfunction in men with multiple sclerosis. J Neurol Neurosurg Psychiatry. 76(5) : 700-705, 2005.

# F. 妊娠したとき・出産を希望するときの治療の進め方

清水 優子（東京女子医科大学神経内科）

多発性硬化症（Multiple Sclerosis：MS）は中枢神経の炎症性，脱髄性疾患で，脳・視神経・脊髄に多発性に病巣が出現し，再発寛解を繰り返すことが特徴で，病態に自己免疫異常がかかわっていると考えられている。MSの有病率は欧米では10万人に対して40～100人で，日本人ではその約1/10といわれている。女性の発症率は男性の約2倍で，おもに20代～40代に発症する。およそ2/3の患者が妊娠出産可能な年代に発症し，その約10％は出産を契機に発症することから[1]，妊娠・出産にかかわることはまれではなく，われわれ医療従事者にとって，この課題に正しい認識をもち，患者の不安を取り除くことが大切である。また近年IFN-βをはじめ，欧米からの免疫調整治療薬などが普及しつつあり，妊娠出産にかかわる影響などについて正しい理解が必要である。

本稿ではMSの妊娠・出産における再発，予後，治療，またその免疫機構の変化についてこれまでの知見をふまえ述べたいと思う。

## MSと妊娠：妊娠はMSにとって不利なことではない

### 1. 妊娠中に発症するMSは少ない

MSにおける妊娠の影響について，一般的に妊娠中，MSの発症と再発率は減少するといわれている。Poserら[2]は，MSの発症と病状の悪化は出産後6ヵ月と比較して，妊娠中の9ヵ月間では半分に減少すると報告した。15～50歳の100人の妊娠中と非妊娠中のMSの発症を比較したcohot研究[3]では，妊娠中の発症はなかったが，出産後8ヵ月の間に9人発症したことから，MSの発症が，出産後と比較して，妊娠中は明らかに少ないということを示した。

### 2. 妊娠によるMSの再発率と予後，母体に及ぼす影響について

妊娠中と出産後のMSの再発率について，そのほとんどの研究は，妊娠中は再発率が低下し，産褥期に再発率が上昇すると報告している[1,4]。その他，妊娠期の再発率に有意差はなかったという報告もある[5]。妊娠出産した再発寛解型MS患者の大規模なcohot研

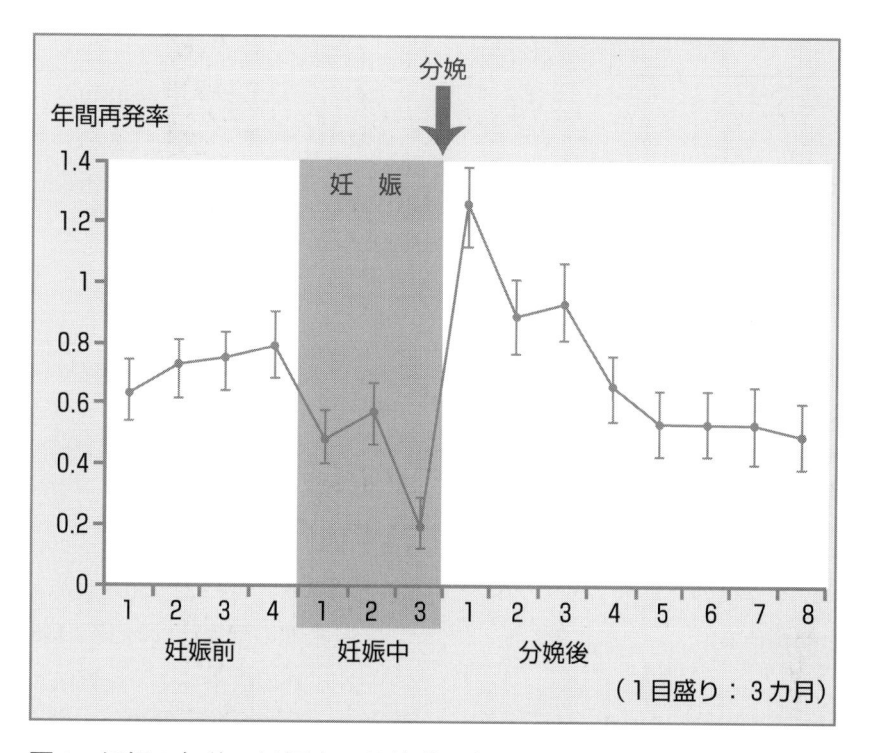

図1 妊娠1年前，妊娠中，分娩後2年での再発率について（文献7より引用　改変）

究（The PRIMS study）[6,7]では，同じ患者の非妊娠期をコントロールとして再発率を比較した場合，妊娠第3三半期では有意に再発率が低下し，出産後3ヵ月間では有意に上昇すると報告した（図1）。また，分娩後2年間の再発率は妊娠前と比較し，同じであった。しかし，妊娠前年にMSの病態が安定せず，病勢の活動性が高い患者は，出産後3ヵ月間の再発のリスクが高くなることが指摘されている。このような患者には産褥期の再発のことを十分説明しておき，妊娠前の治療をしっかり行い病状を安定させることが，産褥期の再発予防につながる。これまでの研究結果をまとめると，MSの妊娠第3三半期は再発のリスクは減少するが，出産後3ヵ月は再発のリスクが高くなるということがいえる。しかし，再発のリスクが高くなるにもかかわらず，72％の患者ではこの期間再発はなく，出産後21ヵ月の年間再発率は妊娠期のそれとは差がないという報告もある[7]。

妊娠とMSの長期的な予後について，妊娠はMSの進行や，日常生活の障害度に悪影響を及ぼさない[8,9,10]。妊娠中の母体への影響については，MSによる妊娠中毒や流産の増加はみられない[2]。

### 3. 分娩における麻酔について

非常に限られた過去のデータでは，局所麻酔と全身麻酔分娩時の局所麻酔，硬膜外麻酔と再発に関連性はないといわれており，

Confavreux ら[6]も，硬膜外麻酔と再発率，EDSS には関連性はないと報告している。

### 4. MS の母親から生まれた子供について

MS の母親から生まれた子供の出生時体重や頭囲は正常[11]で，奇形児出産の確率も健常人と変わりない[2]。しかし，産褥期に再発のリスクが高くなるということ，MS の症状の特徴である易疲労性と，育児，睡眠不足などによるストレスで症状が悪化し，一時的に育児ができなくなる可能性があるので，出産後の育児については，患者および家族と具体的に話し合い，出産後のサポート・プランを立てておく必要がある。

### 5. 授乳と MS

産褥期の再発と授乳の関連性について438名の患者で検討した報告[12]では，授乳しているMS患者の50％は平均6.3ヵ月間授乳を行っており，授乳しているMS患者と授乳していない患者で，それぞれ37.5％，30.5％と再発率に有意差はなかった。再発した授乳している患者群の69％は授乳を継続していた。以上の結果から，授乳している患者と，していない患者で再発するまでの期間，再発率や重症度の差はなく，これまでのところ，授乳と再発の関連性は認められていない[7]。

## 妊娠・出産における MS の治療について

### 1. 妊娠期と分娩後における MS の治療
#### ①妊娠期の治療
　A：副腎皮質ステロイド

アメリカ Food and drug administration（FDA）の pregnancy categories（表1）[13,14]を参照すると，predonisone（プレドニン®），methylprednisolone（ソルメドロール®）はカテゴリーCに入っており，短期間でのステロイドの治療は一般的に妊娠期には安全とされているが，妊娠期 MS での静脈内ステロイド大量療法の安全性に関する研究報告はなく，MS において，再発時のステロイド静脈内大量療法の長期的有効性についてのエビデンスは確立されていない。ステロイドには胎盤通過性があることはよく知られており，母体血と臍帯血の濃度比は約10：1とされている。MS 以外の疾患で副腎皮質ステロイドを投与された妊婦で，胎児の副腎機能低下，低血糖，口蓋裂，早産，死産の報告があり，predonisone の1日投与量が15mg以下であればこれらの問題は発生しないといわれているが，これはごく限られたデーターである。もし可能であれば，第1三半期には1〜2mg/kg/日の高用量の prednisone は投与すべきではない[15]。短期間での methylprednisolone と prednisone 5〜10mg/日，またはそれよりもやや高用量の投与は第2，第3三半期であれば安全である。しかしステロイドの長期投与は妊娠時糖尿病，高血圧，浮腫，Na貯蔵や骨粗鬆症の頻度が高くなる。非妊娠時に行われる predonisone の治療用量で治療した妊娠患者において，先天性大奇形の発生はなかったが，口蓋裂の頻度が3〜4倍高くなったとの報告があり，これは動物実験の結果と一致した[16]。predonisolone や prednisone は胎児の発育に関して及ぼす影響はわずか

表1 MSに用いる治療薬のFDAのpregnancy risk categories（文献13，14より引用，改変）

| | |
|---|---|
| カテゴリーX：妊婦には禁忌。<br>ヒト胎児に対する危険性が証明されている。いかなる利益よりも危険性のほうが上回る。ここに分類される薬剤は，妊婦または妊娠する可能性のある婦人には禁忌である。 | Methotorexate（メソトレキセート®） |
| カテゴリーD：危険性を示す確かな証拠がある。<br>ヒト胎児に明らかに危険であるという証拠があるが，妊婦への使用による利益が容認されることもありえる。 | Azathioprine（イムラン®）<br>Cyclophosphamide（エンドキサン®）<br>Mitoxoantrone（ノバントロン®） |
| カテゴリーC：危険性を否定できない。<br>動物試験で胎仔に催奇形性，毒性，そのほかの有害性が証明されているが，ヒトでの対照試験の実施がない。注意が必要であるが投薬の利益がリスクを上回る可能性がある。 | Prednisolone（プレドニン®），<br>Methylprednisolone（ソルメドロール®）<br>IFN-$\beta$1b（ベタフェロン®）<br>IFN-$\beta$1a（アボネックス®）<br>Intravenous immunoglobulin（免疫グロブリン）<br>Cyclosporin A（ネオーラル®）<br>Natalizmab（タイサブリ®*） |
| カテゴリーB：ヒトでの危険性の証拠はない。<br>動物試験では胎仔への危険性は否定されているが，ヒト妊婦での対照試験は実施されていない。あるいは，動物生殖試験で有害な作用（または出生数の低下）が証明されているが，ヒトでの妊娠期3ヵ月の対照試験では実証されていない，またはその後の妊娠期間でも危険であるという証拠はないもの。 | Glatiramer acetate（コパキソン®*） |

*2008年1月現在，本邦では未認可

であるが，口顔裂との関連性を示唆した疫学調査報告もある。したがって，非妊娠期で行われているステロイドの長期的投与は，妊娠中は回避しなければならない。以上から，母体の疾患をコントロールするうえで本剤を使用することは支持されるが，重度の再発時にはステロイドの投与量は最小限とし，もし妊娠，分娩に際しステロイド投与中であれば，妊婦にこれら危険性に関して十分な説明を行い，注意しなければならない[17]。

B：免疫抑制剤

Azathioprine（イムラン®），cyclophosphamide（エンドキサン®）はカテゴリーDで，胎児に対する有害性が証明されており，妊婦には投与すべきではない。しかし，azathioprineはカテゴリーDに分類されているものの，最近では比較的安全な長期的改善治療薬といわれている。その理由は，azathioprineが免疫抑制作用を発現するためには活性型6-メルカプトプリン（6-MP）に変換されることが必要であるが，azathioprineは胎盤を容易に

通過しても，胎児肝臓ではazathioprineを6-MPに変換する酵素が欠乏しているので，胎児はこの薬剤毒性から免れているということである[14]。また，azathioprineはMS以外のSLEやクローン病などの慢性自己免疫疾患や，移植を受けた妊娠中の患者で投与されているが，本剤と先天性奇形についての関連性はないと報告している[18,19,20]。また，未熟児，呼吸苦，子宮内発育遅延など合併症についての報告があるが，これらのリスクについて母体の基礎疾患や多剤併用による影響が否定できなかったことから妊婦にazathioprineを中止する科学的根拠にはならなかったため，妊婦にこの薬剤を処方するのは比較的安全であると考えられている[21]。しかしながら，もし本剤を妊娠中に投与する場合，もしくは使用中に妊娠したならば，患者に対し，胎児への危険性について十分説明すべきである。

Cyclosporin A（ネオーラル®）はカテゴリーCに分類されている。本剤は高濃度で胎盤を通過するが，これまで胎児へのいちじるしい不利な影響との関連性についての報告はない。移植患者では，いくつか先天性奇形が報告されているが[22]，MSでは妊娠後期三半期ならば使用してもさしつかえないかもしれない，という報告もある[23]。しかし，他の免疫抑制剤と同様に，本剤を妊娠中に投与する場合，もしくは使用中に妊娠したならば，患者に対し，胎児への危険性について十分説明すべきである。

Cyclophosphamide（エンドキサン®）は動物実験で先天性奇形を引き起こすことが知られており，カテゴリーDに分類されている。

Methotrexate®はカテゴリーXで，胎児の中枢神経系欠損が多数報告されており，妊婦には絶対禁忌である[24]。

Mitoxantrone（ノバントロン®）は，カテゴリーDに分類されている。本邦では一般的に抗ガン剤として用いられているが，欧米ではIFN-$\beta$，Glatiramer acetateとともに，再発寛解型，二次進行性MSの治療薬として認可されている。大規模なFrench studyでは本剤を投与された女性患者25〜39歳で4.5%〜21%の無月経が認められ[25]，一方，男性では重篤な精子無力症を引き起こすことが報告されている[26]。また本剤投与されたMS患者で心毒性[27]や白血病が発症した[28]との報告もある。

De Santis[29]は，妊娠第29週まで偶然，mitoxantroneが投与されていたMS妊婦について報告しており，39週で帝王切開となり，先天性奇形はなかったが1,950 gの未熟児であった。この症例では先天性奇形は発生しなかったものの，mitoxantroneは先天性奇形や発育不全を発現する可能性が高いので投与前には必ず妊娠検査を行うことが推奨されており[30]，妊娠の可能性のある場合には必ず投与を中止しなくてはならない。

C：免疫調節薬

IFN-$\beta$1b（ベタフェロン®），IFN-$\beta$1a（アボネックス®）はカテゴリーCで，動物試験において，胎児死亡や流産が認められているため[31]，妊婦や妊娠している可能性のある場合には投与してはならない。IFN-$\beta$1bの第III相臨床試験で，7名のMS患者が妊娠し，5名は正常分娩だった

が2名は流産したという結果から、妊娠が判明したらIFN-βは中止しなくてはならない[32]。本邦では偶発的に妊娠5週目まで本剤を投与していた症例報告があり[33,34]、2例とも健常児を出産し、新生児への悪影響もなく、末永ら[33]の症例は分娩後2週間後にIFN-β1bを再開している。IFN-β1aを投与している3361人女性MS患者のうち計69人の妊娠を分析した報告では、受胎2週間前以内に本剤を中止したMS妊婦41人のうち20人：満期正常出産、1人：未熟児、9人：人工流産、8人：自然流産、1人：胎児死亡、1人：水頭症、1人：経過不明であった。受胎2週間以上前からIFN-β1aを中止した22人のMS妊婦では20人：満期正常分娩、1人：未熟児、1人：分娩時、新生児にErb's palsyをきたした。ほとんど健康児であったが、一般的な統計と比較して、IFN-β1aを投与していた患者では自然流産の発生率が高かった[35]。またこの論文では、IFN-βは妊娠に備え、少なくとも2週間以上中止すれば、明らかな影響をおよぼさないであろうと記載している。Boskovicらのcohotstudyでは[36]、IFN-β（IFN-β1aおよび1b）を妊娠第1三半期に投与されていた16名の患者（計23妊娠）の新生児では、健常対照妊婦の新生児と比較して、有意に低体重であり、X染色体異常が1人、ダウン症が1人認められ、また流産、死産の発生率が健常対照群の5％と比較してIFN-β投与群では39.1％と有意に高率であった。以上から、IFN-βが妊娠初期に投与されている場合、低体重児、流産、死産との関連性が認められたという結果であ

った。免疫抑制剤、IFN-βともに、これらの治療薬を投与している患者には、避妊の指導が必要である。なお、IFN-βの投与を検討している場合には、妊娠出産してから治療を開始するのか、それとも、まず治療を始めて、病状が安定した後、一旦休薬して妊娠出産するのか、患者および家族とよく話し合う必要がある。

Natalizumab（Tysabri®）は活性化リンパ球の表面に発現しているα2β1インテグリンα4β-chainに接着するglyco-protein（VLA-4）のヒトモノクローナル抗体である。（注意：本邦では2008年1月現在未認可。）本剤はMS臨床治験において再発抑制、新たな病巣の減少、病状の進行抑制について劇的な治療効果が認められた[37]。しかし、MS、クローン病、関節リウマチの本剤臨床試験参加患者に進行性多巣性白質脳症が発症したこと[38]で一時期回収されたが、その後再認可されている。本剤について今まで妊娠期MS患者での研究は行われていないため、基本的に妊娠期には投与を中止すべきである[21]。

Glatimer acetate（Copaxone®）は動物実験ではこれまで胎児の異常は報告されておらず、カテゴリーBに分類されている（注意：本邦では2008年1月現在未認可）。本剤による胎児奇形のリスクの増加はなかったと報告しているものもあるが、市販後調査では21％の自然流産が認められた[39]。したがって、本剤はカテゴリーBであるが、妊娠期MSについて十分なcontrol studyはないため、患者側からの強い希望がある場合のみに限り、使用可となるであろう[21]。

免疫グロブリン大量静注療法（Intravenous immunoglobulin：IVIG）もカテゴリーCに分類されている。IVIGは母体への副作用も低く，胎児の免疫機能や発達への悪影響もない。また，Achironら[40]は108名の妊娠MS患者でIVIGを施行し，妊娠中と分娩後の再発率が有意に低下した。Haas[41]は分娩時期にIVIGを計60g（3日間）投与し，出産後10g/1ヵ月を6ヵ月間投与継続したところPRIMS studyと比較し66％も分娩後の再発率が低下したと報告している。しかも，IVIG治療中の授乳も可能で，免疫機能への悪影響もこれまで認められていない[42]ということから，欧米において，本剤は妊娠中，分娩後のMS患者に比較的安全に投与できるものと考えられている。しかし，血液製剤である以上，ヒトパルボウイルスB19の感染の可能性が否定できず，感染した場合には流産，胎児水腫，胎児死亡などの障害をきたす可能性がある[43]。免疫グロブリンの妊娠中の使用については安全性が確立していないため，添付文書には「治療上の有益性が危険性を上回ると判断された場合にのみ投与すること」と記載されているので，リスクについて十分に患者に説明しなくてはならない。

D：血液浄化療法

血液浄化療法［plasmapheresis（PP）は，血漿交換：plasma exchange（PE），二重膜濾過法：double filtration plasmapheresis（DFPP），免疫吸着療法：immunoadsorption plasmapheresis（IAP）に分けられる］については，急性期増悪期，劇症型MSに対してPEが有効であり[44,45]，Schmittらは，IAPもPEと同等の有効性をきたすことを報告した[46]。本邦では1998年にMSに対してPPが保険適応となっている。妊娠期におけるPEは，thrombotic thrombocytopenic purpuraやpersistent postpartum microangiopathic hemolytic disorder, HELLP症候群[47]，ギラン・バレー症候群[48]，SLEを合併したDevic症候群[49]で，有効性が示され，比較的安全に用いられている。MS妊婦に対するPEの有効性は，Khatoriら[50]が，産褥期MS患者の急性再発時に出産3週間前まで計12回PEを行い，無事に健児を出産した症例を報告している。しかしPEは，血漿交換液として新鮮凍結血漿やアルブミンなどの血液製剤が必要で，血漿の損失が多いため，出血，心不全，呼吸不全，アレルギーなどの合併症が問題となる。

IAPは一次膜で分離した血漿に吸着剤を作用させることにより，特定の病因物質の選択的な除去を目的として開発され，重症筋無力症，悪性関節リウマチ，ギランバレー症候群，SLEなどの治療に用いられている。IAPもPEと同様に血圧低下，ショックの危険，抗凝固剤による副作用の可能性はあるものの，置換液が不要なため合併症が少ない。これまで産褥期に発症したMG[51]や，MS，視神経脊髄炎の妊娠中に再発したMS，視神経脊髄炎患者で，IAPを施行し，合併症もなく，健児を出産し，その有用性が報告されていることから[52,53]，IAPは妊娠期MSに比較的安全に施行できる治療法であると考えられる。

表2 多発性硬化症妊娠患者における対症療法治療薬についてのFDA分類

| FDA カテゴリー B | Oxybutynin（ポラキス®）<br>Sildenafil（バイアグラ®） |
|---|---|
| FDA カテゴリー C | Baclofen（リオレサール®）<br>Carbamazepine（テグレトール®）<br>Tizanidine（テルネリン®）<br>Dantrolene（ダントリウム®）<br>Fluoxetine*<br>Gabapentin（ガバペン®）<br>Loperamide*<br>Tolterodine*<br>Propranolol（インデラル®）<br>Potassium channel blockers（4-アミノピリジンなど）*<br>Modafinil* |
| FDA カテゴリー D | Benzodiazepines（セルシン®など）<br>Phenitoin（アレビアチン®） |

Dwosh E. et al.: Reproductive counseling for MS: a rationale. Int MS J. 10: 52-59. 2003. Houtchens M. Pregnancy and multiple sclerosis. Seminars in Neurology. 27: 434-441. 2007. から引用，改変
*：2008年1月現在，本邦では未認可。

E：対症療法

MS妊娠中の対症療法薬のFDA分類については，表2を参考にされたい[23]。

②分娩後の治療

分娩後のMSの再発に対する治療は，授乳中であれば投与薬の母乳への移行に考慮する必要があるが，授乳してない場合，非妊娠期と同様である。分娩後産褥期の再発予防について，Achironら[54]が報告した15人の再発寛解型MS患者へのPilot Studyでは，14人のIVIG治療を行った患者群で，産褥期6ヵ月間再発を認めなかった。Haas[41]も同様に，産褥期の再発はなく，投与後の有害事象もなかったと報告している。

③授乳と治療薬の影響について

授乳によってMSの再発頻度や再発時の重症度が悪化するということはないことは先に述べたとおりである[6]。副腎皮質ステロイドは母乳に移行するが，Prednisolone（プレドニン®）の授乳による催奇形性はいわれていない[14]。

Mitoxantrone, cyclosporine A, cyclophosphamide, azathioprineも母乳に移行するので授乳中は中止しなくてはならない。

IFN-βは高用量投与した動物実験では母乳への移行が認められているが[55]，ヒトでは，IFNなどのタンパク質は乳児の胃酸で分解されると考えられているが，それでもやはり，IFN-βは授乳中には中止するべきである。また授乳中のIFN-β再開時には，授乳を中止する[21]。産褥期に再発のリスクが高い患者やIFN-βを妊娠前に使用していた場合には，

表3 妊娠期に分泌される生物学的活性物質（文献13, 23より引用，改変）

| | |
|---|---|
| Cytokines | Transforming growth factor β (TGF-β)<br>Interferon-β |
| Steroid hormones | Cortisol<br>Estrogen<br>Progesterone<br>Androgen |
| Peptide hormones | Human chorionic gonadotropin<br>Human placenral lactogens |
| Pregnancy-associated proteins | Early pregnancy factor<br>Pregnancy-associated plasma proteins<br>Pregnancy-associated α-glycoproteins<br>Placental proteins<br>Progestreone-induced blocking factor<br>Alpha-fetoprotein |
| Immunologically specific factors | Immune comples<br>Anti-MHC autoantibodies<br>Autoantibodies specific for maternal T cells |

分娩後速やかにIFN-βを再開する。

Glatiramer acetateの母乳への移行については不明であるので，安全性が確認されるまで授乳中は中止するべきである[21]。

IVIGは，新生児の発育発達や免疫機能に対して悪影響はないので，授乳を中止する必要はない．したがって授乳中もIVIGの治療は可能である[21,23]。

妊娠希望の女性で，妊娠前に治療薬を服用している場合，個々の患者で症状，重症度は異なるため，主治医は，それぞれの患者に合った治療，服薬の決定についてアドバイスすることが必要である。

## なぜ妊娠中と分娩後でMSの再発率が違うのか？

1. 妊娠による免疫機能の変化　なぜ妊娠中は病状が安定するのか？

妊娠によって母体の免疫機構は変化する。胎児は母体にとって，父方の遺伝子を持ったある種の異分子であるにもかかわらず，母体は胎児を正常の環境で成長させることができる。胎盤は母体と胎児にとって，妊娠を維持し，出産するために重要である。妊娠時の母体の血清中では免疫学的に活性のある物質が高濃度に存在し，そのうちのいくつかは，抗炎症もしくは免疫抑制作用を有する。MSの実験モデルである実験的アレルギー脳脊髄炎（experimental allergic encephalomyeli-

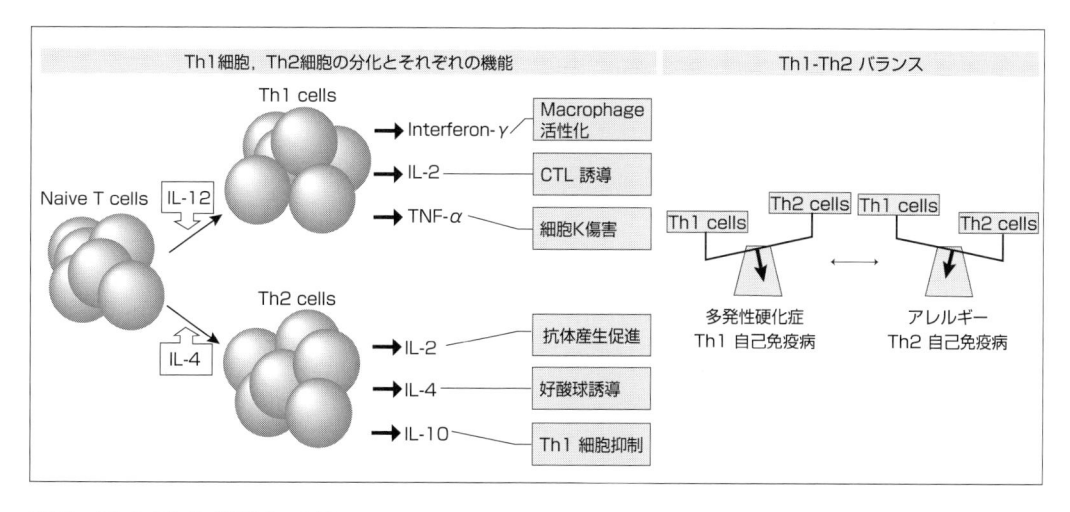

図2 Th1/Th2機能とバランス
(山村 隆：脳神経 53：707-713, 2001. 文献60より引用改変)

tis：EAE) では, early pregnancy factor は, 中枢神経の活性化マクロファージやリンパ球の数を減らす。加えて, $\beta$-estradiol とプロゲステロンなどの女性ホルモンは NO の産生を抑制し, 活性化されたミクログリアによる IFN-$\gamma$ や TNF-$\alpha$ の産生を減少させる。とくに, 妊娠後期のエストリオールやプロゲステロンが NO を抑制することは, MS 妊娠期の第2, 第3三半期で症状が安定する重要なメカニズムの一つと考えられている[56]。これとは対照的に, 出産後は, IFN-$\gamma$ と IL-12 や, Pre-inflammatory cytokine が増加することが, 出産後 MS の悪化に関連していると考えられている[57]。

妊婦血清の $\alpha$-fetoprotein (AFP) で治療した EAE では, その73％で臨床症状が改善し, 発症を抑制するという報告がある[58]。おそらく AFP はリンパ球の増殖や, TGB-$\beta$ などのサイトカインの活性化を抑制する作用があるからであろうと考察している。

母体側に接している合胞栄養細胞層では, 主要組織適合抗原 (HLA) のうち, 非古典的 HLA-G を発現している。HLA-G は細胞傷害活性をもつ Natural Killer (NK) 細胞に接着し, その機能を抑制し[59], その結果 CD4＋T 細胞, ヘルパーT 細胞群 (Th1, Th2) (図2)[60] に均衡が生じる。胎児側の胎盤から特定のサイトカインが分泌され, 妊娠にとって有利な状態である Th2 側にシフトする[61]。実験動物では, Th1 のサイトカインである IL-2, IFN-$\gamma$, TNF が, NK 細胞やマクロファージを活性化し, その結果, 胎児の発育遅延, 流産を引き起こすことが確認されており, これらのサイトカインは, 胎児にとって不利なサイトカインである。しかし, 胎児側の胎盤では, この炎症や細胞傷害を誘導するサイトカインに対して, 抗炎症性機能をもつホルモンや種々のサイトカインが分泌されている。たとえば, IL-4 と IL-10 は Th1 への分化を阻止する機能があり, IL-

5, IL-6, progesteron などは, 母体の免疫機構を, 妊娠に有利な Th2 へシフトさせる機能がある[62]。IL-10 は, HLA-G の発現を増加させる作用もあり, 胎児に対する細胞傷害を抑制し, 免疫寛容を誘導する[59]。

## 2. MS における妊娠による免疫機構の変化

MS は Th1 にシフトしていることが疾患増悪に関連していると考えられている（図2）。MS では, IFN-β などの治療によって Th1 から Th2 へシフトすることにより, T細胞誘導性細胞傷害活性が低下し, 脱髄が再生されると考えられている[63]。妊娠期は Th2 へシフトしていることから, 母体にとって自己免疫疾患の抑制状態となっているため, MS の再発率が低下する可能性がある。

しかし, 分娩後になぜ再発率が高くなるのか, ということについては, MS では育児に伴うストレス, 睡眠不足, 社会的環境などの関連が検討されているが明らかにはなっていない[6]。

## まとめ

妊娠は, 多発性硬化症に不利な影響を及ぼさず, 妊娠期には症状は安定する。しかし, 出産後3ヵ月間に再発のリスクが高くなることを考慮し, 母親の育児ストレスをなるべく軽減するため, 患者および家族へのサポート体制を整えておくことが必要である。いずれにせよ, 妊娠出産に備えて, 再発をなくし, 体調を整えることが前提である。挙児希望の多発性硬化症患者で, 妊娠前に治療薬を服用している場合, 個々の患者で症状, 重症度は異なるため, 主治医は, リスク&ベネフィットを十分考慮し, それぞれの患者に合った治療法を選択することが必要である。

## 文　献

1) Birk K, Fard C, Smelter S, et al.: The clinical course of multiple sclerosis during pregnancy and the puerperium. Arch Neurol. 47: 738-742, 1990.
2) Poser S, Poser W: Multiple sclerosis and gestation. Neurology. 33: 1422-1427, 1983.
3) Runmarker B, Andreson O: Pregnancy is associated with a lower risk of onset and a better prognosis in multiple sclerosis. Brain. 118: 235-261, 1995.
4) Frith JA, Mclead JG: Pregnancy and multiple sclerosis. J Neurol Neurosurg Psychiatry. 51: 495-498, 1988.
5) Dezza Sandovnick A, Eisen K, Hashimoto SA, et al.: Pregnancy and multiple sclerosis. Arch Neurol. 51: 1120-1124, 1994.
6) Confavreux C, Hutchinson M, Hours M, et al.: Rate of pregnancy related relapses in multiple sclerosis. N Engl J Med. 339: 285-291, 1998.
7) Vukusic S, Hutchinson M, Hours M, et al.: Pregnancy and multiple sclerosis (The PRIMS study): clinical predictors of post-partum relapse. Brain. 127: 1353-1360, 2004.
8) Ruollet E, Verdier-Taillefer MH, Amarenco P, et al.: Pregnancy and multiple sclerosis: a longitudinal study of 125 remittent patients. J Neurol Neurosurg Psychiatry. 56: 1062-1065, 1993.
9) Weinshenker BG, Rice GPA, Noseworthy JH, et al.: The natural history of multiple sclerosis: a geographically based study. 3. Multivariate analysis of predictive factors and models of outcome. Brain. 114: 1045-1056, 1991.
10) Weinshenker BG, Hader W, Carriere W, et al.: The influence of pregnancy on disability

from multiple sclerosis: a population based study in Middlesex county, Ontario. Neurology. 39: 1438-1440, 1989.
11) Worthington J, Jones R, Crawford M, et al.: Pregnancy and multiple sclerosis—a three year prospective study. J Neurol. 241: 228-233, 1994.
12) Nelson L, Franklin GM, Jones MC, et al.: Risk of multiple sclerosis exacerbation during pregnancy and breast-feeding. JAMA. 259: 3441-3443, 1988.
13) Damek DM, Shuster EA: Pregnancy and multiple sclerosis. Mayo Clin Proc. 72: 977-989, 1997.
14) Janssen NM, Genta MS: The effects of immunosuppressive and anti-inflammatory medication on fertility, pregnancy, and lactation. Arch Intern Med. 160: 610-619, 2000.
15) Sellebjerg F, Barnes D, Filippini G, et al.: EFNS guideline on treatment of multiple sclerosis: report of an EFNS task force on treatment of multiple sclerosis relapses. Eur J Neurol. 12: 939-946, 2005.
16) Park-Wyllie L, Mazzitta A, et al.: Birth effects after maternal exposure to coritocosteroids; prospective cohot study and meta-analysis of epidermiological studies. Tratology. 62: 385-392, 2000.
17) 田中憲一, 佐藤 博, 編集: スキルアップのための妊婦への服薬指導. 南山堂, 東京, 2003.
18) Penn I, Makowski E, Droegemuellre W, et al.: Parenthood in renal transport recipients. JAMA. 216: 1755-1761, 1971.
19) Abu-Shakra M, Shoenfeld Y: Azathioprine therapy for patients with systemic lupus erythematosus. Lupus. 10: 152-153, 2001.
20) Ferrero S, Ragni N: Inflammatory bowel disease: management issues during pregnancy. Arch Gynecol Obstet. 270: 79-85, 2004.
21) Ferrero S, Esposito F, Pretta S, et al.: Fetal risks related to the treatment of multiple sclerosis during pregnancy and breastfeeding. Expert Rev Neurotherapeutics. 6: 1823-1831, 2006.
22) Bar O, Hackman R, Einarson T, et al.: Pregnancy outocome after cyclosporine therapy during pregnancy: a meta analysis. Transplantation. 71: 1051-1055, 2001.
23) Houtchens MK: Pregnancy and multiple sclerosis. Seminars in Neurology. 27: 434-441, 2007.
24) Nguyen C, Duhl AJ, Excallon CS, et al.: Multiple anomalies in afetus exposed to a low dose methotrexate in the first trimester of pregnancy. Obsted Gynecol. 99: 599-602, 2002.
25) Edan G, Brochest B, Clanet M, et al.: Safety profile of mitoxantrone in a cohot of 802 multiple sclerosis patients: a 4 year mean follow-up study. Neurology. 62: suppl. 5: A493, 2004.
26) Lemez P, Urbanek V: Chemotherapy for acute myeloid leukemias with cytisune arabinoside, daunorubicin, etoposide, and m may cause permanent oligoasthenozoospermia or amenorrhea in middle-aged patients. Neoplasma. 52: 398-401, 2005.
27) Geoffette S, van Pesch V, Vanverschelde JL, et al.: Severe delayed heart failure in three multiple sclerosis patients with previously treated with mitoxantrone. J Neurol. 252: 1217-1222, 2005.
28) Volta R, Starck M, Zingler V, et al.: Mitoxantrone therapy in multiple sclerosis and acute leukemia: a case report out of 644 treated patients. Mult Scler. 10: 472-474, 2004.
29) De Santis M, Straface G, Cavaliere AF, et al.: the first case of mitoxantrone exposure in early pregnancy. Neuro Toxicology. 28: 696-697, 2007.
30) Anon: Novantrone product information; 2006. Available at: http://www.seronousa.com/img/products/novantrone.
31) Walter EU, Hohlfeld R: Multiple sclerosis. Side effects of interferon beta therapy and their management. Neurology. 52:1622-1627, 1999.
32) Panitch H, Miller A, Paty D, et al.: Interferon-$\beta$1b in secondary progressive MS: results from a 3-year controlled study. Neu-

rology. 63：1788-1795, 2004.
33) 末永章人, 大江宣春：インターフェロン療法中に妊娠し, 症状の増悪なく無事出産した多発性硬化症の1例. 臨床神経学. 44：124, 2004.
34) 能村友紀子, 川井元晴, 根来 清, 他：妊娠初期までインターフェロン継続し妊娠後期に再発した多発性硬化症の1例. 臨床神経学. 44：578, 2004.
35) Sandberg-Wollheim M, Frank D, Goodwin TM, et al.：Pregnancy outcomes during treatment with interferon$\beta$-1a in patients with multiple sclerosis. Neurology. 65：802-806, 2005.
36) Boskovic R, Wide R, Wolpin J, et al.：The reproductive effects of beta interferon therapy in pregnancy-A longitudinal cohot. Neurology. 65：807-811, 2005.
37) Polman CH, O'Connor PW, Havrdova E, et al.：A randomized, placebo-controlled trial of natalizumab for relapsing multiple sclerosis. N Eng J Med. 354：899-910, 2006.
38) Yousry TA, Major EO, Rysckewitsch C, et al.：Evaluation of patients treated with natalizumab for progressive multifocal leukoencephalopathy. N Eng J Med. 354：924-933, 2006.
39) Coyle PK, Johnson K, Pardo L, et al.：Pregnancy outcomes in patients with multiple sclerosis with glatiramer acetate (Copaxone). Proceedings of the 55$^{th}$ Annual Meeting of the American Academy of Neurology. Neurology. 60：(5 Suppl.1, ), A60, 2003.
40) Achiron K, Kishner I, Dolev M. et al.：Effect of intravenous immunoglobulin treatment on pregnancy and postpartum-related relapses in multiple sclerosis. J Neurol. 251：1133-1137, 2004.
41) Haas J：High dose IVIG in the post partum period for prevention of exacerbation s in MS. Mult Scler. Suppl. 2：S18-S20, 2002.
42) Orvieto R, Achiron Z, Rotstein Z, et al.：Pregnancy and multiple sclerosis：a two-year experience. Euro J Obstet Gynecol Reprod Biol. 82：191-194, 1999.
43) 小西哲郎：妊娠・分娩と重症筋無力症. 神経内科. 61：56-62, 2004.
44) Weiner HL, et al.：Double-blind study of true vs sham plasma exchange in patients treated with immunosupression for acute attacks of multiple sclerosis. Neurology. 39：1143-1149, 1989.
45) Keegan M, et al.：Plasma exchange for severe attacks of CNS demyelination：predictors of response. Neurology. 58：143-146, 2002.
46) Schmitt E, Behm E, Budden hagen F, et al.：Immunoadsorption (IA) versus plasma exchange (PE) in multiple sclerosis-first results of a double blind controlled trial. In Apheresis (Liss AR ed) pp 289-292, Alan R Liss, Inc., NewYork：1990.
47) Watson WJ, Katz VL, Bowers WA：Plasmapheresis during pregnancy. Obsted Gynecol. 76：451-457, 1990.
48) Chan LYS, Tsui MHY, Leung TN：Guillain-Barre syndrome in pregnancy. Acta Obstet Gynecol Scand. 83：319-325, 2004.
49) Bonnet F, Mercie P, Morlat P, et al.：Devic's neuromyelitis optica during pregnancy in a patient with systemic lupus erythematosus. Lups. 8：244-247, 1999.
50) Khatori BO, D'cruz O, Priesler G, et al.：Plasmapheresis in apregnant patients with multiple sclerosis. Arch Neurol. 47：11-12, 1990.
51) 杉江和馬, 村田顕也, 市川昌平, 他：妊娠を契機に発症した重症筋無力症の1症例. 神経内科. 54：363-366, 2001.
52) Ohashi T, Ota K, Shimizu Y, et al.：Immuno-adsorption plasmapheresis therapy for the treatment of refractory attacks of multiple sclerosis J. Neuroimmnol. 178 (supple 1)：209, 2006.
53) 大橋高志, 太田宏平, 清水優子, 他：視神経脊髄炎 (NMO) における免疫吸着療法の検討. 東京女子医科大学会誌. 77：in press, 2008.
54) Achiron A, Ratstein A, Noy S, et al.：Intravenous immunoglobulin treatment in the prevention of childbirth-associated acute exacerbation in multiple sclerosis; a pilot study. J Neurol. 243：25-28, 1996.

55) 日本シェーリング社内資料（1999）およびベタフェロン添付文書.
56) Drew PD, Chavis JA : Female sex steroids : effects upon microglia cell activation. J Neuroimmunol. 111 : 77-85, 2000.
57) Gilmore W, Arias M, Stroud N, et al. : Preliminary studies of cytokines secretion patterns associated with pregnancy in MS patients. J Neurol Sci. 224 : 69-76, 2004.
58) Abramsky O, Brenner T, Mirzachi R, et al. : Alpha-fetoprotein suppresses experimental allergic encephalomyelitis. J Neuroimmunol. 2 : 1-7, 1982.
59) Thellin O, Coumans B, Zori W, et al. : Tolerance to the feto-placental "graft" : ten ways to support a child for nine months. Curr Opin Immunol. 12 : 731-737, 2000.
60) 山村 隆：多発性硬化症（MS）の治療―最近の動向―. 脳神経. 53 : 707-713, 2001.
61) Wegmann TG, Hui Lin, Guilbert L, et al. : Bi-directional cytokine interactions in the maternal-fetal relationship : is successful pregnancy a phenomenon ? Immnol Today. 14 : 353-356, 1993.
62) Piccinni MP, Scaletti C, Maggi E : Role of hormone controlled Th1 and Th2-type cytokines in successful pregnancy. J Neuroimmunol. 109 : 30-33, 2000.
63) Noseworthy J, Luccinetti C, Rodriguez M, et al. : Multiple sclerosis. N Engl J Med. 343 : 938-952, 2000.

# G. 日本人多発性硬化症の特性からみた治療上の問題点
## ①抗アクアポリン抗体陽性者

太田 宏平（東京理科大学理学部）

1894年，Devicらは脊髄炎と視神経炎を呈する1剖検例とそれまでの文献例16例をまとめ，一つの疾患として提唱した．その後，同様の報告が続き，今日では視神経脊髄炎（neuromyotonia optica：NMO）あるいはDevic病と呼ばれているが，その位置づけは多発性硬化症（multiple sclerosis：MS）を含めた中枢神経の炎症性，脱髄性疾患の一型とみなされていた．しかし，重篤な視神経炎と脊髄炎が相次いで起こり，単相性ないし多相性の経過をとり，病理学的に強い壊死を認め，MSと異なる点も多く指摘されていた．

本邦のMSは視神経と脊髄に限局するいわゆる視神経脊髄型MS（optic spinal MS：OSMS）の割合が欧米に比べ高く，その臨床的特徴はNMOと類似点が多い[1]．そのため失明をきたすような重症な視神経炎や横断性脊髄炎を伴いDevic病と考えられるような例もしばしばMSと診断し治療が行われることもあった．その異同は幾度となく論じられてきたが[2,3]，病因は不明のままで，独立した疾患として扱うまでには至らなかった．しかし，最近になりNMO患者血清中に神経組織のアクアポリン（aquaporin：AQP）に特異的な抗体（NMO-IgG/抗AQP4抗体）が証明され[4,5]，NMOはMSと異なる病態を有することが示唆されている[6~8]．

## アクアポリン

細胞はリン脂質二重層の細胞膜により他の環境から隔離されている．リン脂質の疎水性のため脂溶性物質は比較的容易に細胞膜を通過できるが，水溶性物質の透過には特別なしくみが必要である．長年，水だけを通過させる膜内蛋白（水チャンネル）の存在が推定されていたが，1992年，赤血球より28kDa（アミノ酸，約300個）の膜内蛋白であるAQPが水チャンネルとして同定された．その後，この分野の急速な発展によりAQPの生理的な働きにとどまらず，さまざまな病態との関連も明らかになっている[9~11]．AQPは広く生体組織に分布し哺乳類では13種類のアイソフォームが同定されている．水の輸送に関連した組織にはとくに豊富に存在し，複数のAQPアイソフォームが共存してそれぞれの役割を担うと考えられている．細胞膜内では4量体で存在し，浸透圧勾配で水を1

分子ずつ細胞内へ通過させる．さらに水分子は細胞内へのみでなく，条件によっては逆に細胞内から細胞外へ移動するともいわれている．

脳組織ではAQP1，AQP3，AQP4，AQP9の発現が主に認められるが，とくにAQP4はアストロサイトのグリア終足（足突起）や脳室上衣細胞に豊富に発現し，シントロフィンなどのジストログリカン関連蛋白により固定され膜内に存在している[12]．アストロサイトにはAQP4に加えてAQP3，AQP5，AQP8，AQP9が発現している．さらにAQP1は脈絡膜叢に発現し，オリゴデンドロサイトにはAQP8の，神経細胞にはAQP3，AQP5，AQP8の発現が確認されている．AQP4遺伝子操作によりアストロサイトのAQP4発現異常を伴う実験動物では低ナトリウム性脳浮腫の抑制が観察され，AQP4は生理的な水の出し入れのみならず病的状態での役割も指摘されている．脳梗塞では急性期の脳浮腫形成に大きく関与するが，回復過程でも一定の機能を果たしている[13]．さらに高分化の神経膠腫ではAQP4の発現亢進がみられ，同様に転移性脳腫瘍における反応性アストロサイトでもAQP4の発現亢進が認められ病態を修飾していることが推察される．

## NMO-IgG/抗AQP4抗体の発見

2004年，LennonはNMOの患者血清によりマウス脳組織の白質，灰白質内の微小血管，軟膜や軟膜下組織，Virchow-Robin腔の周囲が染色されることを見出し，患者血清中にマウス神経組織に対する特異抗体（MNO-IgG）が存在することを証明した[4]．NMO-IgGの感度と特異度は45人のNMOで検討するとそれぞれ73.3％と90.9％であった．また，NMOハイリスク患者（MSのMRI基準を満たす脳病変が無く，3椎体以上の脊髄病変を認める横断性脊髄炎か反復する視神経炎）の抗体陽性率は45.7％（16/35人）であったが，一方，短い脊髄病変によりNMO基準を満たさず，最終的にMSと診断された患者の抗体陽性率は9.1％（2/22人）と低値であった．また，NMOないしハイリスク患者の基準を満たす12人の日本人OSMSの感度と特異度はそれぞれ58.3％と100％を示し，とくに特異度は高く，NMOとNMO基準を満たすOSMSは同一の疾患である可能性が強く示唆された．NMO群とMS群との臨床症状の比較ではNMO-IgGの検出，3椎体以上の脊髄病変，重症発作に伴う麻痺はNMOで有意に多く，ついで髄液異常（OB陽性ないしIgG index上昇はMSで多い）と発症年齢（NMOではより高齢発症）における差が指摘された．

この報告はNMOの疾患概念を整理し，診断と治療の方向づけに大いに貢献した．かれらは翌2005年にAQP4遺伝子導入ヒト胎児腎細胞（HEK-293細胞）を標的とするアッセイ系を確立してNMO-IgGはAQP4に対する特異抗体であることを証明した[5]．また，NMO-IgGはAQP4の結合するジストログリカン複合体の一部を認識している可能性も推察されたが，患者血清は導入AQP4のみに反応し，他のジストログリカン複合体を構成する蛋白には反応を示さなかった．その後，他の施設でも抗AQP4抗体の測定法

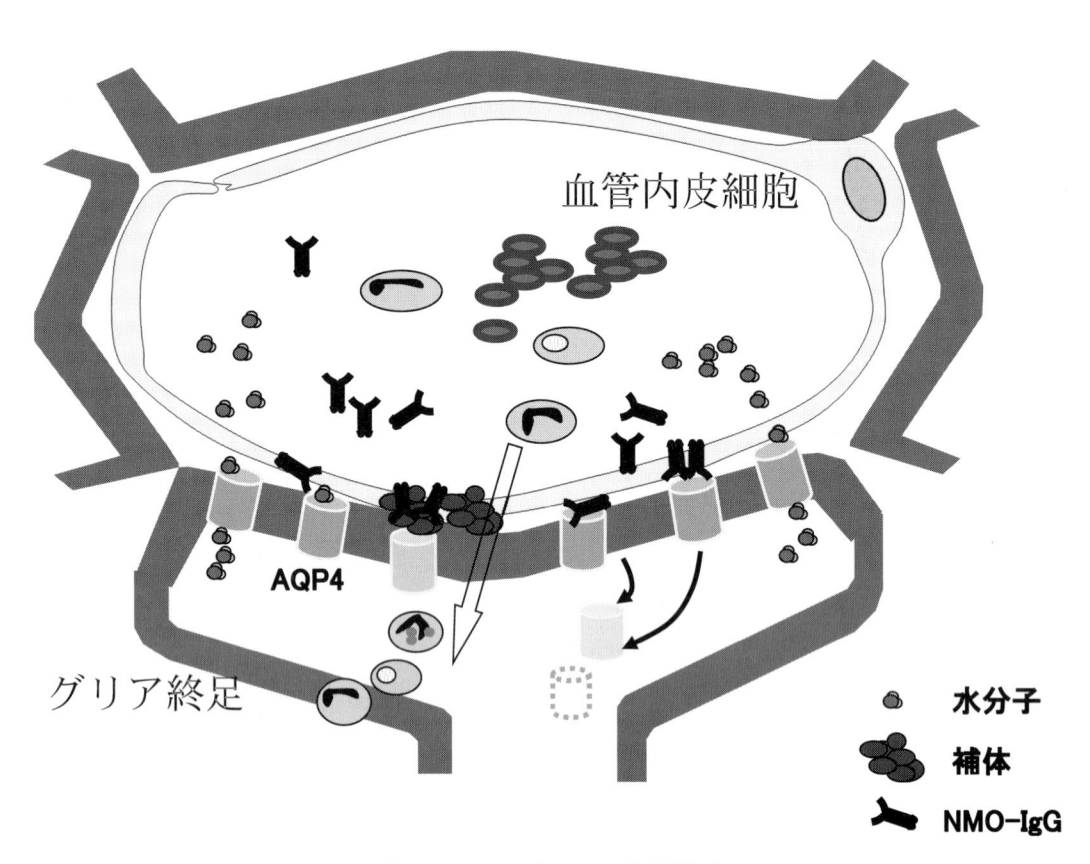

**図1 アクアポリンと特異抗体**

グリア細胞の突起の一部は血管壁に終わっており，突起のこの部分を血管周囲グリア終足と呼んでいる。血管内皮細胞の周りには多くのグリア細胞の終足が取り巻いている。また，脳表面とそれを取り囲む軟膜との間には基底膜があり，この基底膜に接触するグリア細胞の部分をグリア表面境界膜と呼称している。アクアポリン（aquaporin 4：AQP4）はこのグリア終足やグリア表面境界膜に存在している。視神経脊髄炎ではこの付近に補体や免疫グロブリンの沈着がみられ，AQP4を標的とするNMO-IgG/抗AQP4抗体が証明され，病態への関与が指摘されている。AQP4の細胞外エピトープにこの自己抗体が結合すると膜内のAQP4は細胞内へ取り込まれ，さらにAQP4の分解促進が起こる。また，補体の活性化や血液脳関門の透過性亢進に引き続き，細胞膜の破壊，血液細胞成分の神経組織への流出と組織障害が惹起される。また，AQP4の水分子の移動障害の結果，細胞内の浮腫を増強させる可能性も考えられる。

## 免疫学的機序（図1）

が確立され[14〜16]，NMOやMSで抗AQP4抗体の検索が行われている。さらにELISAやradioimmunoprecipitation assayなど生細胞を用いない測定法の報告[17,18]もある。

NMO病巣では広範なAQP4とGFAPの脱落に加え，ヒアリン化を伴う血管周囲の免疫グロブリンや補体の沈着が特徴的であ

る[19~21]。また，NMO-IgG/抗AQP4抗体は主要な補体活性化サブクラスであるIgG1と証明された。何らかの機転により流血中のNMO-IgGが血管内皮細胞を越えてグリア終足まで到達し，AQP4の細胞外エピトープへの結合と補体の活性化が始まり，血液脳関門の透過性亢進と好中球や好酸球の血管周囲組織への流出[22]を伴い，浮腫の形成や壊死を惹起することが免疫学的機序として強く考えられている[23]。また，後述するがNMOでは血漿交換療法が一定の効果を有することもこれら液性因子の関与を示唆している。

## NMOの臨床的特徴

NMOは視力喪失をきたすような重症な視神経炎がみられ，3椎体以上に拡大する脊髄病変（longitudinally extensive spinal cord lesion：LESCL）を伴い，しばしば対称性の麻痺と病変以下の感覚障害，膀胱直腸障害を示す横断性脊髄炎が特徴的である。また，NMOの半数にほとんど無症候性であるが大脳病変を認める[24]。大脳半球白質のび漫性で大きな病変から脳幹（時には頚髄から延髄に拡大する）や[25]，さらに間脳病変もみられる[26,27]が，これらの脳病変はMSでの典型的なMRI所見（Barkhof, PatyらのMRI基準）とは明らかに異なる。

## 本邦の抗AQP4抗体陽性例の臨床的特徴

表1に本邦での報告を中心にNMO-IgG/抗AQP4抗体陽性例の特徴をまとめた[4,14~18,28~30]。NMO-IgG/抗AQP4抗体のNMOでの陽性率（感度）は約60％，特異度は90％以上である。一方，連続症例を含む多数のMS例でのNMO-IgG/抗AQP4抗体の陽性率はMatsuokahの14.2％（16/113人），Tanaka Mの19.5％（25/128人）から，Tanaka Kの30.2％（16/53人）や早川，森らの27.9％（12/43人）と幅があるが，これは測定対象の違い（連続症例なのか何らかの基準で選んだのか）や測定法の違い（Matsuoka, Tanaka M, Tanaka Kは間接蛍光法で早川，森らはELISA法）によるところが大きいであろう。OSMSに限ると抗体陽性率はMatsuokaの27.1％（13/48人）からNakashimaの63.2％（12/19人）とやはり差はあるが陽性率は倍増する。さらにLESCLを有するMS（MS/LESCL）ではMatsuokaの24.5％（13/53人），Tanaka Mの55.6％（25/45人），LESCLを有するOSMS（OSMS/LESCL）では，Tanaka Kの61.5％（16/26人），Nakashimaの75.0％（12/16人），Matsuokaでも35.5％（11/31人）を示し抗体陽性率は一番高くなる。また，NMO-IgG/抗AQP4抗体のMS/LESCL，またはOSMS/LESCLにおける特異度はNMO/NMOハイリスク群と同様に90％を超えている。言い換えると，NMO-IgG/抗AQP4抗体を有するMS患者はほとんどMS/LESCL，またはOSMS/LESCLに含まれていることになる。

抗AQP4抗体陽性MSでのLESCLを有する割合をみると，Tanaka Mは抗AQP4抗体陽性MS（25人）ではすべてLESCLを有し，Matsuokaも抗AQP4抗体陽性

## 表1 抗アクアポリン抗体の陽性率（感度）と特異度

| | 陽性率 %（陽性者/対象者）<br>MS<br>OSMS \| CMS | 陽性率（=感度）<br>MS/LESCL<br>OSMS/LESCL | 特異度<br>MS/LESCL<br>OSMS/LESCL | 抗体陽性者のLESCL<br>MS<br>OSMS \| CMS | 抗体陰性者のLESCL<br>MS<br>OSMS \| CMS | Interferon β 治療 |
|---|---|---|---|---|---|---|
| Matsuoka[16] | 14.2<br>27.1 \| 5.6 | 24.5<br>35.5 | 95.0<br>93.9 | 81.3<br>84.6 \| 66.7 | 41.2<br>57.1 \| 29.4 | 抗体陽性 MS/NMO \| 抗体陰性 OSMS/LESCL<br>1.8 → 2.3 \| 1.4 → 0.6<br>（年間再発率） |
| Tanaka K[14]<br>(第48回日本神経学会総会 2007) | 30.2<br>50.0 \| 0.0<br>27.6 \| 0.0 | —<br>61.5 | —<br>100.0 | 100<br>100.0 \| 0.0 | 27.0<br>62.5 \| 0.0 | |
| Tanaka M[28] | 19.5<br>— \| — | 55.6<br>— | 100.0<br>— | 100.0 | 19.4 | |
| Takahashi[15] | NMO 90.9 \| 0.0<br>HR-NMO 84.6 | —<br>— | 100.0<br>NMO vs MS | 抗体陽性者 85.7 | | |
| Nakashima[29] | 40.0<br>63.2 \| 15.4 | —<br>75.0 | —<br>89.5 | 92.9<br>100.0 \| 50.0 | 57.1 \| — | |
| 早川, 森[17]<br>(第6回MSフォーラム 2007) | 27.9<br>25.4 | | | 88.2 | | |
| 小川[30] | 55.6 \| — | — | — | 100.0 \| — | 25.0 \| — | 抗体陽性 OSMS \| 抗体陰性 OSMS<br>3/3：non-responder \| 2/2：responder |
| Paul[18] | NMO 56.8 \| 2.8<br>LETM 100.0 | — | 97.2<br>NMO vs MS | | | |
| Lennon[4] | NMO 73.3 \| 9.1*<br>HR-NMO 45.7<br>OSMS 58.3 \| 0.0 | —<br>— | 90.9<br>NMO vs MS | NMO 98.0 \| 15.0* | | |

MS：multiple sclerosis　　　　　　NMO：neuromyelitis optica, LESCL：longitudinally extensive spinal cord lesion
CMS：conventional MS　　　　　　HR-NMO：high risk-NMO, LETM：longitudinally extensive transverse myelitis
OSMS：optic spinal MS　　　　　　*MS with optic neuritis or myelitis

MSのLESCLは81.3％（13/16人）にみられ，他の報告でも同様に抗AQP4抗体陽性MSでは高いLESCL保有率を認め，抗AQP4抗体陽性だがLESCLを伴わない患者はそう多くない。また，抗AQP4抗体陰性MSでのLESCLの保有率は，Tanaka Mは19.4％（20/103人），Tanaka Kは27.0％（10/37人）であったが，Matsuokaは抗AQP4抗体陰性OSMSのLESCLは57.1％（20/35人）に，抗AQP4抗体陰性CMSでもLESCLは29.4％（15/51人）にみられ，報告によりやや差がみられている。また，OSMSで抗AQP4抗体もLESCLもない患者のMS全体に占める割合はTanaka Kの11.5％（6/53人）Tanaka Mの7.0％（9/128人），Nakashimaの8.6％（3/35人）で，Matsuokaの論文からも13.3％（15/113人）を読み取ることができる。

NMO-IgG/抗AQP4抗体陽性例は発症年齢が高く，再発率も高い。神経症状は一般により重く，重症視神経炎や横断性脊髄炎の合併の割合は抗体陰性例に比べ高い。脳病変も半数に認めており，決して少なくはない。髄液細胞数の増加は約2割に，oligoclonal IgG band陽性率は1～2割と低い。自己抗体は3～6割の患者で認めているが，これらの臨床的特徴はNMOと重複する点が多い（表2）。

## NMO-IgG/抗AQP4抗体測定と対応

以上，本邦のMS患者でのNMO-IgG/抗AQP4抗体の特徴を述べたが，とくにLESCLを有するMSまたはLESCLを有するOSMSでNMO-IgG/抗AQP4抗体は少なからず陽性となることが判明した。NMOではNMO-IgG/抗AQP4抗体の疾患特異性は高く，さらにNMOの病態や治療もMSとは異なる可能性を考慮すると，この抗体測定は診断や治療の決定に大きな役割を果たす。そのためNMO基準を満たす患者やNMOハイリスク患者はもちろんであるが，視神経炎や脊髄炎が初発のいわゆるclinically isolated syndrome（CIS）でもその測定が勧められる[31]。また，MSに特徴的でない脳MRI所見を呈する場合や自己免疫病態を合併する場合も抗AQP4抗体を測定すべきである。抗AQP4抗体陽性者のinterferon（IFN）$\beta$の有効性が十分でないことも少数例の検討であるが示唆され，IFN$\beta$治療中でその有効性が認められない場合も抗AQP4抗体の測定を考慮する。その結果，抗AQP4抗体が陽性であれば大脳病変やLESCLの有無にはこだわらず，NMO/NMO関連疾患を念頭におき，治療方針を決定する。また，抗体陰性でBarkhofのMRI基準に満たない例は個々の患者ごとに対応することになろう。

## NMOの治療

NMOは患者数が多くないこと，最近，疾患概念が整理されつつあることなどから，限定的な臨床研究（症例観察，症例報告）にとどまり，エビデンスレベルの高い報告はない[32]。

### 1. 急性期治療

急性期治療としてはMSと同様にステロ

## 表2 抗アクアポリン抗体陽性（陰性）者での臨床的特徴

| | 発症年齢 | 再発回数/年 | 重症視神経炎 % | 横断性脊髄炎 % | EDSS | 脳病変 % (Barkhof) | CSF % 細胞数>50/μl / OB | 自己抗体 % |
|---|---|---|---|---|---|---|---|---|
| Matsuoka[16] | 抗体+MS/NMO vs (抗体−OSMS/LESCL) 38.0(33.9) | 1.2(0.8) | 78.6(83.3) | 64.3(83.3) | 5.6(6.4) | 50.0(22.2) | 14.3(33.3)  11.1(12.5) | ANA 42.9(18.8) SSA/SSB 28.6(16.7) |
| Tanaka K[14] | 抗体+MS/LESCL vs (抗体−MS/LESCL) 37.0(36.5) | | 43.8(10.0) | | 8.1(7.3) | 50.0(50.0) | | |
| Tanaka M[28] | *抗体+MS/LESCL vs (抗体−MS/LESCL)  **抗体+MS vs (抗体−MS) | 3.6(1.4)* | 30.4(4.0)** | | | | | |
| Takahashi[15] | ***抗 AQP4Ab+  ****抗 AQP4Ab+ & NMO-IgG+ 37 | | 23.8**** | 86.7 | 6.0(4.5−6.5)**** | | 20.0 | |
| Nakashima[29] | NMO-IgG+MS vs (NMO-IgG−OSMS) 36(36) | | 50.0(0.0) | 85.7(71.4) | 6.0(6.0) | 42.9(71.4) | 28.6(14.3)  14.3(0.0) | ANA 61.5(57.1) |
| 早川, 森[17] | 抗体+MS vs 抗体−MS  抗体+>抗体− | | 抗体+>抗体− | 抗体+>抗体− | | | | |
| 小川[30] | 抗体+OSMS vs (抗体−OSMS) 40.4(31.0) | 0.7(0.6) | 60.0(0.0) | | 7.3(3.9) | | 0.0(0.0) | |
| Paul[18] | NMO vs MS 43.8(41.3) | | | | | | | |
| Lennon[4] | NMO vs MS 41(32) | | bilateral optic neuritis 67(41) | severe attack-related weakness 71(14) | | initial MRI scan abnormal 23(53) | 17(67) | |

MS: multiple sclerosis  
OSMS: optic spinal MS  
NMO: neuromyelitis optica  
LESCL: longitudinally extensive spinal cord lesion  
EDSS: expanded disability status scale  
CSF: cerebrospinal fluid, OB: oligoclonal IgG band

イドパルスが推奨されている。また，血液浄化療法の有用性も報告[33~36)]されている。とくにステロイド治療抵抗性や呼吸障害合併などの難治例，重症例には血液浄化療法は試みる価値はある。血液浄化療法の実施時期は発症早期が勧められているが，しかし，症状の増悪から2ヵ月以上たってからの治療でも効果がみられることもある。

## 2. 再発予防

再発率が高く，より障害度の重いこの疾患では再発予防は重要である。CISでもNMO-IgG陽性の場合には再発率が高いことが指摘されており，早期からの治療が望まれる。多くの場合，症状増悪時のステロイドパルス療法に引き続き，プレドニゾロンの服用が行われるが，投与期間や維持量などは一定の方法はない。症状再発がステロイド減量中に，または減量中止直後に認められ，ステロイドを離脱できない場合もよく経験される。Watanabeら[37)]はステロイド内服中の9人のNMO患者をステロイド内服期間と非内服期間に分けて再発率を比較したが，ステロイド内服期間の年間再発率（0.49）は非内服期間のそれ（1.48）に比べて有意に低かった。さらに10 mg/日以下の服用期間の再発率は10 mg/日以上の服用期間の再発率より有意に高く，患者によっては10 mg前後の投与量が維持量の一つの目安となるかもしれない。

免疫抑制薬[38~41)]（アザチオプリン，ミトキサントロンなど）やリツキシマブ[42)]，免疫グロブリン静注療法[43)]の有効性の報告もある。Mandler[39)]は7人のNMO患者をプレドニゾロンとアザチオプリンで治療し，1年半にわたり再発はなく，EDSSの改善（平均8.2→4.0）もみられた。この報告はよく引用され，現在，NMOの治療の一つの選択肢となりつつあるが，しかし，対象数の少ないこと，症例観察研究であること，長期治療での問題点（発癌頻度の増加）など，今後，よりエビデンスレベルの高い臨床試験が必要である。

## 3. 免疫調整薬

これまでNMOはMSと診断されIFN$\beta$や海外ではグラチラマー・アセテート[44,45)]で治療が行われることも少なくなかった。これらの治療は有効であったとする報告もあるが，しかし，本邦でもIFN$\beta$の使用により悪化例や無効例がみられ[46~48)]，NMOでのIFN$\beta$治療は慎重でなければならない。現在，IFN$\beta$治療の有効性に関する全国調査が行われているが，NMOやLESCLを有するMSでのIFN$\beta$治療の評価のためにさらなる検討が必要である。

## 文献

1) Kira J : Multiple sclerosis in the Japanese population, Lancet Neurol. 2, 117-27, 2003.
2) O'Riordan JI, Gallagher HL, Thompson AJ, et al. : Clinical, CSF, and MRI findings in Devic's neuromyelitis optica, J Neurol Neurosurg Psychiatry. 60, 382-7, 1996.
3) Wingerchuk DM, Hogancamp WF, O'Brien PC, et al. : The clinical course of neuromyelitis optica (Devic's syndrome), Neurology. 53, 1107-14, 1999.
4) Lennon VA, Wingerchuk DM, Kryzer TJ, et al. : A serum autoantibody marker of neuromyelitis optica : distinction from multiple sclerosis, Lancet. 364, 2106-12, 2004.

5) Lennon VA, Kryzer TJ, Pittock SJ, et al.: IgG marker of optic-spinal multiple sclerosis binds to the aquaporin-4 water channel, J Exp Med. 202, 473-7, 2005.
6) Jacob A, Matiello M, Wingerchuk DM, et al.: Neuromyelitis optica: Changing concepts, J Neuroimmunol. 187, 126-138, 2007.
7) Wingerchuk DM, Lennon VA, Lucchinetti CF, et al.: The spectrum of neuromyelitis optica, Lancet Neurol. 6, 805-815, 2007.
8) Wingerchuk DM, Lennon VA, Pittock SJ, et al.: Revised diagnostic criteria for neuromyelitis optica, Neurology. 66, 1485-9, 2006.
9) Kozono D, Yasui M, King LS, et al.: Aquaporin water channels: atomic structure and molecular dynamics meet clinical medicine, J Clin Invest. 109, 1395-1399, 2002.
10) Agre P, Kozono D: Aquaporin water channels: molecular mechanisms for human diseases, FEBS Lett. 555, 72-8, 2003.
11) 佐々木 成：アクアポリン研究の現在．「みずみずしい体のしくみ―水の通り道「アクアポリン」の働きと病気―」（佐々木 成編），pp 3-5，株式会社クバプロ，東京，2005.
12) Amiry-Moghaddam M, Otsuka T, Hurn PD, et al.: An alpha-syntrophin-dependent pool of AQP4 in astroglial end-feet confers bidirectional water flow between blood and brain, Proc Natl Acad Sci USA, 100, 2106-11, 2003.
13) 祖父江和哉：脳浮腫は恐い，「みずみずしい体のしくみ―水の通り道「アクアポリン」の働きと病気―」（佐々木 成編），pp 139-145，株式会社クバプロ，東京，2005.
14) Tanaka K, Tani T, Tanaka M, et al.: Anti-aquaporin 4 antibody in selected Japanese multiple sclerosis patients with long spinal cord lesions, Mult Scler. 13, 850-5, 2007.
15) Takahashi T, Fujihara K, Nakashima I, et al.: Anti-aquaporin-4 antibody is involved in the pathogenesis of NMO: a study on antibody titre, Brain. 130, 1235-43, 2007.
16) Matsuoka T, Matsushita T, Kawano Y, et al.: Heterogeneity of aquaporin-4 autoimmunity and spinal cord lesions in multiple sclerosis in Japanese, Brain. 130, 1206-23, 2007.
17) 早川 省，森 雅裕，吉山容正，他：多発性硬化症における抗aquaporin-4抗体ELISA測定系の確立と陽性者の臨床像．神経免疫．15, 46, 2007.
18) Paul F, Jarius S, Aktas O, et al.: Antibody to aquaporin 4 in the diagnosis of neuromyelitis optica, PLoS Med. 4, 669-674, 2007.
19) Misu T, Fujihara K, Kakita A, et al.: Loss of aquaporin 4 in lesions of neuromyelitis optica: distinction from multiple sclerosis, Brain. 130, 224-34, 2007.
20) Roemer SF, Parisi JE, Lennon VA, et al.: Pattern-specific loss of aquaporin-4 immunoreactivity distinguishes neuromyelitis optica from multiple sclerosis, Brain. 130, 1194-205, 2007.
21) Sinclair C, Kirk J, Herron B, et al.: Absence of aquaporin-4 expression in lesions of neuromyelitis optica but increased expression in multiple sclerosis lesions and normal-appearing white matter, Acta Neuropathol (Berl). 113, 187-94, 2007.
22) Lucchinetti CF, Mandler RN, McGavern D, et al.: A role for humoral mechanisms in the pathogenesis of Devic's neuromyelitis optica, Brain. 125, 1450-61, 2002.
23) Hinson SR, Pittock SJ, Lucchinetti CF, et al.: Pathogenic potential of IgG binding to water channel extracellular domain in neuromyelitis optica, Neurology. 69, 1-11, 2007.
24) Pittock SJ, Lennon VA, Krecke K, et al.: Brain abnormalities in neuromyelitis optica, Arch Neurol. 63, 390-6, 2006.
25) Vendrame M, Azizi SA: The spectrum of neuromyelitis optica: a case of NMO with extensive brain stem involvement, Neurol Res. 29, 32-5, 2007.
26) Poppe AY, Lapierre Y, Melancon D, et al.: Neuromyelitis optica with hypothalamic involvement, Mult Scler. 11, 617-21, 2005.
27) Pittock SJ, Weinshenker BG, Lucchinetti CF, et al.: Neuromyelitis optica brain lesions localized at sites of high aquaporin 4 expression, Arch Neurol. 63, 964-8, 2006.
28) Tanaka M, Tanaka K, Komori M, et al.: Anti-aquaporin 4 antibody in Japanese multi-

ple sclerosis : the presence of optic spinal multiple sclerosis without long spinal cord lesions and anti-aquaporin 4 antibody, J Neurol Neurosurg Psychiatry. 78, 990-2 2007.
29) Nakashima I, Fujihara K, Miyazawa I, et al. : Clinical and MRI features of Japanese patients with multiple sclerosis positive for NMO-IgG, J Neurol Neurosurg Psychiatry. 77, 1073-5, 2006.
30) 小川 剛, 神崎真実, 田中恵子, 他：視神経脊髄型多発性硬化症における抗Aquaporin-4抗体の臨床的意義. 神経免疫. 15, 45, 2007.
31) Weinshenker BG, Wingerchuk DM, Vukusic S, et al. : Neuromyelitis optica IgG predicts relapse after longitudinally extensive transverse myelitis, Ann Neurol. 59, 566-9, 2006.
32) Wingerchuk DM : Diagnosis and treatment of Neuromyelitis optica, Neurologist 13,
33) Weinshenker BG, O'Brien PC, Petterson TM, et al. : A randomized trial of plasma exchange in acute central nervous system inflammatory demyelinating disease, Ann Neurol. 46, 878-886, 1999.
34) Keegan M, Pineda AA, McClelland RL, et al. : Plasma exchange for severe attacks of CNS demyelination : Predictors of response, Neurology. 58, 143-146, 2002.
35) Ruprecht K, Klinker E, Dintelmann T, et al. : Plasma exchange for severe optic neuritis : treatment of 10 patients, Neurology. 63, 1081-1083, 2004.
36) Watanabe S, Nakashima I, Misu T, et al. : Therapeutic efficacy of plasma exchange in NMO-IgG-positive patients with neuromyelitis optica, Mult Scler. 13, 128-32, 2007.
37) Watanabe S, Misu T, Miyazawa I, et al. : Low-dose corticosteroids reduce relapses in neuromyelitis optica : a retrospective analysis, Mult Scler. 13, 968-74, 2007.
38) Papeix C, Vidal JS, de Seze J, et al. : Immunosuppressive therapy is more effective than interferon in neuromyelitis optica. Mult Scler. 13, 256-259, 2007.
39) Mandler RN, Ahmed W, Dencoff JE : Devic's neuromyelitis optica : a prospective study of seven patients treated with prednisone and azathioprine. Neurology. 51, 1219-1220, 1998.
40) Weinstock-Guttman B, Ramanathan M, Lincoff N, et al. : Study of mitoxantrone for the treatment of recurrent neuromyelitis optica (Devic disease), Arch Neurol. 63, 957-63, 2006.
41) Falcini F, Trapani S, Ricci L, et al. : Sustained improvement of a girl affected with Devic's disease over 2 years of mycophenolate mofetil treatment. Rheumatology. 45, 913-915, 2006.
42) Cree BAC, Lamb S, Morgan K, et al. : An open label study of the effects of rituximab in neuromyelitis optica. Neurology. 64, 1270-1272, 2005.
43) Bakker J, Metz L : Devic's neuromyelitis Optica treated with intravenous gamma globulin (IVIG). Can J Neurol Sci. 31, 265-267, 2004.
44) Bergamaschi R, Uggetti C, Tonietti S, et al. : A case of relapsing neuromyelitis optica treated with glatiramer acetate. J Neurol. 250, 359-361, 2003.
45) Gartzen K, Limmroth V, Putzki N : Relapsing neuromyelitis optica responsive to glatiramer acetate treatment, Eur J Neurol. 14, E12-E13, 2007.
46) 吉良潤一, 菊地誠志, 糸山泰人, 他：多発性硬化症 (MS) 2004年全国臨床疫学調査結果第3報：合併症からみた日本人MSの病像. 厚生労働科学研究費補助金（難治性疾患克服研究事業）免疫性神経疾患に関する調査研究（主任研究者 吉良潤一）. 平成17年度総括・分担研究報告書. p 151-152, 2005.
47) Warabi Y, Matsumoto Y, Hayashi H : Interferon beta-1b exacerbates multiple sclerosis with severe optic nerve and spinal cord demyelination, J Neurol Sci. 252, 57-61, 2007.
48) Shimizu Y, Yokoyama K, Misu T, et al. : Development of extensive brain lesions following interferon beta therapy in relapsing neuromyelitis optica and longitudinally extensive myelitis, J Neurol. 255, 305-307, 2008.

# G. 日本人多発性硬化症の特性からみた治療上の問題点
## ②視神経脊髄型多発性硬化症

松井　真（金沢医科大学神経内科学）

## 視神経脊髄型多発性硬化症の概念

視神経脊髄型多発性硬化症（opticospinal multiple sclerosis：OSMS）は，欧米のMS患者よりも日本人MS患者で多くみられることが知られていた，視神経と脊髄に病変の主座がある病型である[1,2]。実際に診察すると，眼振などの脳幹部病変を示唆する軽微な神経徴候が認められたり，T2強調磁気共鳴画像（magnetic resonance imaging：MRI）で脱髄巣と判定される小さな高信号病変が大脳やテント下に検知される場合がある。対照的に，大脳や小脳の病変に由来する神経症状を主として呈するMS患者は，西欧型MS（conventional MS：CMS）と称される。これは，57名の日本人MS患者について，上記のような定義で2つの患者群に分類し，クラスIIの組織適合性抗原との相関を検討した結果に基づいている。すなわち，両群では免疫学的背景が異なり，CMSでは欧米のMS患者で既に確立されていたHLA-DR2抗原との相関が認められ[3]，日本人（現在ではアジア系の人種にあてはまることが知られている[4]）に特有の病型としてOSMSが分離されたのである。

MSにOSMSとCMSという2つの病型が存在することが広く一般の臨床家に知られることは，MSの早期診断や外来治療の際に有用である。なぜならば，たとえば視神経炎による視力障害で眼科を訪れた患者に対しては，MSの一症状である可能性を疑って神経内科を受診するよう眼科医からの助言が得られやすくなり，また，次項に述べるようなOSMSの症状出現に気をつけるよう患者に注意を促すことで，再発の際，早期の治療開始を図ることが可能になるからである。

ところで，今日のMS診療における重要な課題の一つとして，OSMSと同様に視神経と脊髄に主たる病変を形成するneuromyelitis optica（NMO）という疾患をどう位置づけるかという点が挙げられる。詳細は本書の他項に譲るが，NMOでは視神経炎・脊髄炎ともに重症で，失明の危険が高く，MRIで脊髄病変は3椎体以上の長さに連続し，大脳病変はMSとしては非定型的であるとされる[5,6]。血清中のNMO-IgGもしくは抗アクアポリン4（AQP4）抗体がNMO診断の特異的マーカーである。MSでは，こ

表1 視神経脊髄型多発性硬化症の臨床的特徴（文献9*，および10より改変）

|  | OSMS | CMS |
|---|---|---|
| 発症時年齢（歳） | 34.8±12.9 | 29.3±12.5 |
| 男女比（男性：女性） | 1：4.7 | 1：2.4 |
| 髄液細胞数（/μL）* | 86 | 6.7 |
| 髄液蛋白（mg/dL）* | 116 | 50 |
| 二次性進行型（％） | 7.7 | 15.2 |
| 高度視力障害（後遺症）（％） | 49.8 | 20.7 |
| 中等度以上脊髄障害（後遺症）（％） | 39.4 | 12.7 |

上記のすべての項目で有意差あり。
OSMS＝opticospinal MS，CMS＝conventional MS

れまでに特異的診断マーカーが確立されたことはない。したがって，OSMS患者の治療を行う際には，NMOを意識して進める必要がある。しかし，2007年の時点では，両者が表現型の類似した異なるdisease entityに属するのか[7]，あるいは両者ともMSの亜型として位置づけるべきなのか[8]，いまだ結論は出ていない。このため，想定される両疾患の免疫病理学的な背景因子の相違を考慮しながら，臨床の場で得られた治療経験を通して，標準的な治療法を修正していくという方策が実用的である。

## 視神経脊髄型多発性硬化症の臨床的特徴

OSMSとCMSの相違を意識しながら診療することは重要である。表1のように，OSMSでは50歳以降での発症がまれではなく，脊髄炎は白血球増多の程度が高く，炎症が強い傾向にある[4,9,10]。これらの特徴を知っていると，急性期治療を行う際，髄液や脊髄MRI所見に応じて，副腎皮質ホルモンの大量点滴静注療法の1クールの期間を延長する，あるいは同治療を何クールか繰り返すなどの選択肢を考慮することができる。

さらに，脊髄炎の特徴として，体幹部に「帯状の締めつけ感」や「板を入れられたような感じ」が出ること，また，回復期には，体動や触刺激に誘発されて起こる四肢の一部の疼痛を伴う一過性の強直性けいれんが出現しやすいこと（painful tonic spasm）などをあらかじめ患者に知っておいてもらうことで，なるべく早期に治療を開始し，同時に治療についての不安感を軽減することが可能となる。

## 視神経脊髄型多発性硬化症の免疫病理学的特徴

自己免疫機序による慢性炎症性の脱髄疾患であると想定されているMSにおいて，OSMSを免疫病理学的な面から理解することは，適切な治療方法を選択する上で不可欠である。

### 表2 視神経脊髄型多発性硬化症の免疫異常（文献9，12，14，17より改変）

|  | OSMS | CMS |
|---|---|---|
| 末梢血 |  |  |
| 　CD4細胞 | IFN-γ産生Th1増加 | IFN-γ産生Th1増加 |
| 　CD8細胞 | IFN-γ産生Tc1増加 | IL-4産生Tc2増加 |
| 髄液 |  |  |
| 　CD4細胞 | IL-4産生Th2増加 | IFN-γ産生Th1増加 |
| 　IL-5 | CMSより上昇 | 対照群と有意差なし |
| 　IL-8 | CMS・対照群より上昇 | 対照群より上昇 |
| 　IL-17 | CMS・対照群より上昇 | 対照群と有意差なし |
| 　TNF-α | 対照群と有意差なし | 対照群より上昇 |
| 　OCB陽性率 | 10〜43％ | 33〜77％ |

OCB=oligoclonal IgG band

## 1. OSMS vs. CMS

### ①概要

OSMSの特徴は，視神経や脊髄に出現する病変部位における炎症反応がCMSよりも強い傾向にあることは既に述べた[4,9,10]。しかし，免疫学的側面から両者を比較した研究報告は少ない。末梢血検体は，外来通院患者から容易に得られ，また必要であれば何度か採取できることから，臨床現場での有用性が大きい。一方では，血液脳関門（blood-brain barrier：BBB）を越えた中枢神経組織内で起こっている免疫反応をどの程度特異性を持って検知できるかという問題が常につきまとう。他方，髄液検体を採取するための腰椎穿刺は入院患者を対象に行われるのが通常である。したがって，外来診療におけるルーチン検査とすることはできないが，得られた情報は中枢神経内の病態を鋭敏に反映する[11]。以下に述べる，OSMSとCMSを免疫学的な側面から比較した結果を表2に示した。

### ②末梢血

末梢血のリンパ球を対象とし，20名のOSMSおよび21名のCMS患者を比較したところ，両群で異なる免疫学的な指標は見い出されなかった。しかし，22名の健常者と比較すると，同じ急性増悪期の末梢血でも，OSMSではインターフェロンγ（interferon-γ：IFN-γ）を産生するI型のCD8陽性細胞傷害性T細胞（Tc1）が優位であり，対照的にCMSではインターロイキン4（interleukin-4：IL-4）を産生するII型の細胞傷害性T細胞（Tc2）が優位で，各々異なる免疫応答が存在することが判明した[12]。さらに，血清を対象とした研究により，寛解期に入ってもミエロペロキシダーゼが低下しないOSMS患者では，神経障害度が高く，中枢神経組織障害の強さを反映していることが明らかにされた[13]。

### ③髄液

OSMSの免疫学的特徴は，むしろ髄液

の解析により明らかにされた。この事実は，中枢神経組織に限局して病変が生ずる MS の病態に迫るには，髄液を対象とした研究が不可欠であることを示唆している。

まず，急性増悪期にある 20 名の OSMS と 20 名の CMS 患者を比較することによって，OSMS では髄液中の IL-8 および IL-17 が CMS よりも高レベルに存在することが判明した。さらに IL-4 を産生する II 型の CD4 陽性ヘルパー T 細胞（Th2）細胞も，CMS 患者髄液中より高率に存在した[14]。IL-17 は，ミエリンオリゴデンドロサイト糖蛋白（myelin oligodendrocyte glycoprotein：MOG）を感作して作製される実験的自己免疫性脳脊髄炎（experimental autoimmune encephalomyelitis：EAE）において，病態形成に重要な役割を担っていることが知られているサイトカインである[15]。サルを用いた MS 動物モデルでは，抗 MOG 抗体の存在が重症化を促す要因になっていることが知られている[16]。このような基礎的研究成果を踏まえ，OSMS では，IL-4 により増強される液性免疫（抗体が介在する免疫反応）の関与と，IL-17/IL-8 により誘導される好中球の中枢神経内への浸潤による組織障害という，CMS とは一線を画する免疫学的背景因子を備えていることが明らかにされた[14]。

しかし，OSMS には，液性免疫の重要性という上記の知見と相反するもう一つの特徴がある。それは，オリゴクローナル IgG バンド（oligoclonal IgG band：OCB）の検出率が低いという事実である。OCB は，39 名の CMS 患者では 77% で陽性に出たのに対し，20 名の OSMS 患者では 10% の陽性率にとどまっていた[17]。さらに，より厳密な定義で規定した pure OSMS 患者 10 名では，全員陰性であった[18]。OCB は，中枢神経内における B 細胞の活性化（液性免疫の亢進）を示唆する所見であると考えられている[19]。したがって，その背景因子として，IL-4 を産生する Th2 反応の増強という病態の存在が推定される。しかし，Th2 が病態形成に関与していると推定される OSMS において OCB が陰性であり，IFN-γ などの炎症惹起性のサイトカインを産生する I 型ヘルパー T 細胞（Th1）主体の病態が想定されている CMS においてむしろ高率に陽性であるという矛盾した知見は[17,18]，これまで十分な議論の対象とされていない[19]。治療法の選択や開発と密接に繋がる今後の課題である[20]。

## 2. OSMS vs. NMO
### ①臨床的側面

OSMS と NMO は，アジア・アフリカ系の人種に多く，CMS よりも平均発症年齢が高く，視神経炎・脊髄炎による障害度が大きく，脊髄病変は腫脹を伴い 3 椎体以上の長さにわたり，病理学的には脱髄のみならず壊死所見を呈し，髄液は時に好中球を含む著明な細胞増多を示すなど，多くの共通した臨床像を備えている[4]。

NMO では，当初視神経と脊髄に病変が限局することが疾患の定義であったが[5]，現在では，頭部 MRI 上に MS としては非典型的な T2 高信号病変を認めることは珍しくないと考えられている[6]。一方，脊髄炎や視神経炎が先行しても，経過中に大脳

に明らかな脱髄病変が生じた場合には，OSMSの診断がCMSに修正されてきたというのが，今日までの本邦でのOSMS診療の実態である。

②免疫病理学的側面

OSMSとNMOを臨床的に鑑別することは，上記の理由から不可能である。

OSMSとNMOの関係は，近い将来，1) 従来の基準でOSMSと診断されていた患者群から，独立したdisease entityとしてNMOが分離される，2) NMOは，OSMSともCMSとも異なる免疫学的な要因が介在するMSの一亜型として位置づけられる，3) 従来の診断基準でOSMSとされていた患者群は，NMOと診断名を変更するべきであるとの結論に至る，という3つの可能性が想定される。

OSMSとNMOに関するキーワードが2つある。すなわち，3椎体以上の病変の広がりを示す脊髄病変（報告者によって表現が異なるため，ここではlong spinal cord lesionを略してLCLと記載する）と抗AQP4抗体である。LCLに関しては，抗AQP4抗体の存在とは別個の要因により形成されるとする報告と[21]，OSMSにおけるLCL形成と抗AQP4抗体[22]やNMO-IgG[23]の存在は密接に結びついているとする報告がある。また，LCLを有しないOSMSはCMSに類似した臨床的特徴を備えているとする報告は傾聴に値するが[24]，科学的に追究する限り，OSMS＝NMOであることを支持するデータは，どの研究施設からも提出されていない[21~24]。

注意しなければならないのは，NMO-IgGや抗AQP4抗体がNMOの診断に有用な免疫学的マーカーであるという事実と，同抗体がNMOにおける組織障害に直接関与している可能性があるという仮説とは，別個に扱うべき事柄であるということである。したがって，これらの抗体の病的意義が明らかにされていない現時点では，LCLの有無で抗体測定を代用できるかのような議論は，極めて危険なドグマであると言わざるを得ない。

## エビデンスに基づいた治療法と経験的に有用な治療法

OSMSのみを対象とした治療研究や治験は存在しない。したがって，厳密な意味では，エビデンスをAHCPR（Agency for Health Care Policy and Research）の分類に基づいて記載することはできず，以下に記載する内容は，とくに指摘しない限り，エビデンスレベルIVである。

### 1. 急性期治療

#### ①副腎皮質ホルモン大量点滴静注療法

MS急性増悪時の第一選択は，副腎皮質ホルモンの大量点滴静注療法（いわゆるステロイドパルス療法）である。通常，1クールの治療として，1,000 mgのメチルプレドニゾロンを500 mlの5％ブドウ糖や維持用輸液に混じ，2～3時間かけて点滴静注を3日間施行した後に，1 mg/kg程度の経口ステロイド薬（プレドニゾロンやメチルプレドニゾロン）を10～14日かけて漸減・中止する[25]。しかし，急性の脱髄性視神経炎を対象とした研究により，本治療法は極期からの回復を早める効果がある

ものの，視力の保持という点では多くを期待できないことが判明した（エビデンスレベルIb）[26]。OSMSでは，視神経炎（視力障害）や脊髄炎（歩行障害）という，直接にADLの低下に繋がる症状が出現するが，副腎皮質ホルモンの内服のみによる治療は次の再発を起こしやすく（エビデンスレベルIb）[26]，避けるべきである。

OSMSでは，一度のステロイドパルス療法では軽快が得られない再発をしばしば経験する。同療法を1〜2クール追加することで症状の改善が得られる場合があることを銘記しておく必要がある。さらに，髄液の好中球増多が著明である，あるいはMRI画像で脊髄の浮腫像が目立つなど，強い炎症が存在する証拠があれば，標準3日間の点滴静注を5日間まで延長することも，回復促進に役立つ可能性がある。

②血漿交換療法

1999年，MS患者12名を含めた22名の炎症性中枢神経脱髄疾患者でランダム化二重盲検試験が行われ，意識障害や失語あるいは重篤な麻痺を残していても，発症から3ヵ月以内に血漿交換療法（1回2〜3Lを隔日に計7回）を施行することで，40％以上の症例で症状改善が得られたと報告された[27]。残念なことに，その後の追加報告の中でも，視力の回復効果については記載がない[28]。血漿交換療法はNMO症例で良好な反応を示す傾向にあるが[28]，OSMSでも，上記のように2〜3回のパルス療法に反応しない症例では，積極的に考慮してよい治療法である。

2. 慢性期治療（再発抑制）

日本人のCMSでも，罹病期間が10年を越えると欧米と同様に50％近くの症例が二次性進行型MSに移行しており，これがCMS患者の障害度を規定しているのに対し，OSMSで発症後10年以内に障害度が増大するのは，毎回の再発による障害が蓄積するためであるとする報告がある[29]。したがって，OSMSでは，CMSにも増して，有効な再発予防手段を講ずることが重要課題である。ところが，この点において，現時点でのエビデンスが乏しいというのが実情である。

①インターフェロンβ

CMSの再発予防にインターフェロンβ（interferon-beta：IFN-β）が有効であることは，多くの報告が支持している。一方，OSMSについては，Saidaらが日本におけるIFN-β1bの治験結果のサブ解析を行い，CMSと同様にOSMSでも，IFN-βの薬量依存性の再発抑制効果が認められる傾向にあったことを報告した[30]。

本邦では，2000年11月からIFN-β1b製剤の，2006年11月からはIFN-β1a製剤の保険適用が認められたが，Saidaらの報告[30]を待つまでもなく，同薬はOSMSとCMSの区別なく再発予防目的で導入され，現在約30％のMS患者が使用している。この7年間に，OSMS患者へIFN-β療法を導入したところ，比較的早期に重篤な症状で再発し後遺症を残した[31]，あるいは大脳や小脳に大きな病変が出現した，等の症例報告が提出されている[32]。このような症例の中には，抗AQP4抗体陽性の再発型NMOと確定診断できる患者が含まれていることが判明した[33]。実際，抗

AQP4抗体陽性でNMO診断基準に合致するOSMS患者では，IFN-βの治療開始後も平均の再発率は同じか若干増加する傾向にあり，対照的に，抗体陰性のOSMSでは，たとえLCLを伴っていても（この場合，診断基準からはNMOとしてよい），同療法で再発は有意に低下する[21]。

ところで，2004年の厚生労働省班会議による全国調査では，主治医の主観的印象ながら，IFN-βの効果は，OSMSでLCLを伴う群で有効51.5%・増悪18.2%，OSMSでLCLを伴わない群で有効68%・増悪8%，対照的に，CMSでLCLを伴う群で有効63.3%・増悪13.3%，CMSでLCLを伴わない群で有効72.2%・増悪3.7%と，OSMSではIFN-β無効例が多い傾向にあることが判明した[10]。重要な点は，OSMSの患者でLCLを伴っていても，約半数の症例ではIFN-βの効果があったことを主治医が認めている点である。したがって，再発頻度の高いOSMS患者では，IFN-β療法の導入を考慮してもよい。しかし，抗AQP4抗体がルーチンに測定できない現状においては，LCLの存在を治療開始後の症状増悪のリスクを示す指標として捉え，慎重な経過観察を行うべきである。

②**大量免疫グロブリン静注**（Intravenous immunoglobulin：IVIg）

IVIgは1997年のFazekasらによるランダム化二重盲検試験の成功を端緒とした[34]，0.2〜1.0g/kg程度の免疫グロブリンを月1回点滴静注する方法で，一時期盛んに治験が行われた。現在本邦では，CMSに焦点を当てて再発抑制の治験が進行中であるが，液性免疫の関与が推定されるOSMSの再発予防手段としても，近い将来，十分に成算のある治験対象として注目されると考えられる。

③**その他**

一般にMSでは，副腎皮質ホルモンの内服を行っても再発予防効果はないとされる[25]。しかし，CMS・OSMSを問わず，15〜30mg程度の副腎皮質ホルモン（主としてプレドニゾロン）の内服を継続することで，再発頻度を抑制できていると判断せざるを得ない患者群があることも確かである[35]。アザチオプリンが同様の効果をもたらす症例もある。これらの患者群を，抗AQP4抗体の存在や，新規の免疫学的マーカーで識別できるか否かが，今後の課題である。

### 3. 将来の展望

OSMSに対する治療法は，CMSと大きくは異ならないが，CMSではfirst-lineやsecond-lineではない治療法や薬剤の使用法が有効である症例が臨床の場で経験される。今後は，症例報告レベルで蓄積されつつあるOSMS患者のさまざまな治療経験が，抗AQP4抗体の有無や治療前後での抗体価の推移との関連から検証され，OSMSとNMOの疾患単位としての位置づけ確定とともに，標準的治療法のアルゴリズムが描けるようになるものと期待される。

### 文献

1) Kuroiwa Y, Igata A, Itahara K, et al.: Na-

2) Shibasaki H, McDonald WI, Kuroiwa Y : Racial modeification of clinical picture of multiple sclerosis : comparison between British and Japanese patients. J Neurol Sci. 49 : 253-271, 1981.
3) Kira J-i, Kanai T, Nishimura Y, et al. : Western versus Asian type of multiple sclerosis : Immunologenetically and clinically distinct disorders. Ann Neurol. 40 : 569-574, 1996.
4) Kira J-i : Multiple sclerosis in the Japanese population. Lancet Neurol. 2 : 117-126, 2003.
5) Wingerchuk DM, Hogancamp WF, O'Brien PC, et al. : The clinical course of neuromyelitis optica (Devic's syndrome). Neurology. 53 : 1107-1114, 1999.
6) Jacob A, Matiello M, Wingerchuk DM, et al. : Neuromyelitis optica : Changing concepts. J Neuroimmunol. 187 : 126-138, 2007.
7) Weinshenker BG : Neuromyelitis optica is distinct from multiple sclerosis. Arch Neurol. 64 : 899-901, 2007.
8) Galetta SL, Bennett J : Neuromyelitis optica is a variant of multiple sclerosis. Arch Neurol. 64 : 901-903, 2007.
9) Yamazaki K, Horiuchi I, Minohara M, et al. : HLA-DPB1＊0501-associated opticospinal multiple sclerosis. Clinical, neuroimaging and immunogenetic studies. Brain. 122 : 1689-1696, 1999.
10) 吉良潤一：多発性硬化症：日本における最近の動向．日本醫事新報．4301：53-59, 2006.
11) 松井 真：多発性硬化症の疾患活動性のマーカーとそのモニタリング．モダンフィジシャン．24：1923-1926, 2004.
12) Ochi H, Wu X-M, Osoegawa M, et al. : Tc1/Tc2 and Th1/Th2 balance in Asian and Western types of multiple sclerosis, HTLV-I-associated myelopathy/tropical spastic paraparesis and hyperIgEaemic myelitis. J Neuroimmunol. 119 : 297-305, 2001.
13) Minohara M, Matsuoka T, Li W, et al. : Upregulation of myeloperoxidase in patients with opticospinal multiple sclerosis : Positive correlation with disease severity. J Neuroimmunol. 178 : 156-160, 2006.
14) Ishizu T, Osoegawa M, Mei F-J, et al. : Intrathecal activation of the IL-17/IL-8 axis in opticospinal multiple sclerosis. Brain. 128 : 988-1002, 2005.
15) Komiyama Y, Nakae S, Matsuki T, et al. : IL-17 plays an important role in the development of experimental autoimmune encephalomyelitis. J Immunol. 177 : 566-573, 2006.
16) Genain CP, Nguyen M-H, Letvin NL, et al. : Antibody facilitation of multiple sclerosis-like lesions in a nonhuman primate. J Clin Invest. 96 : 2966-2974, 1995.
17) Nakashima I, Fujihara K, Sato S, et al. : Oligoclonal IgG bands in Japanese patients with multiple sclerosis. A comparative study between isoelectric focusing with IgG immunofixation and high-resolution agarose gel electrophoresis. J Neuroimmunol. 159 : 133-136, 2005.
18) Misu T, Fujihara K, Nakashima I, et al. : Pure optic-spinal form of multiple sclerosis in Japan. Brain. 125 : 2460-2468, 2002.
19) Meinl E, Krumbholz M, Hohlfeld R : B lineage cells in the inflammatory central nervous system environment : Migration, maintenance, local antibody production, and therapeutic modulation. Ann Neurol. 59 : 880-892, 2006.
20) McFarland HF, Martin R : Multiple sclerosis : a complicated picture of autoimmunity. Nature Immunol. 8 : 913-919, 2007.
21) Matsuoka T, Matsushita T, Kawano Y, et al. : Heterogeneity of aquaporin-4 autoimmunity and spinal cord lesions in multiple sclerosis in Japanese. Brain. 130 : 1206-1223, 2007.
22) Tanaka K, Tani T, Tanaka M, et al. : Anti-aquaporin 4 antibody in selected Japanese multiple sclerosis patients with long spinal cord lesions. Mult Scler. 13 : 850-855, 2007.
23) Nakashima I, Fujihara K, Miyazawa I, et al. : Clinical and MRI features of Japanese pa-

tients with multiple sclerosis positive for NMO-IgG. J Neurol Neurosurg Psychiatry. 77 : 1073-1075, 2006.
24) Nakashima I, Fukazawa T, Ota K, et al. : Two types of optic-spinal form of multiple sclerosis in Japan : clinical and laboratory features. J Neurol. 254 : 488-492, 2007.
25) Rudick RA, Cohen JA, Weinstock-Guttman B, et al. : Management of multiple sclerosis. N Engl J Med. 337 : 1604-1611, 1997.
26) Beck RW, Cleary PA, Anderson MM Jr, et al. : A randomized, controlled trial of corticosteroids in the treatment of acute optic neuritis. N Engl J Med. 326 : 581-588, 1992.
27) Weinshenker BG, O'Brien PC, Petterson TM, et al. : A randomized trial of plasma exchange in acute central nervous system inflammatory demyelinating disease. Ann Neurol. 46 : 878-886, 1999.
28) Keegan M, Pineda AA, McClelland RL, et al. : Plasma exchange for severe attacks of CNS demyelination : Predictors of response. Neurology. 58 : 143-146, 2002.
29) Osoegawa M, Niino M, Tanaka M, et al. : Comparison of the clinical courses of the opticospinal and conventional forms of multiple sclerosis in Japan. Intern Med. 44 : 934-938, 2005.
30) Saida T, Tashiro K, Itoyama Y, et al. : Interferon beta-1b is effective in Japanese RRMS patients. A randomized, multicenter study. Neurology. 64 : 621-630, 2005.
31) 高津成美：MSでのインターフェロンは慎重にすべきである．Clin Neurosci. 25：959, 2007.
32) 神崎真美，四茂野はるみ，小川　剛，他：Interferon$\beta$-1b導入後に視神経脊髄型から通常型への病型移行がみられた多発性硬化症．臨床神経．47：100-104, 2007.
33) Shimizu Y, Yokoyama K, Takahashi T, et al. : Development of extensive brain lesions following interferon beta therapy in relapsing neuromyelitis optica and longitudinally extensive myelitis. J Neurol. 255 : 305-307, 2008.
34) Fazekas F, Deisenhammer F, Strasser-Fuchs S, et al. : Randomized placebo-controlled trial of monthly intravenous immunoglobulin therapy in relapsing-remitting multiple sclerosis. Lancet. 349 : 589-593, 1997.
35) 大石知瑞子，作田　学：多発性硬化症．ステロイド療法．日本臨床．61：1361-1366, 2003.

# G. 日本人多発性硬化症の特性からみた治療上の問題点
## ③膠原病合併例：シェーグレン症候群を中心として

郡山　達男（広島大学大学院脳神経内科学）
越智　一秀（広島大学病院脳神経内科）
松本　昌泰（広島大学大学院脳神経内科学）

多発性硬化症（multiple sclerosis：MS）において自己抗体あるいは膠原病などの自己免疫異常の合併が知られている[1]。膠原病合併MSに対してインターフェロンβ（interferon-β：IFNs）治療を行ったところ，反応のみられない症例やむしろ増悪がみられた症例が報告されている[2,3]。2004年MS全国臨床疫学調査では，主治医の主観ではあるが，膠原病を合併したMSではIFNs治療で効果がみられる症例もある一方，膠原病非合併MSに比べて効果がなくむしろ悪化した症例が多いことが示されている[4]。

本稿では膠原病合併MSに対する治療上の問題点を中心に概説する。

## MSと自己免疫疾患あるいは自己免疫異常の合併

MSに臓器特異的または臓器非特異的自己免疫疾患の合併が知られている。MSに橋本甲状腺炎やバセドウ病といった自己免疫性甲状腺疾患[5]，慢性関節リウマチ（rheumatoid arthritis：RA）[5]，全身性エリテマトーデス（systemic lupus erythematosus：SLE）[6]，シェーグレン症候群（Sjögren syndrome：SjS）[7]。重症筋無力症といった自己免疫疾患の合併が報告されている。MSにおける自己免疫疾患の累積有病率（4.92％）は一般人口のそれ（5.12％）に比べて高くないという報告[1]と自己免疫疾患の合併率はMSでは12.9％（13例/101例中）で対照の2.1％（2例/97例中）に比べて有意に高い（$p=0.009$）という報告[8]がある。MSにおける自己免疫疾患の有病率を検索した疫学研究の結果，MSでは一般人口に比べてI型糖尿病[9]がより高頻度にみられることが報告されている。これらのことからMSとその他の自己免疫疾患との間に病因的な関連が示唆される。

MS患者の血清中に様々な自己抗体が出現する。自己抗体の出現率は，MS患者では41％（43例/105例中）で対照の23％（24例/105例中）に比べて有意の高い（$p<0.01$）[1]と報告されている。MSでは抗甲状腺ミクロソーム抗体が5.7％〜15.0％[8,10]，抗サイログロブリン抗体が0％〜8.5％[10]，抗核抗体が7.1％〜81％[1,11]，抗SS-A/SS-B抗体，抗リン脂質抗体，抗好中球細胞質ミエロペルオキシダーゼ抗体（perinuclear anti-neutrophil cytoplasmic antibody：p-

ANCA；myeloperoxidase ANCA：MPO-ANCA) およびその他の自己抗体がみられる。MS における抗核抗体の頻度は対照に比べて高頻度である[12]。MS でみられる抗核抗体と年齢，罹病期間，病型および障害度といった臨床像との間に関連がみられない[12]。これらの自己抗体の抗体価は疾患活動性と関連して変動することが示唆されている[12]。したがって，MS における自己抗体の高い出現は，MS における非特異的 B 細胞の活動性の亢進を反映していると考えられている[1]。

### 1. 視神経脊髄型 MS と自己免疫異常との合併

本邦の MS は臨床的に視神経および脊髄に病変の限局した視神経脊髄型 MS (opticospinal MS：OSMS) の割合が欧米に比べ高く，その臨床的特徴は視神経脊髄炎 (neuromyelitis optica：NMO) と類似点が多い。OSMS では膠原病による神経症状と鑑別が困難な症例が存在する。OSMS は抗核抗体[13]，抗 DNA 抗体，抗甲状腺抗体[14]，抗 SS-A/SS-B 抗体，p-ANCA/MPO-ANCA，抗リン脂質抗体，などの自己抗体を有することが多い。わが国では，OSMS は大脳または小脳を含む広範な病変を有する通常型 MS (conventional MS：CMS) などに比べて有意に高頻度に，高力価の抗核抗体がみられることが多い[13]。また，OSMS では抗核抗体や抗 SS-A/SS-B 抗体を有する比率が高く，脊髄 MRI において 3 椎体を越える長大な脊髄病変 (longitudinally extensive spinal cord lesion：LESCL) を有する例ではよりその頻度が高い。これらの自己抗体の抗体価が重症度や再発頻度と相関することはないという報告もある。しかし，自己抗体や LESCL を有する OSMS は NMO の可能性があり，抗アクアポリン 4 (aquaporin-4：AQP4) 抗体を測定することが望まれる。

### 2. 視神経脊髄炎と自己免疫異常との合併

NMO は，視神経炎と横断性脊髄炎を特徴とし，MS を含めた中枢神経の炎症性脱髄性疾患の一型とみなされている。NMO は本来は単相性の経過をとるが，近年，再発型 NMO が注目されている。最近，NMO 患者血清中に AQP4 に特異的な抗体（NMO-IgG/抗 AQP4 抗体）が見い出され[15]，NMO は MS と異なる病態を有する可能性が示されている。

NMO では抗核抗体，抗 SS-A/SS-B 抗体，抗甲状腺抗体，抗リン脂質抗体といった自己抗体がよくみられ[16]，NMO の 10〜40％ に慢性甲状腺炎，SLE あるいは SjS といった自己免疫疾患の合併がみられる[16]。NMO において，3％ が SLE あるいは SjS の診断基準に合致し，78％ が NMO-IgG が陽性で，抗核抗体が 53％。抗 SS-A/SS-B 抗体が 17％ にみられるという報告がある[17]。したがって，自己抗体を有する例や膠原病を合併する例で LESCL を呈し NMO が疑われる例では抗 APQ4 抗体を測定することが勧められる。

### 3. MS とシェーグレン症候群の合併

SjS では 0〜60％ に中枢神経障害がみられる[18]。SjS に伴う中枢神経症状は MS に類似し，MS との鑑別が困難な症例が存在する[18]。さらに中枢神経症状が出現時に SjS に

表1 多発性硬化症類似の中枢神経障害を伴った原発性シェーグレン症候群20例の神経症状

| Clinical Manifestation | Patients n(%) | Events n |
| --- | --- | --- |
| Brain | 20(100) | |
| 　Hypesthesia | | 14 |
| 　Spasticity, hyperreflexia, or both | | 12 |
| 　Monocular visual loss | | 12 |
| 　Ataxia | | 11 |
| 　Hemiparesis or hemiplegia | | 10 |
| 　Cranial neuropathy | | 9 |
| 　Dysarthria | | 8 |
| 　Nystagmus | | 5 |
| 　Internuclear ophthalmoplegia | | 3 |
| Spinal cord | 17(85) | |
| 　Paraparesis | | 13 |
| 　　Acute or subacute transverse myelopathy | | 11 |
| 　　Chronic progressive myelopathy | | 3 |
| 　Neurogenic bladder | | 10 |
| 　Brown-Sequard's syndrome | | 2 |

(Alexander EL, et al：Ann Intern Med 104：323-30, 1986 より引用)

よる乾燥症状が軽微であったり，まったく乾燥症状を欠く症例もあり，MSとの鑑別をより一層困難にしている．同様な報告はアジアにおいてもみられており[19]，台湾においてPoserの診断基準に一致するMS様症状を呈する患者において50％（6例/12例中）と高い頻度でSjSと診断されたという報告がある[20]．SjSの中枢神経病変の病理所見の報告は少ないが，小血管周囲のリンパ球浸潤や壊死性血管炎が報告されている[21]．中枢神経症状を伴ったSjSの臨床像をMSと比較すると，40歳以上の発症が多く，女性の比率が80％と高く，抗SS-A/SS-B抗体の出現が50％と高く，一方，髄液中のオリゴクローナルバンドの出現は30％と少ないなどの特徴がある[22]．MS類似の中枢神経障害を伴ったSjSでは，視力障害が60％（12例/20例中），横断性脊髄症が65％（11例/17例中）と高頻度にみられ，OSMS/NMO類似の臨床像を呈する（表1）[18]．

MSとSjSの合併が報告されている[23]．MSにおいてSjSの合併は欧米では0〜16.7％であり[7,24]，一次進行型MSにおいて16.7％と高い頻度でSjSの合併がみられる[25]．欧米白人の一般人口におけるSjSの有病率は1〜5％とされていることから，MSにおけるSjSの合併は，とくに一次進行型MSにおいては一般人口に比べて高頻度である．

表2 膠原病および膠原病類縁疾患合併の有無による多発性硬化症病像の差異

|  | 多発性硬化症 膠原病（＋）(n＝62) | 多発性硬化症 膠原病（－）(n＝1,431) | p値 |
|---|---|---|---|
| 膠原病の合併 | SjS 24, RA 13, SLE 4, その他 21 | | |
| 発症時年齢（歳） | 36.3±12.7 | 31.4±13.0 | 0.0041 |
| 検査時年齢（歳） | 48.4±11.9 | 41.6±13.9 | 0.0002 |
| 罹病期間（年） | 12.2±11.4 | 10.2±.8.1 | n.s. |
| 男女比（男性：女性） | 4：58(1：14.5) | 383：1,048(1：2.7) | 0.0006 |
| 総合障害度（EDSS） | 4.6±2.6 | 3.5±2.7 | 0.0026 |
| 二次進行型の割合 | 9/62(14.5％) | 168/1,430(11.7％) | n.s. |
| 経過中に両側視力低下が出現した割合 | 22/62/35.5(％) | 456/1,418(32.2％) | n.s. |
| 経過中に対麻痺が出現した割合 | 31/61(50.8％) | 594/1,379(43.1％) | n.s. |
| 経過中に四肢麻痺が出現した割合 | 14/60(23.3％) | 253/1,388(18.2％) | n.s. |
| 経過中に横断性脊髄炎徴候が出現した割合 | 28/61(45.9％) | 359/1,351(26.6％) | 0.0009 |
| 最終時に高度以上の視力障害をきたす割合 | 19/62(30.6％) | 225/1,412(15.9％) | 0.0023 |
| 最終時に中等度以上の脊髄障害をきたす割合 | 29/61(47.5％) | 369/1,395(26.5％) | 0.0003 |
| 3椎体以上の長大な脊髄病変を有する割合 | 24/55(43.6％) | 283/1,221(23.2％) | 0.0005 |
| 髄液細胞数増多を示す割合 | 24/52(46.2％) | 433/1,172(36.9％) | n.s. |
| 髄液細胞数50/μl以上を示す割合 | 7/52(13.5％) | 88/1,172(7.5％) | n.s. |
| 末梢神経障害を合併した割合 | 4/59(6.8％) | 50/1,362(3.7％) | n.s. |

（小副川学：神経免疫学 14：151-155, 2006 より引用）

### 4. 膠原病合併 MS の臨床的特徴（2004年 MS 全国臨床疫学調査）

2004年 MS 全国臨床疫学調査にて集計された MS 1,493 例において膠原病合併症例の検討を行った（表2)[26]。膠原病およびその類縁疾患の合併は62症例あり、それらはSjS 24例，RA 13例，SLE 4例，その他21例であった。膠原病およびその類縁疾患を合併する症例と非合併症例に分けて，その臨床的特徴を解析した。膠原病合併 MS 症例は，高齢発症であり（p＝0.0041)，女性の割合が高かった（p＝0.0006)。総合障害度（Expanded Disability Status Scale：EDSS）は有意に高値であり（p＝0.0026)，高度以上の視力障害および横断性脊髄炎を呈する割合はそれぞれ有意に高く（それぞれ，p＝0.0023 と p＝0.0009)，LESCL を有する割合が有意に高かった（p＝0.0005)。膠原病を合併する MS はより OSMS に近い病態を呈する症例が多く，OSMS の割合が高かった（p＝0.0363)[4]。SjS 合併 MS 例も膠原病合併 MS と同様の臨床的特徴がみられOSMS/NMO 類似の病像を呈していた（表3)[27]。これらの結果から膠原病および類縁疾患合併症例を見落とさないためには，それらを示唆する全身所見や各種自己抗体についての血液検査などが不可欠である。

表3 シェーグレン症候群合併の有無による多発性硬化症病像の差異

| | 多発性硬化症 | | p値 |
|---|---|---|---|
| | シェーグレン症候群（＋）<br>（n＝24） | 膠原病（－）<br>（n＝1,431） | |
| 発症時年齢（歳） | 38.6±10.4 | 31.4±13.0 | 0.0078 |
| 検査時年齢（歳） | 47.8±12.3 | 41.6±13.9 | 0.0308 |
| 罹病期間（年） | 9.2±7.0 | 10.2±.8.1 | n.s. |
| 男女比（男性：女性） | 1：23 | 383:1,048(1：2.7) | 0.0240 |
| 総合障害度（EDSS） | 5.0±2.6 | 3.5±2.7 | 0.0085 |
| 二次進行型の割合 | 0/24(0.0％) | 168/1,430(11.7％) | n.s. |
| 経過中に両側視力低下が出現した割合 | 7/24(29.2％) | 456/1,418(32.2％) | n.s. |
| 経過中に対麻痺が出現した割合 | 13/24(50.0％) | 594/1,379(43.1％) | n.s. |
| 経過中に四肢麻痺が出現した割合 | 7/23(30.4％) | 253/1,388(18.2％) | n.s. |
| 経過中に横断性脊髄炎徴候が出現した割合 | 12/24(50.0％) | 359/1,351(26.6％) | 0.0104 |
| 最終時に高度以上の視力障害をきたす割合 | 8/24(33.3％) | 225/1,412(15.9％) | 0.0433 |
| 最終時に中等度以上の脊髄障害をきたす割合 | 13/24(54.2％) | 369/1,395(26.5％) | 0.0024 |
| 3椎体以上の長大な脊髄病変を有する割合 | 11/22(50.0％) | 283/1,221(23.2％) | 0.0033 |
| 髄液細胞数増多を示す割合 | 10/21(47.6％) | 433/1,172(36.9％) | n.s. |
| 髄液細胞数 50/$\mu l$ 以上を示す割合 | 4/21(19.0％) | 88/1,172(7.5％) | n.s. |
| OSMSの比率 | 7/24(29.2％) | 206/1,419(14.5％) | 0.0448 |
| 末梢神経障害を合併した割合 | 2/24(8.3％) | 50/1,362(3.7％) | n.s. |

OSMS：視神経脊髄型 MS

（吉良潤一：日本医事新報 53-59，2006 より引用）

## MS に対する IFNs 治療による自己免疫疾患あるいは自己抗体の発現

IFNs は MS の治療に有効であることが証明されている。MS に対する IFNs 治療は自己抗体を増やさないという報告がある[28]。これに対して，MS に対する IFNs 治療により血清中に抗甲状腺自己抗体あるいは甲状腺機能異常[29]の発現が報告されている。MS に対して IFNs-1b を 9ヵ月間投与したところ，抗甲状腺自己抗体が 42.8％ に，甲状腺機能異常が 12.5％ に発現がみられている[29]。また，IFNs-1b 治療前に 16％ が自己免疫性甲状腺炎を有しており，全例で抗甲状腺ペルオキシダーゼ（thyroid peroxidase：TPO）抗体が陽性であったが，IFNs-1b 治療前に抗 TPO 抗体陽性者では IFN$\beta$.1$\beta$ 治療後に高頻度（75％）に甲状腺機能異常の発現がみられた[30]。MS に対する IFNs 療法による甲状腺機能障害に関する報告をまとめて解析した結果，甲状腺機能低下症が 1.7％（17/872），甲状腺機能亢進症が 2.3％（22/972）みられた[31]。

IFN$\alpha$ や IFN$\beta$ といったタイプⅠIFN による甲状腺機能異常の発現機序の詳細は解明されていない。しかし，IFN 療法の副作用は免疫亢進あるいは免疫調節障害の結果であると考えられている。すなわち，タイプⅠIFN は，① major histocompatibility complex (MHC) class I 分子や細胞接着分子の発現亢進，②マクロファージの分化を促進し，インターロイキン-1 (IL-1) や腫瘍壊死因子-$\alpha$（TNF-$\alpha$）といった炎症性サイトカインの産生亢進，③B 細胞の増殖や分化を促進し，免疫グロブリンの産生亢進，といった免疫活性化機序によって自己免疫疾患や自己免疫異常を発現すると考えられている[31]。なお，自己免疫異常を伴わない甲状腺機能低下症の発症にはタイプ I IFN の甲状腺細胞への直接抑制効果が関与している可能性がある。

大部分の甲状腺機能異常は無症候性であり，多くの患者では IFNs の中止に関わらず自然に軽快する。したがって，IFNs 療法中は定期的な血清 TSH (thyroid stimulating hormone) の測定で十分であるが，治療前に甲状腺疾患や甲状腺機能異常を有する場合には系統的な甲状腺の評価が必要である。バセドウ病や症候性甲状腺機能亢進症が発症した場合にはまれに IFNs 療法を中止する必要がある。症候性甲状腺機能低下症を生じた際には，甲状腺機能が正常化していることを確認するために，甲状腺補充療法を中止し，IFNs 非投与時に甲状腺機能の再評価が必要である。

### 1. 膠原病合併 MS 例に対する IFNs 治療

橋本病と原発性 SjS を合併した MS に IFN$\beta$ を投与1ヵ月後に悪化がみられた症例[2]，SjS を合併した MS で IFN$\beta$ を導入したが頻回の再発が続き IFN$\beta$ が無効であった症例[3]が報告された。このように，膠原病合併 MS に対する IFN$\beta$ 治療では，効果がみられない症例あるいは増悪がみられる症例があることが注目されるようになった。

### 2. シェーグレン症候群合併 MS 例に対する IFN$\beta$ の効果

IFNs-1a に反応良好な MS において，IFNs-1a 開始5年後に SjS を発症した症例が報告されている[32]。また，IFNs-1b への反応が不良な MS において IFNs-1b 開始後に SjS が発症した症例が報告されている[19]。この症例ではステロイドパルス療法後にプレドニゾロン 60 mg/日の維持療法を開始し，その後，30 mg/日に減量されたが12ヵ月間，再発がみられていない。

合計 497 例の SjS に対して IFN の効果を検討した2つの第III相臨床試験の結果では，粘膜経口投与の低用量 IFN$\alpha$（150 国際単位を3回/日で24週間）治療は SjS において有効であり，唾液分泌を有意に改善した（$p<0.01$）と報告されている[33]。また，末梢神経障害を伴った3例の SjS において IFN$\alpha$ が末梢神経症状や乾燥症状に有効であったと報告されている[34]。ところが，これとは対照的に，SjS の病態においてタイプ I IFN の活性化が注目されている[35]。SjS においてウイルス感染などによって誘導された唾液腺におけるタイプ I IFN の産生が免疫系を活性化することが提唱されている[35]。その結果，唾液腺などにおいて SS-A/SS-B といった核酸結合蛋白に対する自己抗体が産生され，産生された抗 SS-A/SS-B 抗体は核酸を含んだ免疫複合体を形成する。この核酸を含んだ免疫複合体はタイプ I IFN を継続的に産生させ，自己免疫反応が持続する。このことから，SjS を合併する MS に対する INF$\beta$ 療法は SjS を増悪させる可能性があり，その適応は慎重に検討する必要がある。

MS 様症状を伴う SjS の2例において，ス

テロイドパルス療法には抵抗性であったが，免疫グロブリン（intravenous immunoglobulin：IVIg）療法が有効であったという報告がある[36]．著者らは，MS様病変を伴ったSjSにおいて，抗AQP4抗体を含めた臨床的な解析を行った[37]．中枢神経病変を伴ったSjSの4例中の2例が抗AQP4抗体陽性であった．抗AQP4抗体陽性SjSでは，高度の視神経病変とLESCLを認め，抗AQP4抗体陽性NMOを合併しているものと思われた．また，治療に際してはステロイド抵抗性の中枢神経症状に対してIVIgを試みたところ効果がみられ，抗AQP4抗体の有無にかかわらずIVIgが有効である可能性があることを報告した．

### 3. RA合併MSに対するIFNsの効果

全世界のRAの有病率は1％で，一方，MSの有病率は0.1％である．したがって，RAとMSの合併の可能性があるが，RAとMSの合併の報告はまれである[1]．155例のMSのなかで5例のRAの合併（合併率1.9％）がみられた[38]という報告がある．

MSに合併したRAに対してIFNs-1bが効果的であったという1例報告がある[39]．一方，MSに対するIFNs-1b治療でRAを発症したという1例報告もある[40]．また，RAの発症と関連が知られているHLA-DRB1*0404対立遺伝子[41]を有するMS患者に対してIFNs-1aを用いたところRA陰性の多発関節炎を発症したという報告[42]やHLA-DRB1*0404とDQB1*0301対立遺伝子を有するMS患者に対してIFNs-1aを用いたところRA陽性の多発関節炎を発症したという報告もある[43]．

RAに対するIFNs療法の効果を検討した報告では，12例のRAを対象に天然型IFNsを600万国際単位（6.0 MIU）を4人，8.0 MIUを4人，12 MIUを4人に3回/週の皮下投与を12週間行った第Ⅰ相臨床試験において改善の傾向がみられている[44]．これに対して，22例の活動性RAに対してIFNs-1a 30 μg（6.0 MIU）の1回/週の筋肉内投与を24週間行った第Ⅱ相臨床試験では有効性は示されなかった[45]．さらに，209例の活動性RAに対してメトトレキセートに加えてIFNs-1a 44 μgまたは2.2 μg，あるいはプラセボの3回/週の皮下投与を24週間行った第Ⅱ相臨床試験では有効性は示されなかった[46]．このようにRAに対してはIFNsの有効性は示されておらず，RAを合併したMS，とくに遺伝的にRAの高リスク患者においては，IFNsはRAを誘発する可能性がある．

### 4. SLE合併MS例に対するIFNβの効果

遺伝的素因のある個体にある種の薬剤がSLEを惹起することが知られているが，MSに対するIFNs療法中にSLEを誘発した症例が報告されている[47]．本症例ではIFNs-1aを開始して3年後にSLE症状が発現し，IFNsを中止したところ，SLEの症状は消退した．このような時間的経過からSLE症状の発現にIFNsが誘因になったと考えられた．MS以外の疾患に対するIFNα療法においてもSLEが発症したという症例が報告されている[48]．

SLEの病態にタイプⅠIFNの重要性が明らかとなっている．SLE患者血清中において，IFN濃度は上昇していないが，タイプⅠIFN活性が上昇していることが示されてい

る[49]。さらに，SLE患者末梢血単核球における遺伝子解析の結果，IFN調節遺伝子の発現の亢進がみられている[50]。タイプIIFNは未熟な骨髄系樹状細胞を活性化し，その結果，自己反応性T細胞を活性化する。これらの細胞は形質細胞様樹状細胞とともに自己反応性B細胞の増殖を促進する。骨髄系樹状細胞によるアポトーシスした細胞の捕捉や形質細胞様樹状細胞による核酸含有免疫複合体の捕捉は免疫反応を増幅する。このようにIFNαといったタイプIIFNがSLEの誘因となっていることが確立されていることから，SLEを合併するMSに対しては同じくタイプIIFNのIFNβは奨められない。

## 5. 膠原病合併MS例のIFNsの治療効果（2004年MS全国臨床疫学調査）

2004年MS全国臨床疫学調査において，IFNsの治療効果を主治医に質問し，膠原病合併MS症例と非合併MS症例においてIFNβ-1bの治療効果を検討した[4]。膠原病非合併MS例においては，IFNs治療により効果があった症例は68.4%であり，効果がなくむしろ悪化した症例は4.9%であった。これに対して，膠原病合併MS例において効果がなくむしろ悪化した症例は31.6%で，膠原病非合併MS例に比べて有意に多かった（$p<0.0001$）。ただし，IFNβ-1bの治療効果はあくまでも主治医の主観に基づくもので厳密な定義はない。また，再発期のステロイド治療や寛解期の免疫抑制については調査しておらず，膠原病およびその類縁疾患合併症例へのIFNβの是非は更なる詳細な検討が必要である。抗AQP4抗体陽性群にIFNβ不応例が多いことが示され，この群では臨床病型がOSMSである場合が多く，抗核抗体や抗SS-A/SS-B抗体などの自己抗体やLESCLを伴いやすい特徴があった[51]。したがって，上述の全国調査における膠原病およびその類縁疾患合併症例にも抗AQP4抗体陽性例が存在する可能性がある。膠原病を合併する例で新規にIFNβを開始する場合や，これまで使用していても再発回数の減少がみられない場合は，抗AQP4抗体の測定が望ましいと考えられる。もし陽性である場合は，抗AQP4抗体の意義が明らかになるまでは，新規例についてはIFNβの開始は慎重に検討し，これまで使用して再発回数の減少がみられない例については継続を再検討するなどが必要と思われる。

## まとめ

自己免疫疾患の病態にタイプIIFNが重要な役割を果たしていることが明らかになっている。実際，膠原病合併MSにおいてIFNsに反応のない例やむしろ増悪がみられる症例がある。一方で，IFNsが有効な症例も存在する。このことから，IFNβ反応性を予測する因子の解明が課題である。今後，膠原病合併MSにおける治療法の開発のためのエビデンスの確立が望まれる。

**謝辞**：本稿で紹介した研究の一部は厚生労働科学研究費補助金（難治性疾患克服研究事業）の助成を受けた。

## 文　献

1) De Keyser J : Autoimmunity in multiple sclerosis. Neurology. 38 : 371-374, 1988.
2) 加藤秀紀, 大塚康史, 松川則之, 他：多発性硬化症類似の中枢神経病変を呈しインターフェロンβ療法により悪化がみられた原発性シェーグレン症候群 (SjS) の一例. 臨床神経学. 42 : 85, 2002.
3) 宮田さやか, 曽根淳, 曽根美恵, 他：多発性硬化症と Sjögren 症候群　頻回の再発とインターフェロンβ1b の無効であった1例. 臨床神経学. 43 : 236, 2003.
4) 吉良潤一, 菊地誠志, 糸山泰人, 他：多発性硬化症 (MS) 2004年全国臨床疫学調査結果第3報：合併症からみた日本人 MS の病像. 厚生労働科学研究費補助金 (難治性疾患克服研究事業) 免疫性神経疾患に関する調査研究 (主任研究者 吉良潤一). 平成17年度総括・分担研究報告書, 151-152, 2005.
5) Baker HW, Balla JI, Burger HG, et al. : Multiple sclerosis and autoimmune diseases. Aust N Z J Med. 2 : 256-260, 1972.
6) Kinnunen E, Muller K, Keto P, et al. : Cerebrospinal fluid and MRI findings in three patients with multiple sclerosis and systemic lupus erythematosus. Acta Neurol Scand. 87 : 356-360, 1993.
7) Miro J, Pena-Sagredo JL, Berciano J, et al. : Prevalence of primary Sjögren's syndrome in patients with multiple sclerosis. Ann Neurol. 27 : 582-584, 1990.
8) Seyfert S, Klapps P, Meisel C, et al. : Multiple sclerosis and other immunologic diseases. Acta Neurol Scand. 81 : 37-42, 1990.
9) Nielsen NM, Westergaard T, Frisch M, et al. : Type 1 diabetes and multiple sclerosis : A Danish population-based cohort study. Arch Neurol. 63 : 1001-1004, 2006.
10) Ioppoli C, Meucci G, Mariotti S, et al. : Circulating thyroid and gastric parietal cell autoantibodies in patients with multiple sclerosis. Ital J Neurol Sci. 11 : 31-36, 1990.
11) Dore-Duffy P, Donaldson JO, Rothman BL, et al. : Antinuclear antibodies in multiple sclerosis. Arch Neurol. 39 : 504-506, 1982.
12) Collard RC, Koehler RP, Mattson DH : Frequency and significance of antinuclear antibodies in multiple sclerosis. Neurology. 49 : 857-861, 1997.
13) Fukazawa T, Kikuchi S, Sasaki H, et al. : Anti-nuclear antibodies and the optic-spinal form of multiple sclerosis. J Neurol. 244 : 483-488, 1997.
14) Sakuma R, Fujihara K, Sato N, et al. : Optic-spinal form of multiple sclerosis and anti-thyroid autoantibodies. J Neurol. 246 : 449-453, 1999.
15) Lennon VA, Kryzer TJ, Pittock SJ, et al. : IgG marker of optic-spinal multiple sclerosis binds to the aquaporin-4 water channel. J Exp Med. 202 : 473-477, 2005.
16) Wingerchuk DM, Hogancamp WF, O'Brien PC, et al. : The clinical course of neuromyelitis optica (Devic's syndrome). Neurology. 53 : 1107-1114, 1999.
17) Wingerchuk DM, Lennon VA, Lucchinetti CF, et al. : The spectrum of neuromyelitis optica. Lancet Neurol. 6 : 805-815, 2007.
18) Alexander EL, Malinow K, Lejewski JE, et al. : Primary Sjögren's syndrome with central nervous system disease mimicking multiple sclerosis. Ann Intern Med. 104 : 323-330, 1986.
19) Tsai KY, Tsai CP, Liao N : Sjögren's syndrome with central nervous system involvement presenting as multiple sclerosis with failure response to beta-interferon. Eur Neurol. 45 : 59-60, 2001.
20) Wang YJ, Tsai KY, Fuh JL, et al. : High frequency of primary Sjögren's syndrome in Taiwanese patients presenting as relapsing-remitting multiple sclerosis. Eur Neurol. 51 : 21-25, 2004.
21) Alexander EL : Neurologic disease in Sjögren's syndrome : mononuclear inflammatory vasculopathy affecting central/peripheral nervous system and muscle. A clinical review and update of immunopathogenesis. Rheum Dis Clin North Am. 19 : 869-908, 1993.

22) Delalande S, de Seze J, Fauchais AL, et al.: Neurologic manifestations in primary Sjögren syndrome: a study of 82 patients. Medicine (Baltimore). 83: 280-291, 2004.

23) 田中正美, 成田美和子, 馬場広子: Sjögren症候群を伴った多発性硬化症. 神経内科. 23: 277-280, 1985.

24) Noseworthy JH, Bass BH, Vandervoort MK, et al.: The prevalence of primary Sjögren's syndrome in a multiple sclerosis population. Ann Neurol. 25: 95-98, 1989.

25) de Seze J, Devos D, Castelnovo G, et al.: The prevalence of Sjögren syndrome in patients with primary progressive multiple sclerosis. Neurology. 57: 1359-1363, 2001.

26) 小副川学: MRI画像所見からみた日本人MS病像の解析 2004年MS全国臨床疫学調査. 神経免疫学. 14: 151-155, 2006.

27) 吉良潤一: 多発性硬化症 日本における最近の動向. 日本医事新報. 53-59, 2006.

28) Polman CH, Kappos L, Dahlke F, et al.: Interferon beta-1b treatment does not induce autoantibodies. Neurology. 64: 996-1000, 2005.

29) Rotondi M, Oliviero A, Profice P, et al.: Occurrence of thyroid autoimmunity and dysfunction throughout a nine-month follow-up in patients undergoing interferon-beta therapy for multiple sclerosis. J Endocrinol Invest. 21: 748-752, 1998.

30) Monzani F, Caraccio N, Meucci G, et al.: Effect of 1-year treatment with interferon-beta1b on thyroid function and autoimmunity in patients with multiple sclerosis. Eur J Endocrinol. 141: 325-331, 1999.

31) Monzani F, Caraccio N, Dardano A, et al.: Thyroid autoimmunity and dysfunction associated with type I interferon therapy. Clin Exp Med. 3: 199-210, 2004.

32) De Santi L, Costantini MC, Annunziata P: Long time interval between multiple sclerosis onset and occurrence of primary Sjögren's syndrome in a woman treated with interferon-beta. Acta Neurol Scand. 112: 194-196, 2005.

33) Cummins MJ, Papas A, Kammer GM, et al.: Treatment of primary Sjögren's syndrome with low-dose human interferon alfa administered by the oromucosal route: combined phase III results. Arthritis Rheum. 49: 585-593, 2003.

34) Yamada S, Mori K, Matsuo K, et al.: Interferon alfa treatment for Sjögren's syndrome associated neuropathy. J Neurol Neurosurg Psychiatry. 76: 576-578, 2005.

35) Nordmark G, Alm GV, Ronnblom L: Mechanisms of Disease: primary Sjögren's syndrome and the type I interferon system. Nat Clin Pract Rheumatol. 2: 262-269, 2006.

36) 鈴木秀和, 稲次洋平, 宮本勝一, 他: Sjögren症候群に伴う多発性硬化症様病変に免疫グロブリン大量療法が著効した2例. 神経治療学. 24: 63-67, 2007.

37) 郡山達男, 越智一秀, 宮地隆史, 他: 多発性硬化症様症状を伴ったシェーグレン症候群—臨床所見と抗アクアポリン4抗体との関連性についての検討—. 平成19年度厚生労働科学研究費補助金(難治性疾患克服研究事業)「免疫性神経疾患に関する調査研究班」総括・分担研究報告書, 50-53, 2008.

38) Midgard R, Gronning M, Riise T, et al.: Multiple sclerosis and chronic inflammatory diseases. A case-control study. Acta Neurol Scand. 93: 322-328, 1996.

39) Jabaily JA, Thompson JS: Effects of interferon beta-1B in rheumatoid arthritis: a case report. Arthritis Rheum. 40: 1370, 1997.

40) Alsalameh S, Manger B, Kern P, et al.: New onset of rheumatoid arthritis during interferon beta-1B treatment in a patient with multiple sclerosis: comment on the case report by Jabaily and Thompson. Arthritis Rheum. 41: 754, 1998.

41) Weyand CM, Hicok KC, Conn DL, et al.: The influence of HLA-DRB1 genes on disease severity in rheumatoid arthritis. Ann Intern Med. 117: 801-806, 1992.

42) Levesque MC, Ward FE, Jeffery DR, et al.: Interferon-beta1A-induced polyarthritis in a patient with the HLA-DRB1*0404 allele. Arthritis Rheum. 42: 569-573, 1999.

43) Russo R, Tenembaum S, Moreno MJ, et al.:

Interferon-beta1a-induced juvenile chronic arthritis in a genetically predisposed young patient with multiple sclerosis: comment on the case report by Levesque et al. Arthritis Rheum. 43: 1190, 2000.

44) Tak PP, Hart BA, Kraan MC, et al.: The effects of interferon beta treatment on arthritis. Rheumatology (Oxford). 38: 362-369, 1999.

45) Genovese MC, Chakravarty EF, Krishnan E, et al.: A randomized, controlled trial of interferon-beta-1a (Avonex®) in patients with rheumatoid arthritis: a pilot study [ISRCTN03626626]. Arthritis Res Ther. 6: R73-R77, 2004.

46) van Holten J, Pavelka K, Vencovsky J, et al.: A multicentre, randomised, double blind, placebo controlled phase II study of subcutaneous interferon beta-1a in the treatment of patients with active rheumatoid arthritis. Ann Rheum Dis. 64: 64-69, 2005.

47) Crispin JC, Diaz-Jouanen E: Systemic lupus erythematosus induced by therapy with interferon-beta in a patient with multiple sclerosis. Lupus. 14: 495-496, 2005.

48) Schilling PJ, Kurzrock R, Kantarjian H, et al.: Development of systemic lupus erythematosus after interferon therapy for chronic myelogenous leukemia. Cancer. 68: 1536-1537, 1991.

49) Blanco P, Palucka AK, Gill M, et al.: Induction of dendritic cell differentiation by IFN-alpha in systemic lupus erythematosus. Science. 294: 1540-1543, 2001.

50) Bennett L, Palucka AK, Arce E, et al.: Interferon and granulopoiesis signatures in systemic lupus erythematosus blood J Exp Med. 197: 711-723, 2003.

51) Matsuoka T, Matsushita T, Kawano Y, et al.: Heterogeneity of aquaporin-4 autoimmunity and spinal cord lesions in multiple sclerosis in Japanese. Brain. 130: 1206-1223, 2007.

# H. わが国における多発性硬化症特定疾患治療研究事業と当事者団体・患者会

越智 博文, 吉良 潤一（九州大学神経内科）

特定疾患治療研究事業とは，国の難病対策の一環として行われるものである。しかし，単に「難病」といっても，その概念は時代や医療水準，社会状況によって変化しうる。そこで，1972年に当時の厚生省は「難病対策要綱」を定め，行政上，難病対策として取り上げる疾病の範囲を下記のように定めた。

①原因不明，治療方法未確立であり，かつ，後遺症を残すおそれが少なくない疾病
②経過が慢性にわたり，単に経済的な問題のみならず介護等にいちじるしく人手を要するために家族の負担が重く，また精神的にも負担の大きい疾病

現在は，疾病の原因究明と治療方法の確立を目的に，多発性硬化症をはじめとした123疾患が『難治性疾患克服研究事業』の対象となっており，そのうち45疾患が『特定疾患治療研究事業』の対象に指定され，医療費の自己負担分が公費負担されている。本稿では，『特定疾患治療研究事業』における多発性硬化症の取り扱いについて概説するとともに，多発性硬化症の当事者団体・患者会についてもその一部を紹介したい。

## 難病対策の概要

わが国の難病対策については，上述の「難病対策要綱」に基づき，**表1**に示す5項目を柱に各種の事業が行われている。つまり，①調査研究の推進，②医療設備等の整備，③医療費自己負担の軽減，④地域における保健医療福祉の充実・連携，⑤QOLの向上を目指した福祉施策の推進，である。ここではまず，①「調査研究の推進」に含まれる『難治性疾患克服研究事業』について紹介し，次ぎに，③「医療費自己負担の軽減」に含まれる『難治性疾患治療研究事業』としての『特定疾患治療研究事業』について紹介する。

## 難治性疾患克服研究事業

『難治性疾患克服研究事業（特定疾患調査研究分野）』は，症例数が少なく，原因不明で治療方法も未確立であり，かつ，後遺症などのために生活面での長期にわたる支障がある特定の疾患について，それぞれに研究班を

表1 難病対策の5本柱

| 事業 | 種類 |
| --- | --- |
| (1) 調査研究の推進 | 厚生労働科学研究<br>　難治性疾患克服研究など<br>精神・神経疾患研究 |
| (2) 医療設備等の整備 | 重症難病患者拠点・協力病院整備事業など |
| (3) 医療費の自己負担の軽減 | 難病治療研究事業<br>　特定疾患治療研究事業<br>　小児慢性特定疾患治療研究事業など<br>育成医療・養育医療・療育医療<br>医療附帯療養費支給事業など |
| (4) 地域のおける保健医療福祉の充実・連携 | 難病特別対策推進事業<br>難病相談支援センター事業<br>特定疾患医療従事者研修事業<br>難病情報センター事業など |
| (5) QOLの向上を目指した福祉施策の推進 | 難病患者等居宅生活支援事業 |

設置し，『特定疾患治療研究事業』との連携を図りつつ，疫学調査，原因の究明，治療方法の確立に向けた研究を行うもので，現在123疾患を対象にこの事業が行われている。

1998年度までは『特定疾患調査研究事業』，2002年度までは『特定疾患対策研究事業』として実施された。1998年度からは，画期的な治療方法の開発や難病患者の生活の質（QOL）の改善を目指した公募制による重点研究が創設され，さらに，1999年度から厚生労働科学研究の中に位置づけられ，課題選択は公募により行われ競争的な研究が進められるようになった。また，ヒトゲノム研究や脳科学研究などの先端的厚生科学研究との一体的な推進により研究のさらなる発展が図られている。2003年度からは難治性疾患克服研究に改編された。

多発性硬化症は，「免疫性神経疾患に関する調査研究班」（班長：吉良潤一九州大学教授，2008年1月現在）が担当している。123疾患のうち「免疫性神経疾患に関する調査研究班」の研究対象疾患に指定されているのは，多発性硬化症のほか，重症筋無力症，ギラン・バレー症候群，フィッシャー症候群，慢性炎症性脱髄性多発神経炎，多発限局性運動性末梢神経炎（ルイス・サムナー症候群，多巣性運動ニューロパチー），単クローン抗体を伴う末梢神経炎（クロウ・フカセ症候群）がある。

## 特定疾患治療研究事業

### 1. 概要

『特定疾患治療研究事業』は，「原因不明，治療方法未確立であり，かつ後遺症を残すおそれが少なくない疾病」として調査研究を進めている疾患のうち，診断基準が一応確立し，

かつ難治度，重症度が高く，患者数が比較的少ないため，公費負担の方法をとらないと原因の究明，治療方法の開発などに困難をきたすおそれのある疾患を対象としている．1972年度に4疾患を対象に発足し，それ以降対象疾患は徐々に拡大され，2008年1月現在，45疾患となっている．多発性硬化症は1973年に対象疾患に指定された．

以下，特定疾患治療研究事業の内容を解説するが，詳細は難病情報センターのホームページ（http://www.nanbyou.or.jp/）を参照するか，最寄りの保健所にご相談いただきたい．

### 2. 治療を行う医療機関と対象者

都道府県知事が本事業を行うに適当と認められる医療機関を選定し，その医療機関に本事業を委託する形で実施されている．治療研究期間は原則として1年間（有効期間：10月1日〜翌年9月30日）であり，必要があれば継続申請を行う．対象者は，特定疾患治療研究事業対象疾患に罹患し，医療を受けている者で，保険診療の際に自己負担がある者である．ただし，他の法令により国または地方公共団体の負担による医療に関する給付が行われている者は除かれる．

### 3. 対象者に関する手続きの方法

医療費公費負担受給の申請は，対象患者またはその保護者などによって行われる．つまり，特定疾患治療研究事業対象疾患と診断された時点で，対象患者またはその保護者などは新規の臨床調査個人票を主治医に記入してもらい，特定疾患医療受給者証交付申請書，住民票および患者の生計中心者の所得に関する状況を確認することができる書類などを添えて，申請者の住所地を管轄する保健所に提出申請する．都道府県知事は申請受理後，内容を審査し，対象患者であると決定したときは「特定疾患医療受給者証」を管轄の保健所を経由して申請者に交付する．しかし，審査基準に満たないものや書類に疑義があるものなどは，保留や却下となることがある．その場合，申請書類はその理由とともに申請者へ返却されるため，主治医と相談し改めて申請し直すか，申請を取り下げることになる．「特定疾患医療受給者証」を交付された者は，健康保険の種類や医療機関などを変更したときは，その都度変更届を都道府県知事に提出しなければならない．「特定疾患医療受給者証」に記載されていない医療機関を受診し，医療費公費負担を受給する場合にも，事前に「医療機関追加届」を所轄の保健所に提出し許可を受ける必要がある．また，受給者が治癒，死亡などで受給資格がなくなったときや他の都道府県に転出したときは，遅滞なく「特定疾患医療受給者証」を都道府県知事に返還しなければならない．

### 4. 医療費の公費負担

特定疾患治療研究事業対象疾患についての医療処置のうち，保険診療の対象となる医療処置が公費負担の対象となる．対象疾患の病態の一部とみなされる疾病または状態に対する医療処置や，対象疾患が誘因となることが明らかな疾病または状態に対する医療処置も公費負担の対象となる．

表2 自己負担限度額

| 階層区分 | | 対象者別の一部自己負担の月額限度額 | | |
|---|---|---|---|---|
| | | 入院 | 外来など | 生計中心者が患者本人の場合 |
| A | 生計中心者の市町村民税が非課税の場合 | 0円 | 0円 | 0円 |
| B | 生計中心者の前年の所得税が非課税の場合 | 4,500円 | 2,250円 | 対象患者が，生計中心者であるときは，左欄により算出した額の1/2に該当する額をもって自己負担限度額とする（10円未満の端数は切り捨て）。 |
| C | 生計中心者の前年の所得税課税年額が10,000円以下の場合 | 6,900円 | 3,450円 | |
| D | 生計中心者の前年の所得税課税年額が10,001円以上30,000円以下の場合 | 8,500円 | 4,250円 | |
| E | 生計中心者の前年の所得税課税年額が30,001円以上80,000円以下の場合 | 11,000円 | 5,500円 | |
| F | 生計中心者の前年の所得税課税年額が80,001円以上140,000円以下の場合 | 18,700円 | 9,350円 | |
| G | 生計中心者の前年の所得税課税年額が140,001円以上の場合 | 23,100円 | 11,550円 | |

* 上記表は1医療機関につき生じる自己負担限度額である。同じ月に複数の医療機関を利用した場合は，それぞれの医療機関で月額自己負担限度額まで自己負担する必要がある。
* 同一生計内に2人以上の対象患者がいる場合の2人目以降の患者については，上記表により算出した額の1/10に該当する額をもって自己負担限度額となる。
* 訪問看護，院外処方による調剤薬局での薬剤費については，一部負担は生じない。

## 5. 特定疾患治療研究事業による医療費の患者一部負担の概要

特定疾患治療研究事業による医療費の公費負担制度は，2003年10月1日から取り扱いが変更された。すなわち，「特定疾患医療受給者証」の交付を受けている者のうち，①難病のため日状生活にいちじるしい支障のある重症患者，②スモン，プリオン病，難治性の肝炎のうち劇症肝炎，重症急性膵炎の患者，③低所得者（市町村民税非課税者），については従来どおり全額公費負担が継続されたが，この3条件に該当しない者は，各医療保険または老人保健の患者負担の一部について，医療機関窓口での自己負担が必要となった。ただし，年間所得に応じて自己負担限度額が異なる（表2）。

## 6. 特定疾患治療研究事業における軽快者基準

2003年10月より特定疾患治療研究事業に軽快者基準が設定され，①疾患特異的治療が必要ない，②臨床所見が認定基準を満たさず，いちじるしい制限を受けることなく就労等を含む日常生活を営むことが可能である，③治療を要する臓器合併症等がない，の3項目とも1年以上満たした者を軽快者と位置づけ，登録は継続されるものの，医療費の公費負担対象から外されることとなった。つまり，症状が改善し，経過観察など一定の通院管理のもとでいちじるしい制限を受けることなく就

表3 特定疾患治療研究事業と介護保険サービス

| 区分 | サービス種目 |
|---|---|
| 在宅サービス | 訪問看護<br>介護予防訪問看護 |
|  | 訪問リハビリテーション<br>介護予防訪問リハビリテーション |
|  | 居宅療養管理指導<br>介護予防居宅療養管理指導 |
| 施設サービス | 指定介護療養型医療施設サービス |

労等を含む日状生活を営むことができると判断された者は，軽快者として，「特定疾患医療受給者証」に替わって「特定疾患登録者証」が交付されることになった．しかし，症状が再増悪した際には，医師が悪化を確認した日にさかのぼって再び医療費の公費負担対象となる．2008年1月現在，24疾患に軽快基準が設定されているが，多発性硬化症はこの中に含まれていない．今後，軽快者基準対象疾患が増えることが予想される．

### 7. 難病対策と介護保険

特定疾患治療研究事業の対象となる介護保険サービスを表3にまとめた．介護保険の自己負担部分について給付が行われる．ただし，多発性硬化症のように，「厚生労働大臣の定める疾病等」の患者に対する訪問看護は，医療保険からの給付となり，介護保険の訪問看護費は算定できない．

介護保険では，通常は65歳以上で要介護・要支援認定を受けた者が介護保険サービスを利用できる（第1号被保険者）．しかし，40歳以上65歳未満であっても，脳卒中や認知症，筋萎縮性側索硬化症など介護保険法に規定された特定15疾患については，要介護・要支援認定を受けた者であれば第2号被保険者として介護保険サービスを利用できる．多発性硬化症はこの特定15疾患に指定されていない．

## 当事者団体・患者会

### 1. 日本難病・疾病団体協議会
（http://www.nanbyo.jp/）

『全国難病団体連絡協議会（略称；全難連）』は，日本の難病対策が始まった1972年に設立され，難病対策の充実・発展を目指し，また難病患者の医療と福祉の向上および各難病団体の相互の親睦と情報交換を目的に活動を続けてきた．一方，全国の患者団体が集結して1978年4月に開催された『豊かな医療と福祉を目指す全国患者・家族集会』を契機として，1986年に『日本患者・家族団体協議会（Japan Patients Council：JPC）』が結成された．JPCは難病患者をはじめとして，長期慢性疾患患者，医療被害・薬害・労働災害などの被害者や障害者とその家族をサ

### 表4　わが国の多発性硬化症診断基準（厚生労働省免疫性神経疾患調査研究班）

【主要項目】
(1) 中枢神経内の2つ以上の病巣に由来する症状がある（空間的多発性）。
(2) 症状の寛解や再発がある（時間的多発性）。
(3) 他の疾患（腫瘍，梅毒，脳血管障害，頸椎症性ミエロパチー，スモン，脊髄空洞症，脊髄小脳変性症，HTLV-1-associated myelopathy，膠原病，シェーングレン症候群，神経ベーチェット病，神経サイコイドーシス，ミトコンドリア脳筋症，進行性多巣性白質脳症など）による神経症状を鑑別しうる。

【検査所見】
髄液のOB（等電点電気泳動法による）が陽性となることがある。ただし陽性率は低く，視神経脊髄型で約10％，それ以外で約60％である。

【参考事項】
(1) 再発とは24時間以上持続する神経症状の増悪で，再発の間には少なくとも1月以上の安定期が存在する。
(2) 1年以上にわたり持続的な進行を示すものを慢性進行型とする。症状の寛解や再発がないにもかかわらず，発症時より慢性進行型の経過をとるものを一次性慢性進行型とする。再発寛解期に続いて慢性進行型の経過をとるものを二次性慢性進行型とする。
一次性慢性進行型の診断は，McDonaldの基準に準じる。OB陽性あるいはIgG indexの上昇により示される髄液異常は診断に不可欠で，空間的多発性（MRIまたはVEP異常による），および時間的多発性（MRIまたは1年以上の持続的な進行による）の証拠が必要である。
(3) 視神経炎と脊髄炎を数週間以内に相次いで発症し，単相性であるものをDevic病とする。1月以上の間隔を開けて再発するものは視神経脊髄炎とする。
(4) 病理またはMRIにて同心円状病巣が確認できるものをBaló病（同心円硬化症）とする。

---

ポートし，医療・福祉の充実とともに社会保障の改善・充実を目的にさまざまな活動を続けてきた。その後，日本における患者運動のナショナルセンターの確立をめざして，JPCと全難連など，52団体，構成員31万人が参加し，2005年5月29日に統一組織として『日本難病・疾病団体協議会（Japan Patient Association：JPA）』が結成された。「人間の尊厳，生命の尊厳が何よりも大切にされる社会」（結成宣言）の実現を目標に，難病，長期慢性疾患，小児慢性疾患などの患者団体の連合体組織の運動を通じて，医療・福祉・介護・教育・就労・リハビリ・移動等に関する総合対策の確立をめざしたさまざまな活動が行われている。

現在60団体（37県難連・22疾病全国組織・1準加盟），3,379組織，構成員約31万人（2007年12月現在）となっている。加盟団体には『全国多発性硬化症友の会』も含まれる。

### 2. 全国多発性硬化症友の会
(http://www.h2.dion.ne.jp/~msfriend/)

1972年に設立され，全国の多発性硬化症患者など約1,000人を会員として擁する。「病気の原因究明を」，「治療法の早期確立を」，「社会復帰の対策を」をスローガンに，多発性硬化症患者・家族の医療と福祉増進を目指した活動や，多発性硬化症の社会的対策に対する調査・研究を行っている。定期総会，

交流会，医療講演会・相談会などを定期的に開催し，会報発行や医療相談も随時行っている。

### 3. 特定非営利活動法人MSキャビン
(http://www.mscabin.org/)

多発性硬化症の情報不足を痛感していた代表者が，海外情報の提供を始めたのが設立のきっかけである。1996年に設立し，2004年には特定非営利活動法人の認証を取得している。スタッフの多くが多発性硬化症患者やその家族で構成されたボランティアである。多発性硬化症患者・家族が安心して暮らせる社会づくりを目指し，医療機関・企業・行政と連携を取りながら，多発性硬化症に関する情報を集め，ホームページや発行物，セミナー・講演会などを通じて情報発信を続けている。また，当事者同士の情報交換の場も提供している。とくに教育的な側面が充実しており，発行物に医療監修が行なわれているのも特徴である。隔月発行の情報誌の購読者数は約1,900人である（2008年1月現在）。

### 4. MS TOMORROWS
(http://www.ms-tomorrows.org)

多発性硬化症患者・家族の医療と福祉増進を目指し1997年に設立された患者団体である。『全国多発性硬化症友の会愛知県支部』として発足し，2006年に現在の『MS TOMORROWS』に改称された。会員数は150名を越える（2008年1月現在）。全国多発性硬化症友の会や日本多発性硬化症協会と連携している。医師，看護師，保健師，理学療法士，医療ソーシャルワーカーなどの医療従事者と，地域で暮らす多発性硬化症患者やその家族が共助の心でつながるネットワーク作りを目指した活動が行われ，地域密着型の交流会や医療相談会・講演会の開催，またニュースレターや冊子などの配布を通して情報提供が行なわれている。現在，患者や家族などからの相談件数は月平均200件を越える。多発性硬化症患者・家族の心のケアやサポートを行うセクションとして，「全国多発性硬化症ピアカウンセリング/カウンセリングセンター（Japan MS Peer Counseling/Counseling Center)」を運営しているのも特色の一つであり，現在，定期的にピアカウンセリングを行っている患者や家族は月平均20名程度である。「あいちピアカウンセリング/カウンセリングセンター」と連携し，ピアカウンセラー育成や他の疾病の患者・家族とのネットワーク作りが行なわれている。

## まとめ

特定疾患治療研究事業は難治性疾患克服研究事業などともに，わが国の難病対策に含まれるものであり，多発性硬化症を中心にその概要を解説した。多発性硬化症の原因究明，治療法の確立がさらに推進され，患者の生活の質が一層向上すべく，社会基盤が充実することを切に希望したい。

## 文献

1) 難病対策．昭和48年度厚生白書．pp. 131-134, 1974.
2) 難病情報センターホームページ（http://www.nanbyou.or.jp/）

# V

# 多発性硬化症診療の未来への展望

A．多発性硬化症の軸索障害
B．多発性硬化症の疾患活動性のマーカーとそのモニタリング
C．多発性硬化症の新薬開発の現状：世界の動向と日本

# A. 多発性硬化症の軸索障害

錫村 明生（名古屋大学環境医学研究所神経免疫）

　多発性硬化症（Multiple Sclerosis：MS）は中枢神経系の炎症性脱髄性疾患であり，原因は不明であるが，中枢神経髄鞘構成成分に対する自己免疫機序によると考えられている。髄鞘の障害が主体で，神経軸索は障害を免れると考えられてきたが，最近になり，神経変性，とくに軸索障害が初期より存在し，進行性に推移することが示され，これが後遺症残存，長期予後悪化に関与すると考えられるようになっている。

　現在のところ MS に対する有効な根治療法はなく，急性期の抗炎症療法と慢性期の再発予防が治療の主体となっている。再発予防に対してはいくつかの治療手段が取れるようになってきているが，神経障害に関しても初期より何らかの治療手段を取ることが重要と考えられる。本稿では MS における神経障害の実態を紹介し，その機序とともに，治療法についても言及する。

## MS における軸索障害

### 1. 画像

　MS で進行とともに脳の容積が減少することは以前より報告されていたが，MRI 所見でMSにおける神経変性を示唆する報告がなされている。MS と健康成人，MS 疑い例（1回のみ神経症状が出現した症例）の頭部 MRI を3年間追跡した結果では，MS 群のみで大脳の灰白質の萎縮がみられた[1]。MRIで正常にみえる部位も MRS（proton magnetic resonance spectroscope）による N-acetyl aspartate（NAA）/creatin（Cr）の比により軸索の代謝障害が存在することが示されている。MS 症例で障害度（EDSS）と NAA/Cr 比が逆比例することから，重症度と軸索障害は比例すると考えられる。これは，軸索変性が重症度を規定していること，神経障害が経過とともに進行する可能性を示唆している[2]。同じグループから急性期にはNAA/Cr 比が正常な症例も経過とともに低下することも示され[3]，進行性に軸索変性が起きている可能性が示唆される。

### 2. 病理像

　MS の病理所見で軸索の減少がみられることは古くは19世紀後半に Charcot によって示されている。にもかかわらず，MS が寛解を示すことなどから脱髄が主体で，軸索は障

害を免れると永く考えられてきた。20世紀後半になり、アミロイド前駆体（APP）染色や非リン酸化ニューロフィラメントの染色により障害神経軸索の同定が可能となり、MSの病変部位では以前想定されていた以上に軸索変性が強いことが相次いで示された[4,5]。とくに病初期で脱髄の強い部位で変性軸索が多いことも明らかにされている[6]。さらに、最近になり、MSの皮質運動野の神経に特異的にミトコンドリア呼吸鎖に関連した遺伝子の発現が低下していることが示され、ミトコンドリア障害によるエネルギー代謝の障害が軸索輸送を低下させ、ついには神経細胞死を誘導する可能性が示されている[7]。脱髄部にミクログリアの集積があることは以前より知られていたが、その部位で軸索変性も強く、またグルタミン酸トランスポーターの発現が弱いことも明らかになった[8]。すなわち、活性化ミクログリア由来のグルタミン酸が神経障害因子として働いている可能性、周囲のアストロサイトによるグルタミン酸の取り込みが低下している可能性が強く示唆されている。

### 3. バイオマーカー

軸索の細胞骨格を形成する蛋白あるいはそれらに対する自己抗体を脊髄液中で測定し、軸索障害を定性あるいは定量的に観察しようという試みもなされている。多くの報告で一致しているのはneurofilamentのlight chain（NF-L）の髄液中での増加であり、この増加がMSの重症度と比例するとの報告もある。また、NF-Lに対する抗体が髄液で検出され、これがMSにおける軸索障害のマーカーとなるという報告もみられる。

その他、tau、actin、tubulinなども髄液中で増加する例があり、これらも軸索障害の結果と考えられている。しかしながら、Apolipoprotein EやNeuron-specific enolase（NSE）の髄液濃度は軸索障害のマーカーとはならないようである[9]。

## 神経変性の病態

MSの軸索変性部位にCD8陽性の細胞傷害性T細胞（CTL）の浸潤が示され、CTLによる軸索への攻撃が神経障害の原因であると報告されている[10,11]。病態においては神経細胞に主要組織適合性抗原（クラスI MHC抗原）が誘導され[12]、CTLがクラスI MHC抗原依存性に神経障害を起こすと考えられる。クラスI MHC抗原のノックアウトマウスでは脱髄は起こるが神経後遺症は生じないという報告[13]もこれを支持している。

MSの慢性期でほとんど細胞浸潤のみられない部位でも軸索変性が進んでいる所見が明らかにされており、反応性のグリア細胞が神経変性に関与し、これがMSの予後を不良にしているとの説も最近注目されている。実際に活性化ミクログリアが神経障害性に働くか否かを*in vitro*の神経細胞とミクログリアの共培養系でみると、ミクログリアの刺激因子を添加することにより周囲の神経細胞は細胞死に陥る。ミクログリアと神経細胞をミリポア膜で分離して培養し、直接の接触なしにミクログリアを活性化しても神経細胞死が誘導できることから、ミクログリア由来の液性因子が神経障害性に働いていると考えられる[14]。これら液性因子として、IL-1βや

TNFαなどの炎症性サイトカイン以外に，一酸化窒素（NO）やフリーラディカル，興奮性アミノ酸，プロテアーゼなどが挙げられている。

## 1. 炎症性サイトカインによる神経細胞傷害

活性化グリア細胞由来のサイトカイン，炎症性因子が直接あるいは間接的に神経細胞の生存，機能を障害することは明らかである。脳虚血や神経毒素の注入実験で，神経変性が起こる以前にIL-1βやTNFαが局所で上昇していることが認められているし，これらの実験的神経障害がIL-1受容体アンタゴニスト（IL-1ra）や抗TNFα抗体による上記サイトカインの抑制により軽減あるいは消失すること，IL-1βやTNFαのノックアウトマウスでは虚血による海馬の神経細胞死が著明に抑制されることから，これらのサイトカインが神経障害に何らかの関与をすると考えられている。しかしながら，培養神経細胞に対する個々のサイトカインの効果をみると，どのサイトカインも単独ではほとんど細胞死を誘導しない。神経細胞死の前段階の可逆的変化であるdendritic beadingやaxonal beadingの形成を見ると，IL-1β，TNFα，IFNγは単独でもbeading形成を誘導し（図1），神経細胞傷害を惹起することは明らかであるが細胞死までは誘導しない。

IL-1β，TNFαはミクログリア，アストロサイトに一酸化窒素（NO）産生を誘導する。NOは脂質の過酸化，DNA鎖の障害とともに，ミトコンドリアの呼吸鎖を抑制，エネルギー代謝をブロックし神経障害性に働くので，これらのサイトカインは間接的にも神経細胞を障害しうる。TNFαはミクログリアにグルタミン酸の産生を誘導すると同時に，神経細胞にその受容体であるAMPA受容体GluR1の表現を増加させ，その結果カイニン酸による神経細胞死を増強させることも報告されている。同様にIL-1βはNMDA受容体の機能を亢進させNMDAを介した細胞内Ca上昇を増強することから，グルタミン酸による神経細胞傷害にIL-1βが促進的に働く可能性が示されている。IL-6もNMDAによるCa流入を上昇させる。ともに，これらのサイトカインが神経細胞に対する興奮性刺激の受容体を上昇させることにより興奮性細胞死（excitotoxicity）を増強させる可能性を示唆している。

## 2. ラジカルによる神経細胞傷害

炎症部位で産生されるスーパーオキサイド，ヒドロキシラジカルなどのreactive oxygen species（ROS）やNOも神経障害因子と考えられている。MSの脊髄液やEAEの病巣でこれらのラジカルが上昇していることが示されている[15,16]。おもな産生細胞はミクログリアと浸潤マクロファージである。ROSはDNAの損傷を引き起こし，神経変性を誘導する。種々の抗酸化剤がEAEに有効であるとの報告がなされている。NOはスーパーオキサイドとともにperoxynitrateを形成し，これがもっとも神経毒性が強いと考えられている。NOは単独でも神経細胞にアポトージスを誘導し，実際にNOにより軸索の伝導が抑制されることも示されている。NOもperoxynitrateもミトコンドリアの呼吸鎖を抑制することにより神経細胞の機能を障害すると考えられる。NO阻害薬がウイルスのMSモデルの臨床症状を抑制するという報告

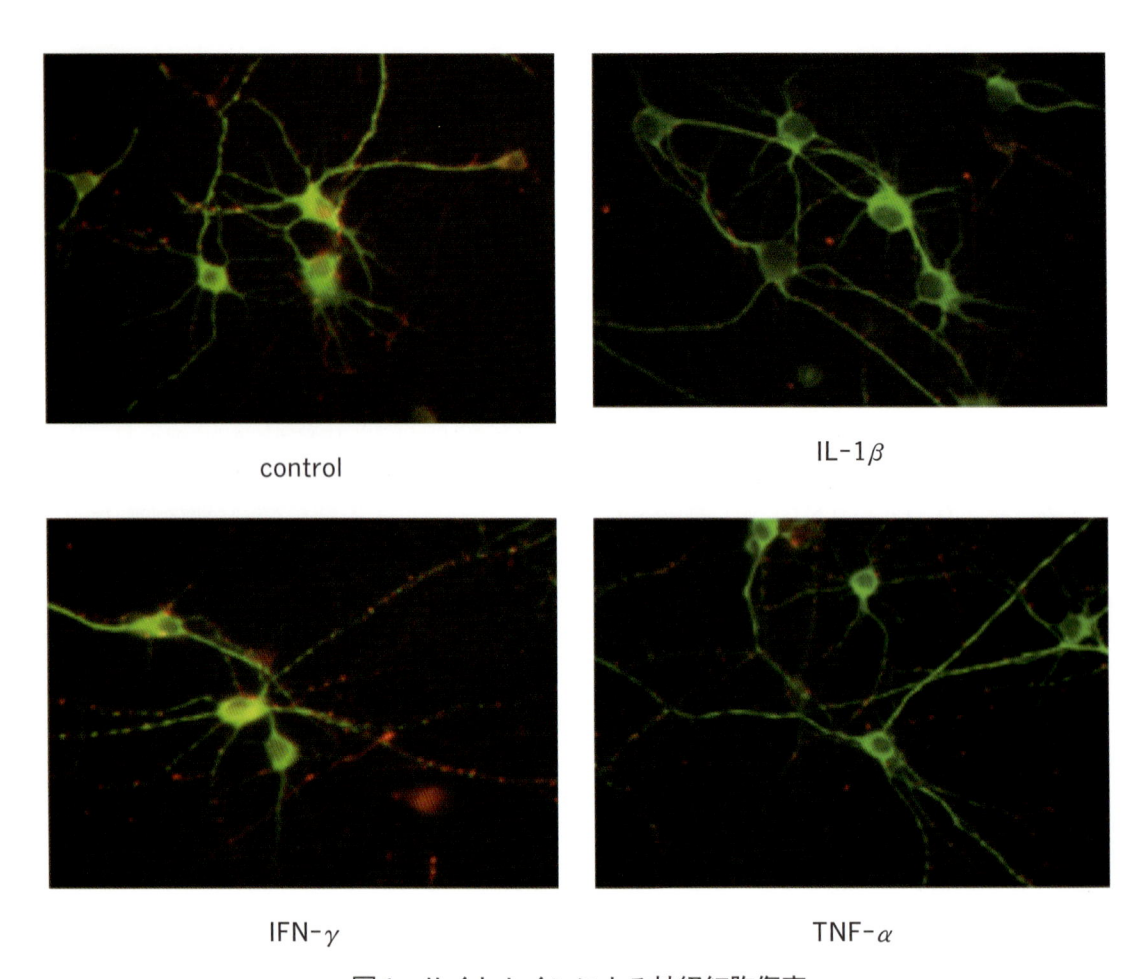

**図1 サイトカインによる神経細胞傷害**
サイトカイン単独では神経細胞死を誘導しないが，IFNγ，TNFα は neuritic beading（ビーズ状変性）を誘導する。（神経細胞を MAP2 で染色）

もある。しかしながら，NO は防御的に働くという反論もみられ，NO は防御と障害双方に働く可能性が示されている。

### 3. グルタミン酸による神経細胞傷害

グルタミン酸はもっとも多い興奮性アミノ酸で，過剰なグルタミン酸は神経細胞死を引き起こす。オリゴデンドロサイトもグルタミン酸により障害を受けやすいとされている。神経細胞がグルタミン酸にさらされるとカルシウムの流入を起こし，NO，ROS，プロテアーゼなどの産生を誘導する。MS では脊髄液中のグルタミン酸濃度が高く，これが病勢と比例することが知られている。さらに，グルタミン酸受容体拮抗薬で EAE における軸索障害が軽減することも知られており，上記の病理所見とあわせ，グルタミン酸による軸索障害説を強く支持している。過剰のグルタミン酸の生成機序として MS 病巣で変性軸索周囲のミクログリアとマクロファージにグ

ルタミン酸産生酵素であるグルタミナーゼが上昇していることから、これら炎症細胞による産生増加と周囲のアストロサイトによるグルタミン酸の取り込み低化の2つの機序が考えられる。

## 4. プロテアーゼによる神経細胞傷害

matrix metalloproteinases（MMP）は炎症細胞により作られ、細胞外マトリックスを障害し炎症細胞の神経系への浸潤を加速する。MSの急性期病変でMMPが上昇していること、これらが、直接神経障害を引き起こす可能性も示されている。tissue plasminogen activator（tPA）もプロテアーゼの一種であるが、MS、EAEで上昇しており、tPAのノックアウトマウスでは軸索変性が抑制されることから、tPAも神経障害因子の候補として挙げられる。これらプロテアーゼは炎症の機転には重要であるが直接の神経障害性についてはさらなる検討が待たれる。

## 神経変性に対する治療戦略

### 1. 既存の薬剤による治療戦略

現在MSに対する保険適応がある唯一の薬剤はIFN$\beta$である。再発予防を目的として使われているが、神経変性に対してもある程度の効果があるという知見が示されている。IFN$\beta$群とプラセボ群でMRI上の脳萎縮を比べた検討では、IFN$\beta$群で有意に脳萎縮の進行が抑制されることが示されている[17]。我々はその神経保護機序を検討し、IFN$\beta$がミクログリアの炎症性サイトカインを増加させるものの、活性酸素とグルタミン酸産生を抑制することを明らかにした。神経細胞とミクログリアの共培養を作成し、ミクログリアを活性化させると神経細胞死が起こる。ここにIFN$\beta$を添加すると、用量依存性にその神経障害が抑制される[18]（図2）。IFN$\beta$がミクログリアの神経障害因子産生を抑制し、神経障害を抑制した結果と考えられた。

その他の既存の薬剤として、イブジラストを始めとするフォスフォジエステラーゼ阻害薬、スタチン系薬剤もミクログリアの炎症性メディエーター産生を抑制し、ミクログリアによる神経障害を抑制できる可能性があり、ニセルゴリンにも神経保護作用があることから[14]、MS症例にも多少の効果が期待できる。

### 2. 病態特異的な治療戦略

活性化ミクログリアによるグルタミン酸産生、放出機序は、生理的なものとは異なり非常に特異である[19]。すなわち、生理的にはグルタミン酸はトランスアミナーゼの作用により産生され、グルタミン酸トランスポーターを介して放出、あるいは吸収されるのに対し、活性化ミクログリアでは細胞外のグルタミンを器質としてグルタミナーゼによって産生され、ギャップ結合から放出される（図3）。活性化ミクログリアではグルタミナーゼ、ギャップ結合ともにその表現が増強していることも確認されている。したがって、グルタミナーゼ阻害、あるいはギャップ結合阻害により、生理的なグルタミン酸産生系に影響を及ぼさず（副作用を誘導することなく）病的な活性化ミクログリア由来のグルタミン酸産生のみを阻害することが可能である。グルタミナーゼ阻害薬、ギャップ結合阻害薬ともに、

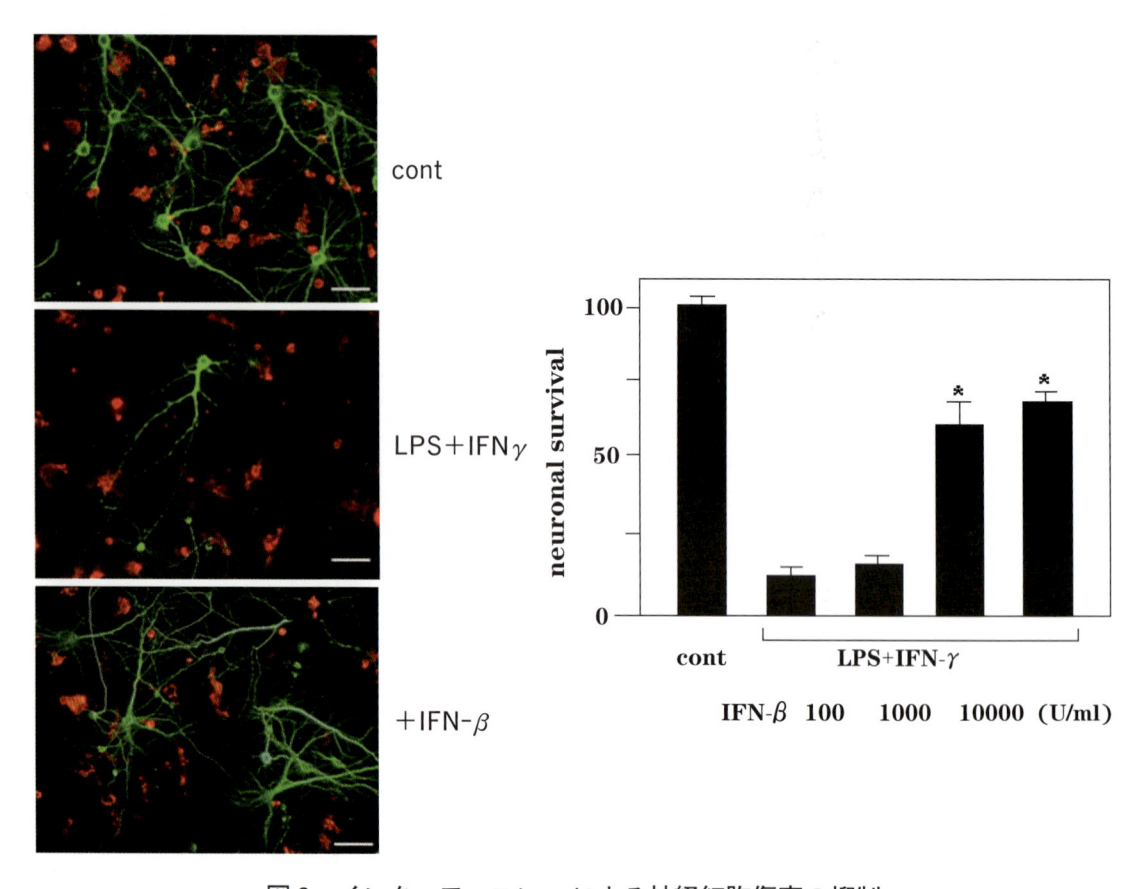

**図2 インターフェロンβによる神経細胞傷害の抑制**
神経細胞，ミクログリアの共培養系でLPSとIFNγでミクログリアを活性化すると，神経細胞死（MAP2陽性の神経細胞の減少）がみられる。IFNβは用量依存性にその細胞死を抑制する。

リード化合物としての低分子化合物がすでに知られており，これらを用いて，より有効なアナログ化合物を合成することにより，新しい神経変性治療薬が出来る可能性も出てきている。

ている。抗炎症療法以外にも，何らかの神経保護に向けた治療法の開発が急務である。

## まとめ

MSでは軸索は保たれ脱髄が主体と考えられてきたが，軸索変性が初期より起こること，これが進行性に継続することが明らかになっ

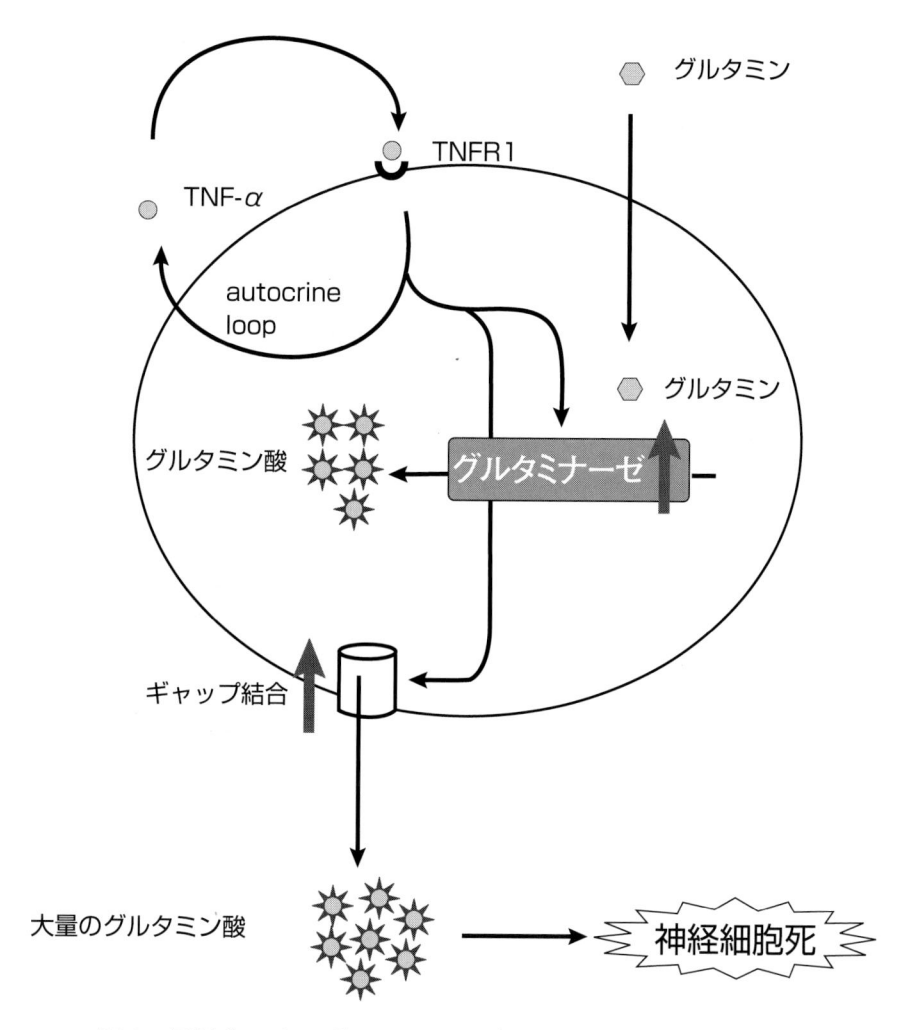

**図3 活性化ミクログリアによるグルタミン酸産生，放出機序**

生理的な産生，放出と異なり，活性化ミクログリアは細胞外のグルタミンを器質としてグルタミナーゼの作用により，大量のグルタミン酸を産生し，グルタミン酸トランスポーターからではなく，ギャップ結合からそれを放出し神経細胞死を誘導する。TNFαはグルタミナーゼの発現を亢進させ，グルタミン酸産生を高める。TNFαには自身に働きさらにTNFα産生を高めるautocrine loopが存在することから，これらの活性化は慢性に続く可能性がある。

## 文　献

1) Dalton CM, Chard DT, Davies GR, et al. : Early development of multiple sclerosis is associated with progressive grey matter atrophy in patients presenting with clinically isolated syndromes. Brain. 127 : 1101-1107, 2004.
2) De Stefano N, Narayanan S, Francis GS, et al. : Evidence of axonal damage in the early stages of multiple sclerosis and its relevance to disability. Arch. Neurol. 58 : 65-70, 2001.
3) De Stefano N, Narayanan S, Matthews PM, et al. : In vivo evidence for axonal dysfunction remote from focal cerebral demyelination of the type seen in multiple sclerosis. Brain. 122 : 1933-1939, 1999.
4) Ferguson B, Matyszak MK, Esiri MM, et al. : Axonal damage in acute multiple sclerosis lesions. Brain. 120 : 393-399, 1997.
5) Trap BD, Peterson J, Ransohoff RM, et al. : Axonal transaction in the lesions of multiple sclerosis. N. Eng. J. Med. 338 : 278-285, 1998.
6) Kuhlmann T, Lingfeld G, Bitsch A, et al. : Acute axonal damage in multiple sclerosis is most extensive in early disease stage and decreases over time. Brain. 125 : 2202-2212, 2002.
7) Dutta R, McDonough J, Yin X, et al. : Mitochondrial dysfunction as a cause of axonal degeneration in multiple sclerosis patients. Ann. Neurol. 59 : 478-489, 2006.
8) Vicellino M, Marola A, Piacentino C, et al. : Altered glutamate reuptake in relapsing-remitting and secondary progressive multiple sclerosis cortex : correlation with microglia infiltration, demyelination, and neuronal and synaptic damage. J. Neurol. Neurosurg. Psychiatr. 66(8) : 732-739, 2007.
9) Teunissen CE, Dijkstra C, Polman C : Biological markers in CSF and blood for axonal degeneration in multiple sclerosis. Lancet Neurol. 4 : 32-41, 2005.
10) Bitsch A, Shuchardt J, Bunkowski S, et al. : Acute axonal injury in multiple sclerosis. Correlation with demyelination and inflammation. Brain. 123 : 1174-1183, 2000.
11) Killestein J, Eikelenboom MJ, Izeboud T, et al. : Cytokine producing CD8+ T cells are correlated to MRI features of tissure destruction in MS. J. Neuroimmunol. 142 : 141-148, 2003.
12) Neumann H, Gavalie A, Jenne DE, et al. : Induction of MHC class I genes in neurons. Science. 269 : 549-552, 1995.
13) Rivera-Quinones C, McGavern D, Schmelzer JD, et al. : Absence of neurological deficits following extensive demyelination in a class I-deficient murine model of multiple sclerosis. Nat. Med. 4 : 187-193, 1998.
14) Mizuno T, Kuno R, Nitta A, et al. : Protective effects of nicergoline against neuronal cell death induced by activated microglia and astrocytes. Brain Res. 1066 : 78-85, 2005.
15) Naidoo R, Knapp ML : Studies of lipid peroxidation products in cerebrospinal fluid and serum in multiple sclerosis and other conditions. Clin. Chem. 38 : 2449-2454, 1992.
16) Giovannoni G : Cerebrospinal fluid and serum nitric oxide metabolites in patients with multiple sclerosis. Mult. Scler. 4 : 27-30, 1998.
17) Narayanan S, De Stefano. Francis GS, et al. : Axonal metabolic recovery in multiple sclerosis patients treated with interferon beta-1 b.J Neurol. 248 : 979-986, 2001.
18) Jin S, Kawanokuchi J, Mizuno T, et al. : Interferon-beta is neuroprotective against the toxicity induced by activated microglia. Brain Res. 1179 : 140-146, 2007.
19) Takeuchi H, Jin S, Wang J, et al. : Tumor necrosis factor-$\alpha$ induces neurotoxicity via glutamate release from hemichannels of activated microglia in an autocrine manner. J. Biol. Chem. 281 : 21362-21368, 2006.

# B. 多発性硬化症の疾患活動性のマーカーとそのモニタリング

荒浪 利昌，山村 隆（国立精神・神経センター神経研究所免疫研究部）

多発性硬化症（MS）は，再発と寛解を繰り返す，中枢神経系慢性炎症性疾患である。その病態の中核は，髄鞘抗原反応性 CD4 陽性 T 細胞の，免疫寛容の破綻に伴う活性化であり，疾患成立には，自己反応性 T 細胞の IFN-$\gamma$ 産生性 Th1 細胞への分化が重要であると考えられている。MS の臨床経過は患者ごとに非常に異なり，各々の患者の予後を予測することはしばしば非常に困難である。たとえば，発症初期に臨床的に疾患活動性が低い場合でも，頻繁な再発を示す活動性 MS へ急速に悪化するケースを経験する。このような MS 特有の臨床経過の把握，治療反応性の判定，予後予測など，より質の高い患者管理のためには，適切な生物学的指標（バイオマーカー）が不可欠である。しかし，全身性ループスエリテマトーデスや関節リウマチなどの他の自己免疫疾患と異なり，MS では末梢血あるいは髄液サンプルで測定可能な，疾患活動性を反映するバイオマーカーが確立されていない。そこで近年，さまざまな疾患活動性バイオマーカーが提唱されてきている。本稿においては，最近急速に増加しつつある，MS のバイオマーカー候補とその意義を概説する。

## MS の病態

疾患活動性バイオマーカーの概説に進む前に，MS の病態機構を簡単に紹介する（図1）。MS は，自己反応性 CD4 陽性 T 細胞が介在し，B 細胞や自己抗体が病態を修飾する自己免疫疾患で，自己抗原としては，髄鞘蛋白であるミエリン塩基性蛋白（MBP），proteolipid protein（PLP），myelin oligodendrocyte glycoprotein（MOG）などが想定されている。自己反応性 T 細胞は，末梢リンパ組織において活性化され，IFN-$\gamma$ 産生性 Th1 細胞へ分化する。この Th1 細胞は，CXCR3，CCR5 などの Th1 細胞優位に発現するケモカイン受容体および接着分子 VLA-4 を発現している。一方，CXCR3 リガンドである IP-10 などのケモカインや，VLA-4 リガンドである VCAM-1 の発現が，血管内皮細胞で増加しており，自己反応性 T 細胞が血管内皮に接着する。T 細胞は，メタロプロテイナーゼを産生し，血液脳関門（BBB）を破壊し，中枢神経系に浸潤する。マイクログリアやマクロファージによって提

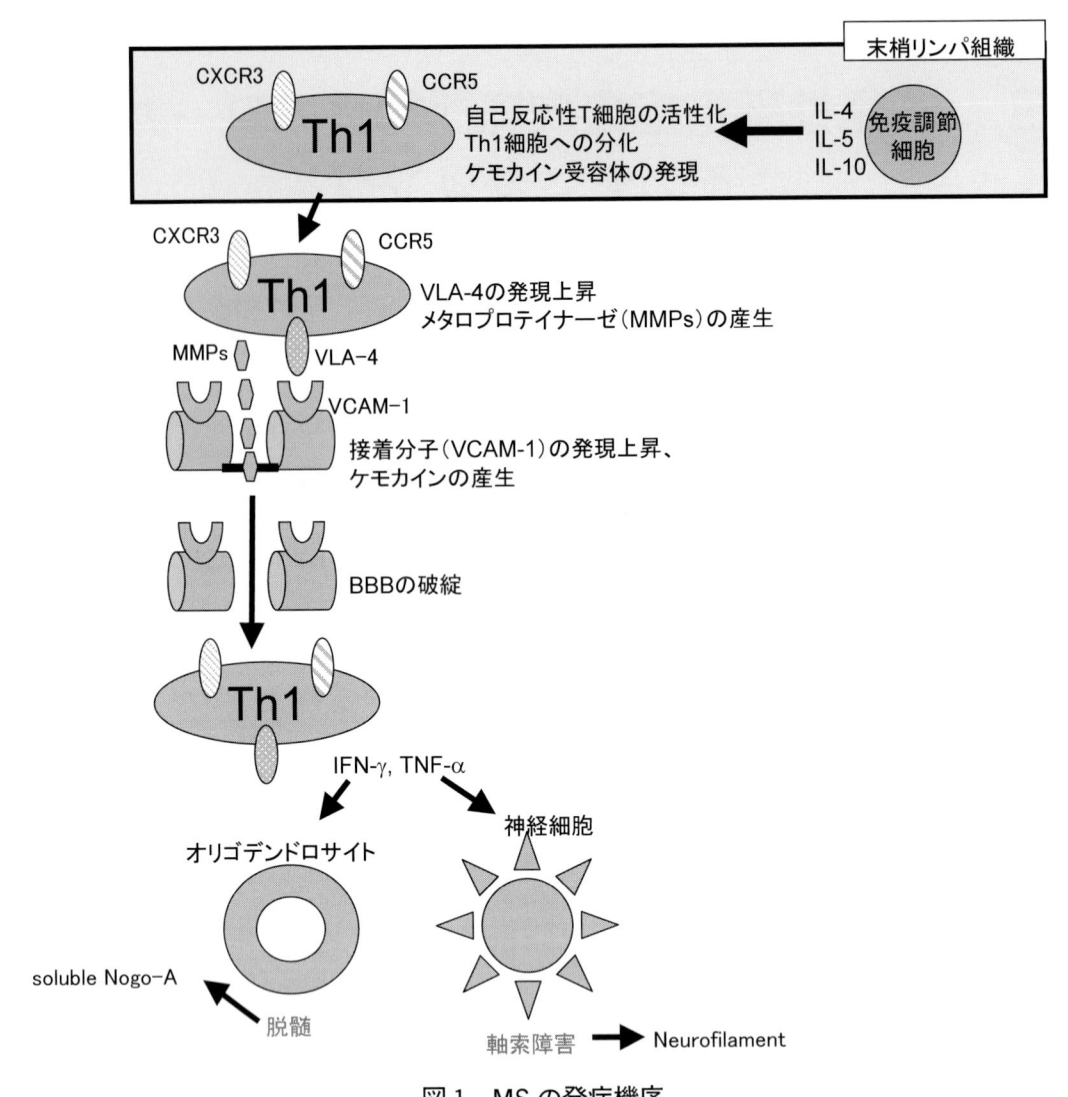

図1　MSの発症機序

示された髄鞘蛋白に特異的に反応，再度活性化し，IFN-γ，TNF-αなどさまざまな炎症性サイトカインやケモカインを産生する。これらの炎症反応や，B細胞が産生する自己抗体が髄鞘を障害し，脱髄が起こる。これに対して，自己反応性T細胞や病的な免疫系の活性化に対して抑制的に働く免疫系細胞の存在が知られており，免疫調節細胞と呼ばれる。免疫調節細胞は，炎症性サイトカインに拮抗するIL-4，IL-10などの調節性サイトカインを産生し，自己反応性Th1細胞に対して抑制的に働く。MSにおいては，CD4陽性CD25陽性T細胞，NK細胞，NKT細胞などが免疫調節細胞として示唆されている。

表1 MSの疾患活動性に関するバイオマーカー

| カテゴリ | バイオマーカー | サンプル | 疾患活動性増悪時 | 参考文献 |
| --- | --- | --- | --- | --- |
| Th1 細胞関連 | pSTAT1, T-bet | PBMC | 頻度増加 | J Neurosci Res, 84, 1027-1036, 2006 |
| 活性化マーカー | CD4$^+$ CD26$^{high}$ T cells | PBMC | 頻度増加 | J Neuroimmunol, 149, 202-209, 2004 |
| アポトーシス | CD4$^+$ CD26$^+$ T cells | PBMC | 頻度増加 | J Neuroimmunol, 181, 157-164, 2006 |
|  | IAP | PBMC | 発現増加 | J Neuroimmunol, 129, 224-231, 2002 |
|  | IAP | PBMC | IFN-$\beta$ で発現低下 | J Neuroimmunol, 122, 159-166, 2002 |
|  | survivin | PBMC | 発現増加 | Eur J Neurol, 9, 503-510, 2002 |
| 接着分子 | sICAM-1, sVCAM-1 | serum | 濃度増加 | Neurology, 48, 1557-1565, 1997 |
| メタロプロテイナーゼ | sICAM-1, sVCAM-1 | serum | 濃度増加 | Neurology, 53, 758-764, 1999 |
|  | sICAM-1, sVCAM-1 | CSF | 濃度増加 | J Neurol, 252, 146-150, 2005 |
|  | sICAM-1, sVCAM-1 | serum | 濃度増加 | J Neurol, 252, 526-533, 2005 |
|  | MMP-9 | serum, CSF | 濃度増加 | Mult Scler, 12, 294-301, 2006 |
|  | MMP-3 | serum | 濃度増加 | J Neurol Neurosurg Psychiatry, 77, 185-188, 2006 |
| ケモカインおよび | CXCR3, CCR5 | CSF infiltrated T cells | 増加 | Mult Scler, 9, 189-198, 2003 |
| ケモカイン受容体 | CXCR3 | CSF infiltrated T cells | 増加 | J Neuroimmunol, 131, 186-190, 2002 |
|  | CXCR3, CXCL10 (CXCR3 ligand) | CSF infiltrated T cells | 増加 | J Neurol Neurosurg Psychiatry, 72, 498-502, 2002 |
| 抗ミエリン抗体 | anti-MOG IgG | serum | 増加 | Proc Natl Acad Sci USA, 103, 19057-19062, 2006 |
|  | anti-MOG IgG | serum | 増加 | Proc Natl Acad Sci USA, 103, 2280-2285, 2006 |
| 脱髄, 軸索障害 | neurofilament | CSF | 増加 | J Neurol Neurosurg Psychiatry, 64, 402-404, 1998 |
|  | neurofilament | CSF | 増加 | J Neuroimmunol, 122, 132-139, 2002 |
|  | neurofilament | CSF | 増加 | Neurology, 61, 1720-1725, 2003 |
|  | neurofilament | CSF | 増加 | Neurology, 68, 865-867, 2007 |
|  | soluble Nogo-A | CSF | 増加 | Neurology, 68, 283-287, 2007 |
| NK 細胞 | CD11c | PBMC | 発現増加 | J Immunol, 177, 5659-5667, 2006 |

## 疾患活動性バイオマーカー

### 1. Th1 細胞関連マーカー，活性化マーカー

これまでに報告のあった，MSの疾患活動性に関するバイオマーカーを表1に列挙する。CD4陽性T細胞の活性化，頻度の増加，アポトーシス異常などは，疾患活動性を反映する可能性が想定され，末梢血および髄液での動態がさまざまな角度から解析されている。Th1細胞分化には，STAT-1やT-betなどの転写因子が重要な役割を果たすが[1]，CD4陽性およびCD8陽性T細胞に占める，活性型STAT-1およびT-bet陽性細胞の頻度がMSの再発時に増加すると報告されている。CD26はペプチダーゼの一種で，活性化T細胞に発現し，細胞外基質と反応し，T細胞の増殖反応にも関与するとされている。CD26強陽性CD4陽性T細胞分画は，活性

化Th1細胞を含み，再発時に細胞数が増加し，IFN-β治療により減少することから，疾患活動性および治療反応性判定のマーカーとして提唱されている。また，活性化T細胞のアポトーシス異常は，自己免疫疾患発症の一因となることが示唆されている。そこで疾患活動性とアポトーシス関連蛋白の相関が解析されている。active MSにおいては，stable MSに比べてInhibitor of apoptosis (IAP) という，抗アポトーシス蛋白の発現上昇が認められた。この発現上昇は，MRIでの増強病巣数と相関し，またIFN-β治療により消失した。survivinという，抗アポトーシス蛋白に関しても，同様な変化が報告されている。

## 2. 接着分子，メタロプロテイナーゼ

MSの再発に際して，soluble ICAM-1 (sICAM-1)，soluble VCAM-1 (sVCAM-1) など可溶性接着分子の血清中の濃度上昇が認められ，自己反応性T細胞活性化に伴い血清中に放出されると考えられた。血清中sICAM-1は，ガドリニウム増強病巣の出現に先立って上昇すると報告されている。また，マトリックスメタロプロテイナーゼ (MMP) は，細胞外基質を溶解することにより，血液脳関門 (BBB) の破壊，炎症細胞の組織への浸出などに重要な役割を果たすことが示唆されている。MSの再発時には，MMP-9の血清および髄液中濃度が，MMP-3の血清中濃度が，上昇すると報告されている。

## 3. ケモカインとケモカイン受容体

ケモカインは，細胞の遊走を誘導するサイトカインであり，MSの病態においても自己反応性T細胞およびその他の炎症性細胞の，病巣への浸潤に重要な役割を果たすと考えられており，疾患活動性マーカーとしての報告も多い。再発時には，主としてTh1細胞に発現されるCXCR3，CCR5といったケモカイン受容体陽性細胞の髄液中での頻度上昇や，髄液中IP-10濃度の上昇が報告されている。またCCR2陽性T細胞の頻度上昇の報告もある。CCR2は，CCL2 (macrophage inflammatory protein-1，MCP-1) の受容体であり，単球，マクロファージ系細胞に高レベルに発現し，これら自然免疫系の細胞を炎症巣に誘導する働きがある。以上より，Th1細胞やマクロファージ系細胞に発現するケモカイン受容体は，疾患活動性バイオマーカーとしての可能性が示唆される。

## 4. 抗ミエリン抗体

MSの病態において，B細胞は，自己反応性T細胞とともに，病原性細胞として重要な役割を果たしていると考えられている。それは，髄液中での抗体産生細胞の増殖と，MS病巣への抗体および補体の沈着が示されているからである。また，抗ミエリン抗体はEAEにおいても病原性を持ち，症状を増悪させる働きが報告されている。フローサイトメトリーを用いた，最新の抗MOG抗体測定法によると，この抗体のtiterは健常者と比較してMSで有意に上昇していると報告されている[2,3]。疾患活動性とtiterの相関は今後検討されると考えられるが，高い疾患特異性が期待される。

## 5. 脱髄, 軸索障害関連マーカー

MSにおいては, 脱髄が第一義的な病態であるが, 疾患早期の段階から, 軸索障害も起こることが示されている。したがって, 軸索障害に伴って産生あるいは放出される蛋白も疾患活動性マーカーとなりうる。Neurofilament light protein は, 軸索での主要な細胞骨格蛋白であるが, MSにおける髄液中での上昇が認められ, とくに再発時に顕著に上昇し, また, 再発の頻度, 神経症状の重症度と相関すると報告されている。また, Neurofilament heavy chain は, conventional MS ではなく, optico-spinal MS (OS-MS) においてのみ有意な上昇が認められると報告されている。以上より, Neurofilament は, 疾患活動性バイオマーカーとしての可能性を秘めている。また, Nogo-A は, 神経再生阻害因子であり, 主要な髄鞘構成蛋白である。最近の報告では, 髄液中の soluble Nogo-A 増加は, 他の神経疾患と比較してMSにおける特異性が高く, 診断マーカーとしての可能性が期待されている[4]。脱髄を鋭敏に反映することが期待され, 疾患活動性マーカーとしても期待される。

## 6. NK細胞CD11c

我々の研究室では, NK細胞がEAEの調節細胞であると報告しており[5], このようなマウス実験の流れを踏襲し, MS寛解期のNK細胞の特徴としてIL-5産生能の増強を見出した[6]。この特徴は, *in vitro* で誘導されるNK2細胞 (Th2細胞のように, 高いIL-5産生能を持つが, IFN-γ産生能は低い) のそれに一致する。重要なことに, このNK2細胞偏倚は, MS再発時には消失している。CD11c は樹状細胞のマーカーとされるが, CD11c 陽性 NK 細胞がマウス自己免疫疾患モデルに関与することが示されている。我々は, MS寛解期において, NK細胞のCD11c 発現量が有意に増加し, それがNK細胞の制御性機能や臨床経過と関連することを見出した[7]。詳しく調べるとMS寛解期患者の中にはNK細胞のCD11c 発現量が明らかに高いもの ($CD11c^{high}$ MS) と健常者と同じレベルにとどまるもの ($CD11c^{low}$ MS) の2群に分けられることがわかった。この2群について, 制御性細胞としての機能に重要なIL-5発現量を測定した。その結果, $CD11c^{low}$ MS のNK細胞は, IL-5発現上昇を示し, NK2細胞偏倚が認められた。一方, $CD11c^{high}$ MS のNK細胞においてはそのような偏倚が認められなかった。$CD11c^{high}$ MS においては, 制御性NK細胞の機能低下が考えられたが, 実際に個々の患者の臨床経過を120日間に渡り追跡したところ, $CD11c^{high}$ MS は, $CD11c^{low}$ MS に比べ, 有意に再発率が高いことが判明した (図2)。以上より, NK細胞CD11c は, 疾患活動性マーカーとしての有用性が期待できると考えている。

## 疾患活動性バイオマーカーの今後

近年EAEにおいては, 従来病原性T細胞と考えられていたTh1細胞と異なる, IL-17産生性のTh17細胞というサブセットが発見され, 高い病原性を有することが立証されている[8]。Th17細胞のMSにおける病原性を示唆する報告もみられ[9], 今後Th17細

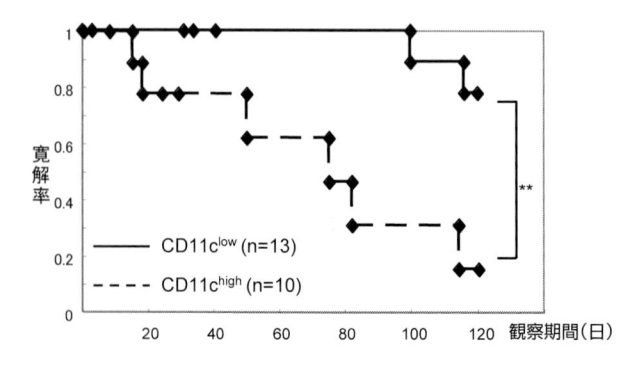

**図2 調節性NK細胞の表現型とMSの疾患活動性の相関**

免疫抑制剤未投与寛解期MS患者23名の末梢血NK細胞上のCD11cの発現量をフローサイトメトリーで解析した。個々の患者はCD11cの発現量に従い，CD11c$^{high}$ MSとCD11c$^{low}$ MSに分けられる。末梢血サンプリング後120日間の再発の有無を追跡し，Kaplan-Mayerの生存分析に従い，寛解率を算出した。また，寛解率の有意差検定には，ログランクテストを用いた。その結果，本図に示す通り，CD11c$^{high}$ MS群は，CD11c$^{low}$ MS群に比べ，有意に寛解率が低いことが分かった。**p＜0.01

胞の活動性を反映するバイオマーカーも，探索の対象となると考えられる。

## 文　献

1) Lovett-Racke AE, AE Rocchini, J Choy, et al.: Silencing T-bet defines a critical role in the differentiation of autoreactive T lymphocytes, Immunity. 21: 719-731, 2004.
2) Zhou D, R Srivastava, S Nessler, et al.: Identification of a pathogenic antibody response to native myelin oligodendrocyte glycoprotein in multiple sclerosis, Proc Natl Acad Sci U S A. 103: 19057-19062, 2006.
3) Lalive PH, T Menge, C Delarasse, et al.: Antibodies to native myelin oligodendrocyte glycoprotein are serologic markers of early inflammation in multiple sclerosis, Proc Natl Acad Sci U S A. 103: 2280-2285, 2006.
4) Jurewicz A, M Matysiak, CS Raine, et al.: Soluble Nogo-A, an inhibitor of axonal regeneration, as a biomarker for multiple sclerosis, Neurology. 68: 283-287, 2007.
5) Zhang B, T Yamamura, T Kondo, et al.: Regulation of experimental autoimmune encephalomyelitis by natural killer (NK) cells, J Exp Med. 186: 1677-1687, 1997.
6) Takahashi K, S Miyake, T Kondo, et al.: Natural killer type 2 bias in remission of multiple sclerosis, J Clin Invest. 107: R23-29, 2001.
7) Aranami T, S Miyake, T Yamamura: Differential expression of CD11c by peripheral blood NK cells reflects temporal activity of multiple sclerosis, J Immunol. 177: 5659-5667, 2006.
8) Bettelli E, T Korn, VK Kuchroo: Th17: the third member of the effector T cell trilogy, Curr Opin Immunol, 2007.
9) Kebir H, K Kreymborg, I Ifergan, et al.: Human T(H)17 lymphocytes promote blood-brain barrier disruption and central nervous system inflammation, Nat Med. 13: 1173-1175, 2007.

# C. 多発性硬化症の新薬開発の現状：
## 世界の動向と日本

宮本　勝一（近畿大学医学部神経内科）

　多発性硬化症（multiple sclerosis：MS）の新薬開発について，再発予防薬を中心に紹介する．米国で認可されている再発予防薬は，IFNβ1-b（Betaferon/Betaseron），IFNβ1-a（Avonex, Rebif），glatiramer acetate（Copaxone），natalizumab（Tysabri）がある．しかし日本で保険適用されているのはBetaferonとAvonexのみである．現在，欧米で治験が進行中のおもな治療薬は表1の通りであるが，その中でもfingolimod（FTY720）は本邦でも治験が開始されており，経口薬であるため注目されている．また，alemtuzumab（Campath）も本邦での治験導入が検討されている薬剤である．本稿では，これらの薬剤を中心に世界の新薬開発の現状について述べる．

## fingolimod（FTY720）

　フユムシナツクサタケをはじめとするCordyceps属菌類を広義の「冬虫夏草」とよび，その培養菌糸体エキスは抗腫瘍，消炎鎮痛などの薬理作用を示すことが知られている．1994年に京都大学の藤多哲郎教授らは，セミの幼虫に寄生するIsaria sinclairiiという「冬虫夏草」の培養液から生体免疫を抑制するミリオシンという活性成分を単離した．そのミリオシンの毒性を除去し，免疫系にのみ作用する薬剤がfingolimodである．fingolimodは初の経口スフィンゴシン1-リン酸受容体（S1P-R）モジュレーターである．fingolimodは循環中リンパ球のS1P-Rに結合し，リンパ節にトラップすることにより，末梢血液中の活動性Tリンパ球を減少させる[1]．再発性MS患者を対象にした欧米での第II相試験によると，fingolimodを1.25 mgあるいは5.0 mgを1日1回経口服用した患者の年間再発率は，プラセボ群の0.77と比べて，それぞれ0.36と0.35であった．またMRIの評価でもfingolimodを服用している80％以上の患者において活動性病変は認めなかった[2]．これらの結果を受けて，現在はさらに大規模な第III相試験（FREEDOMS）が進行中である．本邦でも2007年末から一部施設で臨床治験が開始されており，その有効性が期待されている．欧米での治験結果から，本邦での一回投与量は1.25 mgあるいは0.5 mgの低用量に設定されている．

### 表1 治験中のMS再発予防薬

欧米や本邦で治験進行中の主な薬剤を示す（2007年11月現在）。IFNβ，mitoxantrone（Novantrone），ヒト免疫グロブリン製剤（GGS）については他稿を参照。

| 薬剤名 | 主な商品名 | 主な作用機序 | 投与方法 | 治験（欧米） | 治験（本邦） |
|---|---|---|---|---|---|
| fingolimod | FTY720 | 末梢T細胞減少 | 経口内服 | 第Ⅲ相 | 治験開始 |
| natalizmab | Tysabri | T細胞の接着抑制（抗VLA-4抗体） | 静脈注射 | 市販 | 導入検討中 |
| alemtuzumab | Campath | T，B細胞減少（抗CD52抗体） | 静脈注射 | 第Ⅲ相 | 導入検討中 |
| glatiramer acetate | Copaxone | 免疫バランス調節（ポリペプチド） | 皮下注射 | 市販 高用量剤は第Ⅲ相 | 導入検討中 |
| rituximab | Rituxane | 成熟B細胞除去（抗CD20抗体） | 静脈注射 | 第Ⅲ相 | 予定なし |
| laquinimod | SAIK-MS | 免疫バランス調整（アナログ） | 経口内服 | 第Ⅲ相 | 予定なし |
| daclizumab | Zenapax | T細胞増殖抑制（抗CD25抗体） | 静脈注射 | 第Ⅱ相 | 予定なし |
| MBP8298 | MBP8298 | 免疫寛容（ペプチド） | 静脈注射 | 第Ⅲ相 | 予定なし |
| cladribine | Mylinax | リンパ球増殖抑制 | 経口内服 | 第Ⅲ相 | 予定なし |
| BG-12 | Fumaderm | 免疫バランス調節（フマル酸誘導体） | 経口内服 | 第Ⅲ相 | 予定なし |

## natalizumab（Tysabri）

活性化されたTリンパ球が血管内皮細胞に結合し，血液脳関門を通過する際にはさまざまな接着分子の関与が必要である。natalizumabは接着分子VLA-4の$α4β1$インテグリンに対する組換え型ヒト化モノクローナル抗体である。natalizumabはTリンパ球の血管内皮細胞への接着を阻害し，中枢神経への侵入を抑制する[3]。再発型MSに対する第Ⅱ相臨床治験では，natalizumab（4週間毎，300 mg静注）は再発率を50％以上抑制し，第Ⅲ相治験（AFFIRM）でも，再発回数を68％減少させ，新規MRI病変を83％減少した[4]。これらの結果よりnatalizumabは再発型MS治療薬として2004年に米国で承認された。さらに，年1回以上の再発があるIFNβ1-a（Avonex）投与中の症例を対象としたnatalizumabとの併用効果を検討したSENTINEL試験では，IFNβ1-a単剤に比べてIFNβ1-aとnatalizumabを併用すると，症状進行リスクが24％低下し，再発率は56％低下した[5]。しかし，これらの併用を2年以上継続していた2例で，進行性

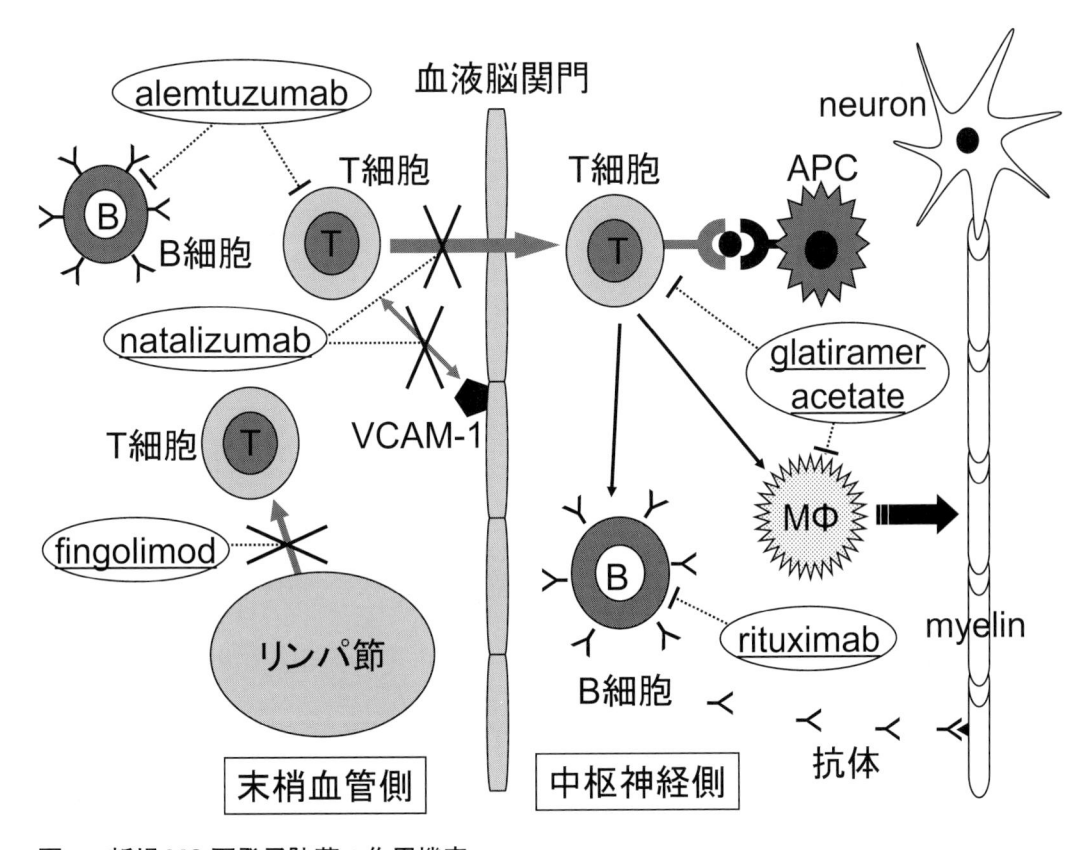

図1 新規MS再発予防薬の作用機序
主要な新規治療薬の作用イメージを示した。細部は省略している。実際には異なる作用機序も関与していると考えられる。APC：抗原提示細胞，Mφ：マクロファージ

多病巣性白質脳症（PML）の発症が報告され，1例は死亡例であった。natalizumab単独療法でのPML発生は皆無であったが，その報告を受けて2005年に一度は市場から姿を消した。その後，包括的な安全性評価を経て2006年7月に販売再開されている。また，natalizumabは視力障害のリスクを低下させることも報告されており注目される[6]。本邦でも臨床治験の導入が検討されている。

## alemtuzumab（Campath）

リンパ球などの細胞表面にあるCD52に対する遺伝子組換えヒト・モノクローナル抗体である。日本では未承認だが，米国では慢性リンパ球性白血病（CLL）の治療薬として承認されている。alemtuzumabは当初，骨髄移植の拒絶反応予防やリンパ腫治療目的に研究されてきたが，CLLの腫瘍細胞を著明に減少させることが証明されたためCLLの

治療薬として認可された。alemtuzumab は CD52 と特異的に結合するが，B 細胞と T 細胞の双方を抑制するために免疫抑制には十分注意する必要がある。MS に対しては，再発型 MS と二次進行型 MS 合わせて 58 名に対する治療成績が報告されている。alemtuzumab 20 mg/日を 5 日間静脈注射すると，末梢血中リンパ球は激減し，MS 再発回数は投与前と比べて有意に減少し，その効果は数年以上にわたって継続した。しかし副作用として，抗 thyrotropin 受容体抗体や甲状腺機能亢進症を認めた[7]。再発型 MS 患者 334 人を対象にした IFNβ1a（Rebif）との比較第 II 相試験（CAMMS223）の中間解析では alemtuzumab 投与群は IFNβ1a 投与群に比べて 75 ％再発しにくいという結果であった。現在，未治療の再発型 MS を対象とした第 III 相試験も進行中である。本邦でも治験導入が検討されている。

## glatiramer acetate (Copaxone)

glatiramer acetate（GA）は L 型アラニン，グルタミン酸，リジン，チロシンのアミノ酸を一定の比率になるように合成されたポリペプチドである。日本では承認されていないが，欧米ではスタンダードな MS 再発予防薬である。GA は IL-10 や IL-4 などのサイトカインを誘導する T 細胞を活性化させ，免疫バランスを是正することによって，病態を抑制すると考えられている。再発型 MS に対して GA を 1 日 1 回 20 mg 皮下注することによって，初期段階の再発頻度を低下させ，MRI でも病変を抑制することが確認されている[8]。米国では，新たに高用量薬の臨床試験が進行中である。再発を繰り返す MS 患者 90 人を対象とした第 II 相試験では，1 回用量 20 mg と比べて，40 mg を投与した群では MRI 病変が 38 ％抑制された。また試験参加前と比べて，20 mg 投与群の再発率低下は 62 ％であったのに対して，40 mg 投与群では再発率が 77 ％低下した[9]。この結果を受けて，GA 新規高用量 40 mg 製剤と従来製剤（20 mg）の比較第 III 相試験が開始されている。GA は本邦でも治験導入が検討されている。

## rituximab (Rituxan)

本邦では B 細胞型悪性リンパ腫の治療薬として認可されている。rituximab は B 細胞に発現している CD20 に対するモノクローナル抗体であり，投与すると B 細胞の機能を強力に抑制する。細胞性免疫が主要な病態といわれている MS においても有効性が証明されている。rituximab を投与すると，髄液中の B 細胞が減少し，さらには T 細胞も減少する。再発型 MS 患者 104 人を対象にした米国でのプラセボ対照二重盲検第 II 相試験では，rituximab 投与群は再発が 58 ％少なく，MRI 画像上の病変も有意に少なかった。さらに，二次進行型 MS に対しても治療効果を検討中である。また，抗アクアポリン 4 抗体の登場で話題となっている neuromyelitis optica（NMO）に対しても有効性が報告されており，rituximab 投与によって 8 例中 6 例で再発がなくなり，平均 EDSS スコアも 7.5 から 5.5 へ改善した[10]。本邦で

はNMO/視神経脊髄型MSが高頻度であるため有望な結果であるが，現時点で治験導入の予定はない。

## laquinimod (SAIK-MS)

再発型MSに対する新規経口治療薬である。laquinimodは核酸アナログであり，おもな作用機序はTh1/Th2バランスの調節である。動物実験ではlaquinimod投与により，調節性サイトカインであるIL-10やTGFβが誘導される。欧米でのプラセボ対照二重盲検後期第II相試験では，laquinimod 0.1 mgあるいは0.3 mg内服を2年間毎日続けたところ，0.3 mg服用群では活動性のMRI病巣が約40％減少し，再発頻度も減少した[11]。重篤な副作用もなかったため，第III相試験が欧米を中心に始められている。

## daclizumab (Zenapax)

IL-2受容体のα鎖（CD25）に対するヒト化モノクローナル抗体である。IL-2受容体はT細胞やB細胞の活性化に重要であり，従来から免疫抑制治療のターゲットになっている。再発型MSと二次進行型MS患者19例に対して，daclizumab 1 mg/kgを投与（day 0，day 14，以後は28日ごと）したところ，10例で症状改善し，残りの9例も症状が安定した。また，難治症例でも有効性が報告されており，IFNβ治療中でコントロール不良の再発性MSを対象とした，プラセボ対照二重盲検第II相試験では，MRI造影病変や臨床症状を軽減した[12]。

## MBP8298

ミエリン塩基性タンパク質の一部に関連した17アミノ酸で構成される合成ペプチドである。MBP8298の投与によって免疫寛容が導かれ，ミエリンに対する免疫反応が抑制されると考えられている。この治療法はHLAタイプによって効果が左右され，32例の進行性MSに対するプラセボ対照二重盲検第II相試験では，MBP8298（500 mg静脈投与，6ヵ月毎）はHLAハプロタイプがDR2とDR4の症例では2年後のEDSSスコアが軽症化した[13]。現在，再発型MSや二次進行型MSを対象にした試験も開始されている。

## cladribine (Mylinax)

本邦ではLeustatinという商品名でおもにリンパ腫の治療薬として使用されている。プリン拮抗作用を有し，リンパ球や単球に対して選択的な免疫抑制効果を発揮する。米国では，再発性MSの治療薬としてcladribine経口薬の第III相試験（CLARITY）が開始されている。またcladribine経口薬とIFNβ1-a（Rebif）との併用療法についても，第II相試験（ONWARD）が開始されている。

## BG-12 (Fumaderm/Panaclar)

フマル酸誘導体の経口薬である。おもに調

節性サイトカイン産生を誘導することによって炎症細胞浸潤を抑制する。欧米では再発型MSを対象にした第Ⅲ相臨床試験（DEFINE，CONFIRM）が予定されている。

## その他

ibudilastは，本邦ではKetasという商品名で気管支喘息や脳血管障害治療薬として使用されている。ホスホジエステラーゼに対する阻害薬であり，主に炎症性サイトカインの上昇を抑制し，中枢神経における抗炎症作用を有する。欧州で第Ⅱ相試験が進行中である。その他，スタチン系薬剤やビタミンD製剤などもMS治療薬として試みられている。今後の大規模臨床試験の結果が待たれる。

## まとめ

IFNβに続く多くの薬剤が開発中であるが，傾向としてモノクローナル抗体と経口内服薬が続々と登場している。臨床試験が第Ⅲ相まで進められている薬剤は，いずれも明らかな有効性が確認されており市販が期待される。本邦の新規治療薬承認は手続きが簡素化されつつあるが，欧米に比べてまだまだ困難である。国際的な臨床治験では日本を外して実施される場合もあり，憂慮される事態となっている。欧米ですでに市販されている薬剤については，より簡略化された手続きでの迅速な承認も検討する必要があると思われる。

## 文献

1) Billich A, Bornancin F, Dévay P, et al.: Phosphorylation of the immunomodulatory drug FTY720 by sphingosine kinases. J Biol Chem. 278: 47408-47415, 2003.
2) Kappos L, Antel J, Comi G, et al.: For the FTY720 D2201 Study Group: Oral Fingolimod (FTY720) for Relapsing Multiple Sclerosis. N Engl J Med. 355: 1124-1140, 2006.
3) Niino M, Bodner C, Simard ML, et al.: Natalizumab effects on immune cell responses in multiple sclerosis. Ann Neurol. 59: 748-754, 2006.
4) Polman CH, O'Connor PW, Havrdova E, et al.: AFFIRM Investigators: A randomized, placebo-controlled trial of natalizumab for relapsing multiple sclerosis. N Engl J Med. 354: 899-910, 2006.
5) Rudick RA, Stuart WH, Calabresi PA, et al.: SENTINEL Investigators: Natalizumab plus interferon beta-1a for relapsing multiple sclerosis. N Engl J Med. 354: 911-923, 2006.
6) Balcer LJ, Galetta SL, Calabresi PA, et al.: Natalizumab reduces visual loss in patients with relapsing multiple sclerosis. Neurology. 68: 1299-1304, 2007.
7) Coles AJ, Cox A, Le Page E, et al.: The window of therapeutic opportunity in multiple sclerosis: evidence from monoclonal antibody therapy. J Neurol. 253: 98-108, 2006.
8) Rovaris M, Comi G, Rocca MA, et al.: European/Canadian Glatiramer Acetate Study Group: Long-term follow-up of patients treated with glatiramer acetate: a multicentre, multinational extension of the European/Canadian double-blind, placebo-controlled, MRI-monitored trial. Mult Scler. 13: 502-508, 2007.
9) Cohen JA, Rovaris M, Goodman AD, et al.: 9006 Study Group: Randomized, double-blind, dose-comparison study of glatiramer acetate in relapsing-remitting MS. Neurology. 68: 939-944, 2007.

10) Cree BA, Lamb S, Morgan K, et al. : An open label study of the effects of rituximab in neuromyelitis optica. Neurology. 64 : 1270-1272, 2005.
11) Polman C, Barkhof F, Sandberg-Wollheim M, et al. : Laquinimod in Relapsing MS Study Group : Treatment with laquinimod reduces development of active MRI lesions in relapsing MS. Neurology. 64 : 987-991, 2005.
12) Rose JW, Burns JB, Bjorklund J, et al. : Daclizumab phase II trial in relapsing and remitting multiple sclerosis : MRI and clinical results. Neurology. 69 : 785-789, 2007.
13) Warren KG, Catz I, Ferenczi LZ, et al. : Intravenous synthetic peptide MBP8298 delayed disease progression in an HLA Class II-defined cohort of patients with progressive multiple sclerosis : results of a 24-month double-blind placebo-controlled clinical trial and 5 years of follow-up treatment. Eur J Neurol. 13 : 887-895, 2006.

# 索　引

## ア

アクアポリン 4（AQP4）
　　　　　　……4, 105, 111, 112, 218
アクアポリン-4 抗体…………155
悪性リンパ腫………………96
アザチオプリン……113, 225, 234
足突起…………………………110
アストログリア……105, 109, 111
アトピー性（脊髄炎）………122
アポトーシス…………………144
アボネックス…………………159
異常感覚………………………198
一次進行型 MS………81, 135, 174
緯度……………………………4
陰影斑…………………………20
インターフェロン β（interferon-β）………3, 159, 233, 237
インターフェロン γ…………230
インターフェロン（IFN）
　　　　　　………………134, 174
インターフェロン療法………112
インターロイキン 4…………230
インフォームドコンセント…133
うっ血性心不全………………182
うつ症状………………………199
うつ状態………………………37
うつ病……………37, 136, 162, 201
運動誘発電位…………………66
液性免疫…………………109, 231
易疲労性………………………200
壊死………………………111, 231

壊死性変化……………………108
炎症性サイトカイン…………145
延髄背側………………………112
横断性脊髄炎………34, 36, 106, 108
帯状の締めつけ感……………229
オリゴクローナル IgG バンド 231
オリゴクローナルバンド……110
オリゴデンドロサイト………20
オリゴデンドロサイト前駆細胞
　　　　　　……………………23
温度感受性……………………202
温浴効果………………………203

## カ

外転神経障害…………………35
回転性眼振……………………36
回転性めまい…………………38
核間性眼筋麻痺………………35
拡散テンソル画像（Diffusion Tensor Image：DTI）…41
下垂体…………………………110
活動期脱髄性…………………112
活動性脱髄期…………………111
ガドリニウム造影……………146
かゆみ発作……………………39
硝子化…………………………109
カルバマゼピン………………38
環境要因………………………4
眼振……………………………37
鑑別診断………………………93
ガンマグロブリン療法………120
顔面ミオキミア………………39

偽再発性 ADEM………………116
偽増悪…………………………38
企図振戦…………………36, 37
ギャップ結合…………………261
球後視神経炎……………34, 35
急性 MS…………………………40
急性炎症性……………………112
急性横断性脊髄障害…………39
急性散在性脳脊髄炎………40, 116
急性出血性白質脳炎…………118
急性脊髄炎……………………36
急性増悪期……………………146
急性リンパ芽球白血病………185
空洞形成………………………108
グリア線維性酸性蛋白………112
グリオーシス……………110, 111
グルタミナーゼ………………261
グルタミン酸…………………260
グレープフルーツ……………166
痙縮……………………………36
痙性…………………………199, 200
痙性神経因性膀胱……………37
痙性対麻痺……………………34
血液浄化療法
　　　　　……40, 151, 156, 210, 225
血液脳関門（BBB）
　　　　　……26, 113, 145, 181, 230
血管足…………………………110
血管透過性……………………146
血管内皮………………………145
血漿交換：plasma exchange（PE）……………………112, 210
血漿交換療法…………………233

血漿浄化療法 …………………35
血漿浄化療法の副作用 ………156
健康関連 QOL 尺度 ……………137
倦怠感 …………………………200
抗 AQP4 抗体
　　5, 47, 81, 108, 147, 149, 161,
　　218, 219, 228, 232, 238
抗 MOG 抗体 …………………231
抗 SS-A/SS-B 抗体 ……………239
抗アクアポリン 4 ………181, 232
抗炎症性サイトカイン ………145
抗核抗体 ………………………237
膠原病 …………………………98
膠原病合併 MS ………………239
抗甲状腺自己抗体 ……………241
抗甲状腺ペルオキシダーゼ
　　（thyroid peroxidase：
　　TPO）抗体 …………………241
抗甲状腺ミクロソーム抗体 …237
抗好中球細胞質ミエロペルオキシ
　　ダーゼ抗体（perinuclear
　　anti-neutrophil cytoplasmic
　　antibody：p-ANCA；
　　myeloperoxidase ANCA：
　　MPO-ANCA）…………238
抗サイログロブリン抗体 ……237
好酸球 ……………………123, 124
甲状腺機能異常 ………………241
厚生労働省班会議 ……………234
抗体 ……………………………232
好中球 …………………………231
抗リン脂質抗体症候群 36, 98, 238
骨髄性白血病 …………………185
骨髄抑制 ………………………182
骨粗鬆症 ………………………148
古典的 MS ………………105, 134
混合性結合組織病 ……………36

## サ

最後野 ……………………110, 112
サイトカイン …………………259
再発寛解型 MS …………81, 134, 204
再発寛解型 Neuromyelitis
　　optica（NMO）………81, 106
再発寛解型（RR-MS）…………174
再発性 ADEM ……………………116
再発性視神経炎 ………………108
再発抑制 ………………………147
細胞外ドメイン ………………112
細胞外マトリックス …………109
細胞傷害性 T 細胞　180, 230, 258
三叉神経痛 ………………39, 198
産褥期 …………………………204
3 椎体 ……………………228, 231, 232
3 椎体以上に及ぶ脊髄炎 ……108
3 椎体以上の長大な脊髄病巣 …83
シェーグレン症候群（Sjögren
　　syndrome：SjS）………98, 237
シェーグレン症候群合併 MS　242
磁化移動比画像（magnetization
　　transferimaging：MTI）　41
視覚誘発電位 …………………66
軸索障害 …………………21, 257
シクロフォスファミド ………165
視交叉上核 ……………………110
自己抗体 …………………51, 237
自己反応性 T 細胞 ……………145
自己免疫異常 …………………204
自己免疫疾患 …………………237
自己免疫性甲状腺疾患 ………237
自殺 ……………………………201
視床下部 ………………………112
視神経 …………………………228
視神経萎縮 ………………35, 39
視神経炎
　　…34, 35, 93, 106, 146, 228, 233

視神経脊髄炎（neuromyelitis
　　optica：NMO）
　　…………4, 105, 155, 218, 238
視神経脊髄型 …………………134
視神経脊髄型 MS
　　…………4, 81, 147, 149, 218, 238
視神経脊髄型 MS（opticospinal
　　MS：OSMS）
　　………………11, 105, 161, 228
視神経乳頭炎 …………………35
視神経乳頭浮腫 ………………35
疾患特異的尺度 ………………137
実験的アレルギー脳脊髄炎
　　（experimental allergic
　　encephalomyelitis：EAE）
　　…………………………212
実験的自己免疫性脳脊髄炎 …231
シャルコー（Charcot）の三主徴
　　……………………………37
授乳 ……………………………206
消化性潰瘍 ……………………148
小児期発症 MS …………………6
小脳失調症 ………………34, 36
小脳性振戦 ……………………36
自律神経障害 …………………201
心機能障害 ……………………182
神経 Sweet 病 …………………97
神経因性膀胱 …………………37
神経サルコイドーシス ………97
神経伝導検査 …………………129
神経ベーチェット病 …………97
進行型 MS ………………………21
進行性多巣性白質脳症 ……6, 96
振戦 ……………………199, 202
新薬開発 ………………………271
髄腔内 IgG 合成量 ……………59
髄鞘再生 ………………………23
髄鞘崩壊産物 …………………19
錐体路徴候 ……………………36
垂直性眼振 ……………………38
ステロイド依存性 ADEM ……116
ステロイド剤 …………120, 135

ステロイドパルス療法
　　　　　147, 223, 232, 233
スフィンゴシン 1 リン酸 ……… 6
西欧型 …………………… 228
生活指導 …………… 198, 203
生活の質（Quality of life：
　　QOL）…………………136
性機能障害 ……… 38, 185, 202
脊髄 ………………………228
脊髄炎 …………… 228, 229, 233
脊髄腫瘍 ……………………96
脊髄性失調症 ………………39
脊髄縦長病変 …………… 135
脊髄長大病変 …………… 221
脊髄半側横断症候群 ……… 36
舌咽神経痛 ………………… 39
接着因子 …………… 144, 145
先行感染 ………………… 117
全国臨床疫学調査 ……… 14
全身性エリテマトーデス
　　（systemic lupus
　　erythematosus：SLE）
　　…………………36, 98, 237
早期炎症性病巣 …………… 111
組織適合性抗原 …………… 228

## タ

対症療法 ………………… 198
体性感覚誘発電位 ………… 66
大脳，小脳，脳幹を含む広範な中
　　枢神経系を侵す通常型 MS
　　（conventional MS：CMS）
　　………………………… 11
タイプ I IFN ……… 241, 242, 243
大量免疫グロブリン静注 …… 234
多幸症 ……………………… 37
多相性 ADEM ……………… 116
脱髄 ………………………231
脱髄巣 …………………… 228
脱力 ………………………200
多発性硬化症（Multiple

Sclerosis：MS）
　　3, 105, 127, 188, 198, 204, 271
単純血漿交換 ……… 152, 176
断綴性言語 ………………… 37
中和抗体 …………… 159, 162
聴性脳幹反応 ……………… 66
通常型 MS ………… 4, 81, 134
低用量プレドニン ………… 113
糖質コルチコイド受容体 …… 144
疼痛 ………………… 198, 199
等電点電気泳動法（isoelectric
　　focusing：IEF）……… 60

## ナ

内側縦束症候群 …………… 35
難治性のしゃっくり ……… 112
軟膜 ……………………… 110
二次進行型 ……………… 174
二次進行型 MS（Secondary
　　progressive MS：SPMS）81
二次性進行型（MS）……… 233
二重膜濾過法：double filtration
　　plasmapheresis（DFPP）210
2004 年 MS 全国臨床疫学調査
　　………………… 239, 244
尿閉 ……………………… 199
妊娠 ……………………… 135
妊娠出産 ………………… 204
認知機能障害 ……… 136, 201
脳幹症状 ………………… 34
脳血管障害 ……………… 96
脳室周囲器官 ……… 110, 112
脳腫瘍 …………………… 96
脳脊髄液（cerebrospinal fluid：
　　CSF）………………… 58
脳膿瘍 …………………… 96
囊胞状病変 ……………… 111

## ハ

バイオマーカー ………… 265

排尿障害 ………………… 201
排便障害 …………… 201, 202
ハイリスク群 …………… 109
白血球除去療法 ………… 152
白血病 …………………… 185
発症年齢 ………………… 4
パルス療法 ……………… 167
反応性グリア …………… 111
肥厚化 …………………… 109
ヒト組織適合性白血球抗原
　　（human histocompatibility
　　leukocyte antigen：HLA）
　　………………………… 28
病名告知 ………………… 133
疲労感 …………… 199, 200
頻尿 ……………………… 199
フォーカスグループインタビュー
　　…………………………138
不完全 Brown-Séquard 症候群
　　………………………34, 36
副作用 …………………… 148
複視 ……………………… 35
副腎皮質ステロイド …… 144, 206
副腎皮質ホルモン ……… 229, 234
浮腫 ……………………… 145
プレドニゾロン ……… 232, 234
ベタフェロン …………… 159
ヘルパー T 細胞群（Th1，Th2）
　　…………… 180, 213, 231
便秘 ……………………… 199
勃起障害 ………………… 199

## マ

マトリックスメタロプロテイナー
　　ゼ（MMP）…………… 268
慢性炎症性脱髄性多発ニューロパ
　　チー …………………… 127
慢性活動性 ……………… 112
慢性関節リウマチ（rheumatoid
　　arthritis：RA）………… 237
慢性甲状腺炎 …………… 238

| | | |
|---|---|---|
| 慢性非活動性 ……………112 | immunoadsorption plasmapheresis (IAP) …210 | **ヤ** |
| ミエリン塩基性蛋白 …………112 | 免疫グロブリン（intravenous immunoglobulin：IVIg） ……………………………242 | 有痛性強直性けいれん …38, 198 |
| ミエリンオリゴデンドロサイト糖蛋白 ………………231 | | 有痛性筋けいれん ……………199 |
| ミエリン構成蛋白 ……………127 | | 有痛性のけいれん ……………36 |
| ミエリン蛋白 ………………53 | 免疫グロブリン静注療法 …225 | 溶連菌感染後 ADEM…………118 |
| ミエロペロキシダーゼ ………230 | 免疫グロブリン大量静注療法（Intravenous immunoglobulin：IVIG） ………………188, 210 | 予防接種 ………………117 |
| ミクログリア ……………258 | | |
| ミトキサントロン ………180, 225 | | **ラ** |
| 無菌性骨壊死 ……………148 | | |
| 無月経 ………………185 | 免疫調整治療薬 ……………204 | ランダム化比較試験 ………169 |
| メソトレキセート …………186 | 免疫調節細胞 ………………266 | リツキシマブ ………………225 |
| メチルプレドニゾロン…176, 232 | 免疫調節薬 ………………208 | 両側性（核間性眼筋麻痺）……35 |
| メチルプレドニゾロンパルス療法 ………………112 | 免疫抑制剤 ………135, 207 | 両側性視神経炎 ……………108 |
| | 免疫抑制薬 ………………147 | レビフ ………………159 |
| 免疫吸着療法 ……………152 | | レルミット徴候 ……………34 |
| 免疫吸着療法： | | |

# A

ACTH ··················································145
ADC (apparent diffusion coefficient) ········································45
ADEM ················································116
AHCPR ··············································232
Alemtuzumab································6, 273
antigen-driven disease ········································7
apoptosis ············································21
Apparent Diffusion Coefficient (ADC) ········································96
AQP4 ·······················4, 112, 181, 232
AQP4 autoimmune syndrome of the CNS ·······························86
AQP4 抗体 ········································53
astrocytes ········································181
Auditory brainstem response : ABR ··············································66
autoimmune CNS aquaporiopathy ·······················5
Azathioprine (イムラン®) 207

# B

Baló 病 (同心円硬化症) ··········100
Brown-Séquard 症候群 ···34, 36

# C

CCL2 ···················································268
CCR2 ···················································268
CCR5 ···················································268
CD11c ················································269
CD26 ··················································267
CD4 ·····················································231
CD8 ·····················································230
centrally located long spinal cord lesion ·····················181
clinically isolated syndrome (CIS) ············4, 5, 117, 223

Clinical Practice Guidelines (AAN) ······························169
CMS ···········································4, 5, 228
Conventional MRI ·········41, 42
Conventional MS : CMS ···4, 81
CPA 静注治療 ·······················167
CPA 治療プロトコール ·······170
CXCR3 ··············································268
cyclophosphamide : CPA ···165
Cyclophosphamide (エンドキサン®) ······················································208
Cyclosporin A (ネオーラル®) ······················································208

# D

Dawson's finger ····················43
delayed genomic effect ······144
detrusor hyperreflexia ··········37
detrusor sphincter dyssynergia ······················································37
Devic 病 (Neuromyelitis optica : NMO) ··················4, 86, 105, 106, 218
Devic 症候群 ····························107
disease modifying drug ···3, 6, 7
"Dot-Dash" sign ······················43

# E

EAE ·····················································231
EDSS ··················································147
ejection fraction ········182, 184
EQ-5D (Euro QOL) ·············139

# F

FA (fractional anisotropy) ···45
FAMS (Functional Assessment of Multiple Sclerosis) ······································138, 140
Fingolimod ·······················6, 271

# G

Gault ······························105, 106
G-CSF ·····························182, 185
GFAP ·····························111, 112
Glatimer acetate (Copaxone®) ······················································209
glatiramer acetate ·············274
gradient-echo T2 強調画像 ···43

# H

HEK 293 細胞 ·························109
HLA-DR2 ········································228
hot bath test································38
HTLV-1 関連脊髄症 ············96
Hurst 脳炎 ··································118

# I

ICAM-1 ············································268
IFNβ ·········································4, 186
IFN-β ···············································233
IFNβ ········································3, 180
IFN-β1a ·········································233
IFNβ1-a ·········································159
IFN-β1a (アボネックス®) 208
IFNβ1-b ·········································159
IFN-β1b ·········································233
IFNβ1-b ············································5
IFN-β1b (ベタフェロン®) 208
IFN-γ ···············································230
IFNs ····················································240
IgE ···········································122, 123
IgG index ·········································59
IgG synthesis rate ·················59
IL-17 ········································27, 231
IL-23 ····················································27
IL-4 ·········································230, 231
IL-5 ·····················································269
IL-8 ·····················································231

INF ……………………………135
Inhibitor of apoptosis (IAP) 268
Interferon beta ………………147
interferon (IFN)β …………223
IP-10 …………………………265
isolated U-fiber lesion ………43
IVIg ……………………………234
IVIg療法の副作用 ……………194
IVIg療法の二重盲検試験 …191
IVIg療法の作用機序 …………188
IVIg療法の有効性 ……………191

## J

juxtacortical lesion …………43

## L

laminin…………………………109
LESCL…………………………238
Lhermitte sign…………………34
Longitudinally extensive spinal
　　cord lesion : LESCL
　　…………………83, 221, 238
long spinal cord lesion : LSCL
　　……………………155, 232

## M

malignant form ……………181
Mandler ……………………107
matrix metalloproteinase …145
matrix metalloproteinases
　　(MMP) ………………261
MBP……………………………112
McDonald 診断基準 ………4, 42
medial longitudinal fasciculus
　　syndrome ………………35
Methotrexate………………186, 208
methylprednisolone …………144
Methylprednisoloneの大量静注
　　療法 ……………………146

Mitoxantrone (ノバントロン®)
　　……………………180, 208
MITX …………………180, 183, 186
MOG ………………………53, 231
Motor evoked potentials : MEP
　　………………………………66
MRI ……………………135, 228
MRスペクトロスコピー
　　(MRS) ……………………41
MS ……………………………3, 109
MS患者数 ………………………14
multiphasic ADEM …………116
multiple sclerosis ………………3

## N

NAA/Cr ……………………257
N-acetyl aspartate (NAA) …45
MAS-J (The Nottingham
　　Adjustment Scale Japanese
　　Version) ……………139, 141
Natalizumab (Tysabri®)
　　……………………6, 209, 272
NAWM ………………………22
Neurofascin ……………………55
Neurofilament ………………54, 269
Neuromyelitis optica
　　………………4, 47, 181, 228
NK細胞 ………………………269
NMO
　　4, 109, 181, 218, 228, 231, 232,
　　238
NMO (Devic病) ……………177
NMO-IgG
　　86, 105, 181, 218, 219, 228, 232
NMO-IgG/抗アクアポリン4抗
　　体 (AQP4-Ab) ……………58
NMO-IgG/抗AQP4抗体 ……61
NMO spectrum disorder ……87
Nogo-A ……………………55, 269
non-conventional MRI …41, 45
non-responder ………………180

## O

open-ring imaging sign………43
Opticospinal MS : OSMS
　　………4, 5, 81, 218, 228, 238
Optic-Spinal MS ……………109
ovoid lesion …………………43

## P

painful tonic seizure …………38
painful tonic spasm ……36, 229
PET ……………………………47
plasmapheresis ………………35
Primary progressive MS :
　　PPMS………………81, 180
process-driven disease ………7
pseudoexacerbation …………38

## Q

Quality of life ………………198

## R

RA ……………………………243
RA合併MS …………………243
rapid non-genomic effect …144
recurrent ADEM ……………116
Relapsing-remitting MS :
　　RRMS ……………………81
remyelination …………………23
retrobulbar optic neuritis……34
rim ……………………………109
Rituximab ……………………113
Romberg徴候 …………………34
rosette ………………………109
RRMS …………………169, 180, 183

## S

SF-36（The 36-item short form health survey）……139
shadow plaque……20
SjS……238
SLE……243
SLE 合併 MS……243
Somatosensory evoked potentials SEP……66
SPMS……180, 183
STAT-1……267
STIR（short inversion time recovery）……43
subcallosal striation……43
survivin……268

## T

T1 black hole……43
T2 強調（磁気共鳴画像）……228
T-bet……267
Tc1……230
Tc2……230
Tei index……184
Th1……231
Th17……3, 27
Th2……231
tractography……45
tumefactive MS……96, 100
tumefactive MS lesion……43

## U

Uhthoff 徴候……38, 203

## V

VCAM-1……268
Virchow-Robin 腔……109
Visual evoked potentials：VEP……66
VLA-4……6, 265

## W

Waller 変性……46
Wingerchuk……107
Wingerchuk's criteria……108

**編著者略歴紹介**

# 吉良 潤一（Jun-ichi Kira）

九州大学 大学院 医学研究院 脳研 神経内科学 教授
1979 年 九州大学医学部医学科卒業
1979 年 九州大学医学部附属病院医員
1982 年 米国 NIH visiting fellow
1985 年 九州大学医学部附属病院助手
1991 年 九州大学医学部附属病院講師
1995 年 九州大学医学部助教授
1997 年 九州大学医学部教授
1998 年～2000 年 九州大学医学部附属脳神経病研究施設施設長
2000 年 九州大学大学院医学研究院教授
2004 年～2008 年 九州大学病院副病院長
2006 年～2008 年 九州大学大学院医学研究院附属脳神経病研究施設長

**所属学会**

日本神経学会（理事），日本神経免疫学会（理事），日本自律神経学会（理事），日本末梢神経学会（理事），日本神経治療学会（評議員），日本内科学会，日本神経感染症学会（評議員），日本頭痛学会（評議員），日本難病医療ネットワーク研究会（代表世話人），American Neurological Association (corresponding member, 2000-present)

**その他**

1998 年 福岡県難病医療連絡協議会会長
2002 年～2008 年 厚生労働省免疫性神経疾患調査研究班班長
2004 年～2009 年 福岡市社会福祉施設整備費等補助対象施設選定委員会委員
2005 年 日本神経学会臨床神経学編集委員長
2006 年～2008 年 福岡県特定疾患審査会会長
2006 年 Multiple Sclerosis (Editorial Board Member)
2007 年 The Year in Neurology (Editorial Advisory Board Member)
2007 年 The Open Neurology Journal (Editorial Board Member)
2007 年 The New York Academy of Sciences (Member)
2007 年 全国脊髄小脳変性症友の会顧問
2008 年 福岡市保健福祉審議会委員

© 2008

第 2 刷　2009 年 7 月 15 日
第 1 版発行　2008 年 10 月 13 日

## 多発性硬化症の診断と治療

（定価はカバーに表示してあります）

編集　吉 良 潤 一

発行者　服 部 治 夫

発行所　株式会社 新興医学出版社
〒113-0033　東京都文京区本郷 6-26-8
電話　03 (3816) 2853
FAX　03 (3816) 2895

〈検印廃止〉

印刷　明和印刷株式会社　　ISBN978-4-88002-678-7　　郵便振替　00120-8-191625

- 本書の複製権・上映権・譲渡権・公衆送信権（送信可能化権を含む）は株式会社新興医学出版社が保有します。
- JCOPY 〈(社)出版者著作権管理機構委託出版物〉
本書の無断複写は著作権法上での例外を除き禁じられています。複写される場合は，そのつど事前に，(社) 出版者著作権管理機構（電話 03-3513-6969，FAX 03-3513-6979，e-mail:info@jcopy.or.jp）の許諾を得てください。